JODI COHEN

Aromatherapie für ein STARKES GEHIRN

Bibliografische Information der Deutschen Nationalbibliothek
Die Deutsche Nationalbibliothek verzeichnet diese Publikation in der Deutschen Nationalbibliografie. Detaillierte bibliografische Daten sind im Internet über http://dnb.d-nb.de abrufbar.

Für Fragen und Anregungen
info@rivaverlag.de

Wichtige Hinweise
Dieses Buch ist für Lernzwecke gedacht. Es stellt keinen Ersatz für eine individuelle medizinische Beratung dar und sollte auch nicht als solcher benutzt werden. Wenn Sie medizinischen Rat einholen wollen, konsultieren Sie bitte einen qualifizierten Arzt. Der Verlag und die Autorin haften für keine nachteiligen Auswirkungen, die in einem direkten oder indirekten Zusammenhang mit den Informationen stehen, die in diesem Buch enthalten sind.

Ausschließlich zum Zweck der besseren Lesbarkeit wurde auf eine genderspezifische Schreibweise sowie eine Mehrfachbezeichnung verzichtet. Alle personenbezogenen Bezeichnungen sind somit geschlechtsneutral zu verstehen.

1. Auflage 2022

Türkenstraße 89
80799 München
Tel.: 089 651285-0
Fax: 089 652096

Die englischsprachige Originalausgabe erschien 2021 bei Ten Speed Press, einem Imprint von Random House (Penguin Random House LLC, New York) unter dem Titel *Essential Oils to Boost the Brain and Heal the Body: 5 Steps to Calm Anxiety, Sleep Better and Reduce Inflammation to Regain Control of Your Health.*

Übersetzung: Marion Zerbst
Redaktion: Julia Bauer
Umschlaggestaltung: Sonja Vallant
Umschlagabbildung: Roy Migabon
Illustrationen: © 2021 by Penguin Random House LLC
Autorenfoto: Lisi Wolf
Layout: Katja Muggli, www.katjamuggli.de
Satz: Satzwerk Huber, Germering

Druck: Florjančič Tisk d.o.o., Slowenien
Printed in the EU

ISBN Print 978-3-7423-2115-2
ISBN E-Book (PDF) 978-3-7453-1889-0
ISBN E-Book (EPUB, Mobi) 978-3-7453-1890-6

JODI COHEN

Aromatherapie für ein STARKES GEHIRN

In fünf Schritten mit ätherischen Ölen das Gehirn entgiften, Entzündungen hemmen und das Immunsystem regulieren

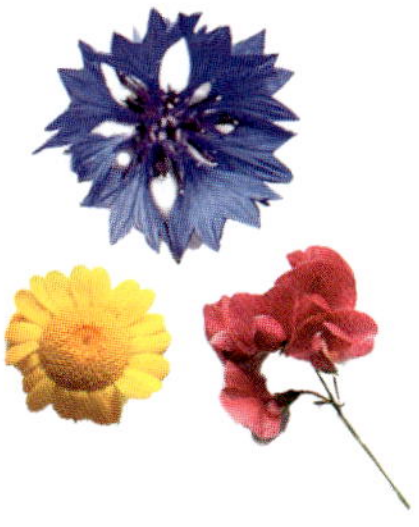

riva

Inhalt

Vorwort

Ätherische Öle spielen bei meiner Arbeit, die darin besteht, Leben zu verändern und Menschen zu heilen, schon seit Langem eine wichtige Rolle; und seit dem Jahr 2008 haben sie auch einen festen Platz in meinem eigenen täglichen Gesundheitsprogramm. Entdeckt habe ich diese Öle, als ich versuchte, meine Schlafqualität zu verbessern: Damals fing ich an, mich vor dem Schlafengehen mithilfe von Kamillen- und Lavendelöl zu entspannen und mein Nervensystem zu beruhigen – und war von der durchschlagenden und sofortigen Wirkung so begeistert, dass ich nach und nach mit verschiedenen ätherischen Ölen und Ölmischungen zu experimentieren begann.

Ich empfehle die Anwendung pflanzlicher ätherischer Öle auch in meinem Bestseller *The Wahls Protocol: A Radical Way to Treat All Chronic Autoimmune Conditions*, weil ich glaube, dass sie einen wichtigen Beitrag zu der Vielfalt pflanzlicher Heilmittel leisten, die wir brauchen, um gesund zu bleiben. Wie Jodi uns in ihrem Buch erklärt, wirken diese konzentrierten pflanzlichen Essenzen auf vielen verschiedenen Ebenen: Körper, Nervensystem und Psyche.

Der Mensch sollte alljährlich Hunderte verschiedener Pflanzenarten zu sich nehmen und nicht nur eine Handvoll. Eine möglichst große Vielfalt an pflanzlichen Nahrungsmitteln trägt dazu bei, uns widerstandsfähiger und gesünder zu machen. Bei der Verdauung von Pflanzen werden Tausende von Metaboliten (Stoffe, die beim Abbau von Nahrungsmitteln und chemischen Substanzen im Körper entstehen) über den Darm ins Blut aufgenommen. Wissenschaftler haben festgestellt, dass diese Metaboliten einen wichtigen Einfluss auf unser Risiko für Herz-Kreislauf- und Autoimmunerkrankungen, psychische Probleme, Fettleibigkeit, Diabetes, ja sogar Krebs haben. Diese Stoffwechselprodukte aus der Verdauung verschiedener Pflanzen erleichtern es unseren Zellen, die chemischen Grundlagen für unser Leben zu schaffen. Dank dieser zahllosen chemischen Substanzen, die in unserem Körper entstehen, wenn wir eine möglichst große Vielfalt an pflanzlichen Lebensmitteln zu uns nehmen, funktioniert unser Organismus viel besser. Normalerweise besteht unsere Nahrung aus vielen Lebensmitteln, die uns ungeheuer guttun; aber es sind eben auch ein paar Produkte dabei, die enormen Schaden in unserem Körper anrichten. Wenn wir uns also möglichst abwechslungsreich ernähren, wird es uns rundum besser gehen, und wir werden weniger gesundheitliche Probleme haben.

Ich empfehle Ihnen, ätherische Öle zu einem festen Bestandteil Ihres Gesundheitsprogramms zu machen und zusätzlich auch noch möglichst viele verschiedene Gemüsesorten, Gewürze und Tees zu konsumieren. Es gibt Hunderte von gesundheitsfördernden ätherischen Ölen und Gewürzen, sodass Sie Ihrem Körper innerhalb eines Jahres mindestens 200 verschiedene gesunde Pflanzenarten zuführen können.

Jodis intensive Forschungsarbeit bestärkt und bestätigt mich in meinen persönlichen Erfahrungen mit ätherischen Ölen: Diese Öle haben mein Wohlbefinden verbessert und auch einige leichtere Krankheitssymptome – beispielsweise Schmerzen, Kopfweh, Verstopfung und Niedergeschlagenheit – gelindert, unter denen ich vorher immer wieder gelitten hatte. Mittlerweile sind Zypressen- und Weihrauchöl meine zuverlässigsten pflanzlichen Helfer; zur Beruhigung meines Nervensystems verwende ich eine Mischung aus Lavendel-, Majoran-, Römische-Kamille-, Sandelholz-, Vanille- und Ylang-Ylang-Öl.

Am liebsten nutze ich ätherische Öle zum Inhalieren, für die Selbstmassage und als Zusatz zu heißen oder eiskalten Bittersalzbädern. Zu meinen Lieblingsgesundheitsmaßnahmen gehört die Massage des Vagusnervs und des Lymphgewebes an beiden Seiten des Halses vor dem Schlafengehen: Ich beginne damit hinter dem Ohr, massiere die Öle links und rechts in meinen Hals ein und inhaliere sie drei- bis fünfmal tief in jedes Nasenloch.

Aus ernährungswissenschaftlicher Sicht treten ätherische Öle in positive Interaktion mit unseren biochemischen Signalwegen und Nervensystemen und können sogar überschießende Entzündungsprozesse lindern. Die Inhalation ätherischer Öle aktiviert die gleichen Wirkmechanismen im Gehirn; und durch äußerliche Anwendung auf der Haut gelangen diese Öle ins Blut und wirken auf die Systeme und Signalwege unseres Körpers ein.

Dieses Buch geht aber noch einen Schritt weiter: Es erklärt nicht nur, wie ätherische Öle wirken, sondern auch, wie man sie am besten einsetzt, um verschiedene gesundheitliche Probleme zu bekämpfen. Es ist ein hervorragender Leitfaden für die Anwendung ätherischer Öle als wirksames Mittel zur Selbstbehandlung, mit dessen Hilfe Sie Ihren Gesundheitszustand mit der Zeit immer mehr verbessern können.

Dr. med. Terry Wahls
Autorin des Buches *The Wahls Protocol*

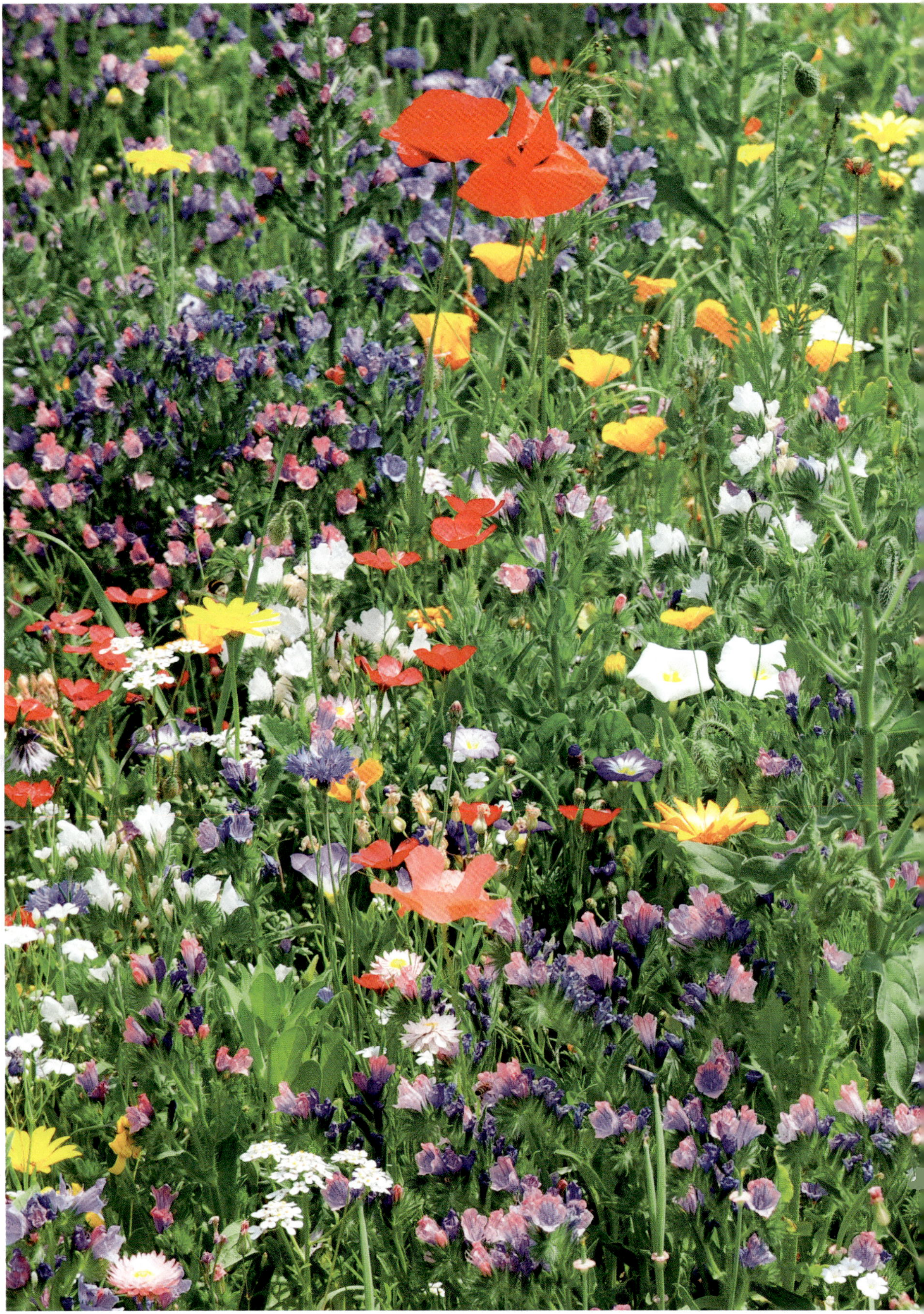

EINLEITUNG

Als ich zum ersten Mal in meinem Leben mit ätherischen Ölen in Berührung kam, befand ich mich gesundheitlich auf einem absoluten Tiefpunkt; nichts schien gegen mein permanentes Gefühl der Überforderung, Angst und Erschöpfung zu wirken. Da schenkten Freunde mir ein Kistchen mit ätherischen Ölen und versicherten mir, dass diese Öle mir helfen würden.

In meiner Praxis als Ernährungsberaterin arbeitete ich zwar mit pflanzlichen Heilmitteln, hatte damals aber noch kaum Erfahrung mit ätherischen Ölen und besaß auch nicht die nötige geistige Ausdauer, um mich mit der Frage zu beschäftigen, wie und warum diese Öle wirken. Ich verfügte jedoch bereits über eine mehrjährige Erfahrung als Ernährungstherapeutin mit Zusatzausbildungen in funktioneller Neurologie, Yoga und Regulationsdiagnostik. Das half mir, besser zu verstehen, was in meinem Körper vor sich ging, und erleichterte mir die Suche nach dem jeweils geeignetsten Heilmittel.

Genauer gesagt: Ich wusste, dass eine anhaltende seelische Belastung meine Energiereserven erschöpft und mich in einen Zustand starker körperlicher und geistiger Erschöpfung versetzt hatte, den man normalerweise als Nebennierenschwäche bezeichnet. Wenn die Nebennieren bis zur Erschöpfung überbeansprucht werden, sind sie nicht mehr in der Lage, genug von den Hormonen herzustellen, die unser Körper für seine Energieversorgung braucht. Nahrungsergänzungsmittel und eine Ernährungsumstellung allein brachten keine Besserung, und die Medikamente, mit denen ich es versucht hatte, schienen mein Befinden sogar noch zu verschlechtern.

Vor lauter Verzweiflung machte ich einen Test mit den 30 ätherischen Ölen in dem Kistchen in der Hoffnung, dass eines davon meine erschöpften Nebennieren wieder auf Vordermann bringen würde. Ich hatte eine Ausbildung in einer Untersuchungsmethode namens Muskeltest oder »Fragen an den Körper« absolviert, mit deren Hilfe man auf schnelle, effiziente Weise viele verschiedene Nahrungsergänzungsmittel und Heilmittel testen kann, um festzustellen, welches davon zur Behandlung eines bestimmten körperlichen, seelischen oder emotionalen Problems am besten geeignet ist. Nur leider war ich damals so erschöpft, dass es mir bis dahin schwergefallen war, überhaupt ein Mittel zu finden, das bei diesen Tests eine positive Wirkung zeigte.

Doch als ich mithilfe dieser Methode die ätherischen Öle in meinem Kistchen testete und dabei auf fünf Öle stieß, die mir vielleicht helfen könnten, war ich überrascht und erfreut zugleich. Zunächst verblüffte mich dieses Ergebnis, da bei meinen Muskeltests normalerweise nur ein oder zwei Mittel eine gute Wirkung zeigen. Also nahm ich die fünf Öle – Zimt, Galbanum, Manuka, Rosmarin und Thymian – aus dem Kistchen und testete sie noch einmal. Damals kam mir bereits der Gedanke, diese Öle miteinander zu kombinieren und daraus eine speziell auf meine individuellen Probleme und Bedürfnisse zugeschnittene Mischung zu erstellen, die meine Nebennieren wieder ins Gleichgewicht bringen sollte.

Zu jenem Zeitpunkt hatte ich noch keinerlei Erfahrung mit dem Mischen von Ölen; also konzentrierte ich mich einfach auf das Ziel, meine Nebennieren wieder in Ordnung zu bringen, und führte mit jedem einzelnen Öl einen Muskeltest durch, um herauszufinden, wie viele Tropfen ich davon verwenden sollte. Dann vermischte ich die Öle miteinander und trug sie direkt auf meine Nebennieren auf, die man am besten über die Haut im unteren Rückenbereich erreicht. Und siehe da: Innerhalb weniger Minuten hatte ich zum ersten Mal seit Monaten wieder das Gefühl, ich selbst zu sein. Plötzlich hatte ich wieder genügend Energie, um mein Haus zu putzen, die Wäsche zu waschen, in den Supermarkt zu gehen und meinen Kindern ihr Lieblingsessen zu kochen! Nachdem ich den Kindern eine Gutenachtgeschichte vorgelesen hatte, lag ich wach und betete darum, selbst Schlaf zu finden. Da kam mir der Gedanke, dass ätherische Öle vielleicht auch gegen meine Schlafstörungen helfen könnten. Also stellte ich eine zweite Ölmischung zusammen und ging dabei nach derselben Methode vor: Ich konzentrierte mich auf das Ziel, die Zirbeldrüse in meinem Gehirn ins Gleichgewicht zu bringen, damit sie wieder mehr von dem Schlafhormon Melatonin ausschüttete, und führte dann Muskeltests durch, um die besten Öle und das ideale Mischungsverhältnis dafür zu finden – und schon bald fiel ich abends in einen erholsamen Schlaf, wie ich ihn schon seit Monaten nicht mehr erlebt hatte.

Dieser erste Erfolg inspirierte mich dazu, weitere Ölmischungen zur Bekämpfung meiner Reizbarkeit, Gewichtszunahme und ständigen Müdigkeit zu entwickeln. Es war eine faszinierende Erfahrung für mich, Patientin und Therapeutin zugleich zu sein: So konnte ich auf rationaler Ebene nachvollziehen, wie die Öle wirkten, und diese Veränderungen gleichzeitig am eigenen Leib miterleben.

Das half mir, nicht nur rein rational, sondern auch auf physischer Ebene zu erkennen, wie man ätherische Öle zur Behandlung gesundheitlicher Probleme einsetzen kann. Als ich mit der Zeit mein altes psychisches und körperliches Durchhaltevermögen zurückgewann, fragten meine Freunde mich, wie ich das geschafft hatte. So begann ich, ihren Familien, Freunden und Patienten meine Heilmittel zu empfehlen – und sie erzielten damit ähnliche Erfolge wie ich.

Nachdem ich meine geistige Leistungsfähigkeit wiedergewonnen hatte, begann ich mich über ätherische Öle zu informieren und war entsetzt, als ich feststellte, dass nur wenige Menschen solche Ölmischungen zur Behandlung bestimmter Organsysteme oder Hirnregionen verwendeten. Und nicht nur das: Die Rezepturen für ätherische Öle wurden in Büchern und Blogs über dieses Thema als so kompliziert beschrieben, dass die meisten Menschen sich nicht kompetent genug fühlten, um sich näher damit zu beschäftigen.

Da wurde mir klar, dass ich dank meines Wissens über den menschlichen Körper und meiner Kontakte zu anderen Ärzten, Ernährungsberatern und Therapeuten Behandlungsstrategien entwickeln könnte, die in der klinischen Praxis tatsächlich funktionieren. Mit anderen Worten: Ich konnte einschätzen, welche Behandlungsprogramme mit ätherischen Ölen den meisten Menschen am besten zu helfen schienen. Und ich stellte fest: Wenn Ärzte und Therapeuten ätherische Öle gezielt für die »fünf Schlüssel zur Gesundheit« einsetzten, die ich durch jahrelanges Ausprobieren, Beobachten und langjährige Forschungsarbeiten entdeckt habe, ging es unseren Patienten dadurch besser.

Nachdem ich die Heilkraft ätherischer Öle an mir selbst und an anderen Menschen erlebt hatte, wurde es mir immer wichtiger, der Erforschung dieser pflanzlichen Heilmittel meine ganze Zeit, Energie und Leidenschaft zu widmen: Ich wollte unbedingt herausfinden, wie und warum sie wirken. Auch wenn ich ätherische Öle niemals als Allheilmittel für sämtliche Krankheiten und Beschwerden bezeichnen würde, glaube ich doch, dass man sie strategisch sinnvoll einsetzen kann, um seinen Körper auf gezielte Weise wieder ins Gleichgewicht zu bringen und seinen Gesundheitszustand zu verbessern. Genau wie Ihr Handy oder Ihr Laptop wieder aufgeladen werden muss und langsamer wird, wenn zu viele Tabs geöffnet sind, ermüdet auch Ihr Gehirn, wenn eine Kombination aus schlecht funktionierenden Systemen (die sich in Form von Beschwerden äußern) an seiner Energie zehren. Denn diese Stressfaktoren addieren und potenzieren sich.

Bei den fünf Schritten zur Heilung Ihres Gehirns mit ätherischen Ölen geht es um fünf Faktoren, unter denen die meisten Menschen leiden und die an unserer Energie zehren. Manche Patienten werden mithilfe dieser fünf Strategien wieder ganz gesund; andere erlangen zumindest über 50 Prozent ihrer ursprünglichen Gesundheit zurück. Und bei allen Menschen – egal ob sie gesundheitlich angeschlagen sind oder nicht – lässt sich die Lebensqualität dadurch ganz erheblich verbessern.

Ätherische Öle und Ihr Gehirn

Das Gehirn ist Ihr wichtigstes Organ. Es steuert Ihre Gefühle, Ihr Denken, Ihre Bewegungen und all Ihre geistigen, psychischen und körperlichen Funktionen. Das Gehirn ist also gewissermaßen ein Dirigent, der die Kommunikation zwischen sämtlichen Körpersystemen orchestriert, koordiniert und harmonisiert und Stimmung, Energieniveau und Denkprozesse beeinflusst.

Doch nun habe ich eine schlechte Nachricht für Sie: Ihr Gehirn könnte in Schwierigkeiten sein. Funktionsstörungen in bestimmten Hirnregionen können zur Entstehung von körperlichen, geistigen, emotionalen, psychischen, Lern- oder Verhaltensproblemen beitragen, die sich unter anderem in folgenden Symptomen äußern:

- Angstzustände
- Depressionen
- Konzentrationsschwäche und Lernschwierigkeiten
- Reizbarkeit
- Verschlechterung der Gedächtnisleistung
- Gehirnnebel
- Mangel an Motivation, Antriebsarmut, fehlende Begeisterungsfähigkeit
- Rasche geistige Ermüdbarkeit beim Arbeiten, Lesen oder Autofahren
- Müdigkeit und Erschöpfung als Reaktion auf bestimmte Nahrungsmittel oder chemische Substanzen

Diese Symptome treten sowohl bei älteren als auch bei jungen Menschen auf, vor allen nach Kopfverletzungen oder Gehirnerschütterungen. Außerdem können sich diese Frühwarnsignale bereits Jahre oder sogar Jahrzehnte vor den Anzeichen einer neurologischen Erkrankung wie Alzheimer oder Parkinson zeigen. Wenn Sie diese ersten Symptome als warnende Anzeichen verstehen, können Sie etwas für Ihre Gehirnfunktion tun und späteren Schäden vorbeugen oder bereits bestehende kognitive Probleme beheben.

Welche Faktoren wirken sich negativ auf das Gehirn aus?

Unser Gehirn wird durch eine negative Synergie zwischen den verschiedensten Störfaktoren beeinträchtigt, die wir leider oft genug als selbstverständlich hinnehmen:

- Schlechte Schlafarchitektur
- Vermehrter täglicher Stress
- Zunehmende Belastung durch Umweltgifte wie Schimmel oder Schwermetalle
- Schwankender Blutzuckerspiegel
- Chronische Entzündungen und Regulationsstörungen des Immunsystems

- Krankheitserreger, die aufgrund von Fehldiagnosen oder unwirksamen Behandlungen unerkannt oder unbehandelt bleiben

All diese Faktoren – allein oder in Kombination miteinander – können unser Gehirn in seiner Fähigkeit beeinträchtigen, Abfallprodukte (beispielsweise Giftstoffe oder Zelltrümmer) zu verarbeiten und auszuscheiden. Und wenn solche Abfallstoffe nicht eliminiert werden, zirkulieren sie womöglich immer weiter im Gehirn und verursachen Entzündungsprozesse, die die schützende Blut-Hirn-Schranke schädigen und krank machenden Eindringlingen wie Viren, Parasiten oder Schwermetallen Tür und Tor öffnen, sodass sie in Ihr Gehirn gelangen und dort Schaden anrichten können. Das bringt gleichzeitig auch Ihren Schlaf-wach-Rhythmus, Ihr Immunsystem, Ihren Hormonhaushalt und Ihre Verdauungsfunktion durcheinander.

Aber es gibt auch eine gute Nachricht: Ihr Gehirn ist ungeheuer anpassungsfähig und kann sich selbst heilen. Und ätherische Öle können die für eine gesunde Gehirnfunktion wichtigen Abläufe schützen beziehungsweise wiederherstellen, wo andere Heilmittel – und Medikamente – versagen.

Ätherische Öle können gezielt auf Ihr Gehirn einwirken

Herkömmliche Medikamente können aufgrund der Blut-Hirn-Schranke – einer hochselektiven halbdurchlässigen Barriere, die die meisten Blutgefäße im Gehirn umgibt – nur begrenzt ins Gehirn gelangen. Die Endothelzellen dieser Blutgefäße liegen extrem eng beieinander, um das Gehirn vor potenziell gefährlichen Substanzen zu schützen, die es in seiner Funktion beeinträchtigen könnten. Diese Barriere hindert zum Beispiel die meisten fettlöslichen (mit Ausnahme sehr kleiner) Moleküle daran, ins Gehirn überzutreten. Man bezeichnet diese engen Zwischenräume zwischen den Zellen der Blut-Hirn-Schranke als *Tight Junctions*: Sie lassen nur kleine fettlösliche Moleküle und einige Gase ungehindert durch die Kapillarwände ins Gehirngewebe. Daher war es früher schwierig, das richtige Medikament in die richtige Hirnregion zu bringen: Die Moleküle der meisten herkömmlichen Arzneimittel sind weder klein genug noch fettlöslich.

Die Moleküle ätherischer Öle dagegen sind sehr klein *und* fettlöslich, sodass sie in die durch Umweltgifte und emotionalen oder geistigen Stress gestörten Gehirnbereiche gelangen und sie heilen können. Die molekularen Bestandteile ätherischer Öle sind so klein, dass man sie als flüchtig bezeichnet, was bedeutet, dass sie bei normalen Temperaturen leicht verdampfen. Außerdem sind sie aromatisch: Das heißt, sie zirkulieren in der Luft, wo unsere Nase sie als Gerüche wahrnimmt.

Warum duften ätherische Öle?

Ihren Duft verdanken die ätherischen Öle der extremen Kleinheit und Leichtigkeit ihrer Moleküle: Sie verdampfen bei Zimmertemperatur und zirkulieren in der Luft, wo die Nase sie als Gerüche wahrnimmt. Das können Sie selbst ausprobieren: Öffnen Sie einmal eine Flasche eines aus Samen gepressten Öls – beispielsweise Mais-, Erdnuss-, Distel-, Walnuss-, Mandel- oder Olivenöl – und geben Sie ein paar Tropfen davon in ein Glas: Wenn Sie auf die andere Seite des Zimmers gehen, werden Sie das Samenöl dort wahrscheinlich nicht mehr riechen können. Dann wiederholen Sie dieses Experiment mit einem ätherischen Öl, zum Beispiel Pfefferminzöl. Der Geruch dieses Öls kann den ganzen Raum erfüllen, da seine flüchtigen Moleküle in der Luft schweben: Ein einziges Duftmolekül reicht aus, um mit Ihrem Gehirn zu kommunizieren.

Ein Tropfen ätherischen Öls enthält circa 40 Trillionen Moleküle. (Numerisch gesehen ist das eine 4 mit 19 Nullen dahinter: 40 000 000 000 000 000 000.) Wir haben 100 Billionen Zellen in unserem Körper; das bedeutet, dass auf jede Zelle im menschlichen Körper ungefähr 400 000 dieser Moleküle entfallen. Aufgrund der großen Anzahl von Molekülen in einem Tropfen ätherischen Öls kann unser Geruchssinn sie leicht erkennen.

Außerdem sind ätherische Öle fettlöslich und können daher sehr gezielt auf die Gehirnfunktion einwirken. Das menschliche Gehirn besteht zu fast 60 Prozent aus Fett; und Fett mag Fett. Dieser Grundsatz »Gleiches zieht Gleiches an« ist übrigens einer der Gründe, warum Öl und Wasser sich nicht miteinander vermischen.

Fettliebende Bakterien, wie sie in Ihrer Mundhöhle vorkommen, werden von fettlöslichen Substanzen wie beispielsweise ätherischen Ölen angezogen. Die Praxis des »Ölziehens« – das 10- bis 20-minütige Hin-und-her-Bewegen eines Speiseöls (beispielsweise Kokosöl) im Mund – zieht die Fettmembranen der Bakterien zu dem im Öl enthaltenen Fett hin wie ein starker Magnet. Dadurch werden die Bakterien aus dem Zahnfleisch ins Öl hineingezogen, das Sie anschließend ausspucken können. Auf ähnliche Weise werden fettlösliche ätherische Öle in Ihr Gehirn gezogen, wo sie auf fettlösliche Hormone (Geschlechts-, Steroid- und Schilddrüsenhormone) einwirken und etwas für die Gesundheit Ihres Gehirns und für Ihr emotionales Wohlbefinden tun können.

Was sind ätherische Öle?

Ätherische Öle sind die natürlichen, hochkonzentrierten Essenzen, die aus lebenden Heilpflanzen, Sträuchern, Bäumen, Blüten, Früchten, Wurzeln und Rinden extrahiert werden. Die Pflanzen, aus denen man diese ätherischen Öle gewinnt, werden schon seit langer Zeit zu medizinischen Zwecken verwendet. Tatsächlich stammen die meisten unserer modernen Medikamente von Pflanzen, die so verändert wurden, dass man diese Arzneimittel patentieren konnte (was bei natürlichen Substanzen nicht möglich ist). Rund 50 Prozent der in den letzten 30 Jahren hergestellten Medikamente wurden entweder direkt oder indirekt aus Pflanzenheilmitteln abgeleitet. So beruht die schmerzlindernde und entzündungshemmende Wirkung von Aspirin beispielsweise auf der chemischen Substanz Salicin, die in Weidenrinde enthalten ist. Auch Diazepam ist eine synthetisch hergestellte Substanz, die die in der Baldrianwurzel – einer Heilpflanze – enthaltenen natürlichen Substanzen imitiert.

Schon seit Langem nehmen Menschen Pflanzen wegen ihrer heilenden Wirkungen ein. Viele beliebte Heildiäten bestehen in erster Linie aus Lebensmitteln, die aus biologisch angebauten Pflanzen und artgerecht aufgezogenen Tieren hergestellt werden, welche sich von solchen Pflanzen ernähren. Pflanzen und deren hochkonzentrierte, zu ätherischen Ölen destillierte Essenzen können uns als Ergänzung und Unterstützung einer vollwertigen, heilenden Ernährung und gesunden Lebensweise dienen.

Wie wirken ätherische Öle?

Ätherische Öle enthalten die wichtigsten Bestandteile des Immunsystems der Pflanze, aus der sie gewonnen werden. Mithilfe dieser Öle können die Pflanzen besser wachsen, gedeihen, sich entwickeln und sich optimal an ihre Umgebung anpassen. Ätherische Öle schützen Pflanzen vor bakteriellen und Virusinfektionen, tragen zur Heilung von Verletzungen bei, wehren unerwünschte Parasiten und Fressfeinde sowie andere potenzielle Umweltschäden ab und wirken am Transport von Nährstoffen zu den Zellen mit. Somit sind sie für die Pflanze unentbehrlich, denn ohne diese Öle könnten Pflanzen nicht überleben. Im menschlichen Körper spielen ätherische Öle eine ähnliche Rolle, was vielleicht darauf zurückzuführen ist, dass dort ähnliche chemische Verhältnisse herrschen wie bei den Pflanzen: Sowohl Pflanzen als auch Menschen bestehen aus drei Grundelementen (Kohlenstoff, Wasserstoff und Sauerstoff); daher sind Pflanzen und deren ätherische Öle mit der menschlichen Biochemie hochkompatibel. Wissenschaftlichen Untersuchungen zufolge helfen ätherische Öle uns mit ihren antibakteriellen, antimykotischen und antiviralen Eigenschaften bei der Bekämpfung von Infektionen; außerdem tragen sie dazu bei, unsere Hormone und Emotionen ins Gleichgewicht zu bringen, und helfen bei unserer körperlichen und geistigen Regeneration.

Sowohl Menschen als auch Pflanzen wachsen und gedeihen in einer Kombination aus Sonnenlicht, Sauerstoff und Nährstoffen. Pflanzen nehmen Sauerstoff aus der Luft und Mineral- und Nährstoffe aus dem Boden auf. Diese Nährstoffe geben sie an uns weiter, wenn wir pflanzliche Lebensmittel zu uns nehmen. In ihrem Buch *Aromatherapy for the Soul* schreibt Valerie Ann Worwood: »Pflanzen nehmen die Energie der Sonne auf und wandeln sie durch Fotosynthese in die Nahrungsenergie um, von der alle Tiere leben. Ätherische Öle sind die konzentrierte Form dieser Sonnenenergie.«

Unser Körper hat oft einen besseren Zugang zu den heilsamen Wirkungen von Pflanzen, wenn wir diese Pflanzen eine Zeit lang in Wasser einweichen. Zum Beispiel macht das Einweichen und Keimen von Nüssen und Körnern oder das Fermentieren von Gemüse deren Nährstoffe besser zugänglich, sodass der Körper sie leichter aufnehmen kann. Das Gleiche gilt für das Verfahren der Wasserdampfdestillation von ätherischen Ölen aus Pflanzen: Dabei setzt man die Pflanzen der Einwirkung von Wasser, Hitze und Druck aus, wodurch die in den Pflanzenzellen enthaltenen Öle leichter verwertbar werden und somit besser vom Körper aufgenommen werden können.

Wie wirken ätherische Öle im Gehirn?

Die Blut-Hirn-Schranke liegt als Barrieremembran zwischen dem im Körper zirkulierenden Blut und dem Eingang zu Ihrem Gehirn. Diese Membran verhindert, dass bestimmte schädliche Substanzen ins Hirngewebe und in die Gehirn-Rückenmarks-Flüssigkeit (Liquor, eine klare Flüssigkeit, die das Gehirn schützend umgibt) gelangen, während lebenswichtige Moleküle wie Sauerstoff und Nährstoffe die Barriere passieren können.

Die Blut-Hirn-Schranke ist wie ein Sieb oder Filter: Nur Moleküle bis zu einer bestimmten Größe können hindurchgelangen. Die Moleküle der ätherischen Öle sind jedoch so klein, dass die meisten von ihnen die Blut-Hirn-Schranke problemlos passieren können. Nur wenige Stoffe – zum Beispiel Gase wie Sauerstoff, Kohlendioxid, Alkohol, bestimmte Medikamente, Anästhetika und ätherische Öle – können auf diese Weise ins Gehirn gelangen.

Nach dem Passieren der Blut-Hirn-Schranke können die fettlöslichen ätherischen Ölmoleküle die Zellmembranen durchdringen und in die Gehirnzellen gelangen, die ebenfalls hauptsächlich aus Fett bestehen. Ein in der Zeitschrift *Pharmaceuticals* veröffentlichter

Artikel mit dem Titel »Effect of Essential Oils on Pathogenic Bacteria« [»Auswirkungen ätherischer Öle auf pathogene Bakterien«] beschreibt, wie leicht ätherische Öle in die Zellen eindringen, sowohl auf die Zellmembran als auch innerhalb der Zelle wirken und »zu Veränderungen in deren Struktur und Funktionalität führen können«.

Ohne gut funktionierenden Nährstoffaustausch können Ihre Zellen sich nicht selbst reparieren. Dank ihrer Fähigkeit, die Durchlässigkeit der Zellmembranen zu erhöhen, leisten ätherische Öle einen wichtigen Beitrag zur Elimination von Krankheitskeimen wie Viren und Bakterien. Um diese Krankheitserreger unschädlich machen zu können, müssen die Heilmittel mit ihnen in Interaktion treten. Bestimmte ätherische Öle, wie sie beispielsweise in Thymian und Oregano enthalten sind, verändern die Struktur der Zellmembranen. Dadurch erhöht sich die Durchlässigkeit der Zelle, sodass mehr Nährstoffe hineingelangen und mehr Abfallstoffe abtransportiert werden können; und das beschleunigt wiederum den Heilungsprozess.

Ätherische Öle erhöhen aber nicht nur die Durchlässigkeit der Zellmembranen, sondern wirken sich auch darauf aus, wie Signale von den Zellrezeptoren an den Außenseiten der Zellmembranen empfangen werden. Diese Rezeptoren nehmen chemische Signale in Form von Hormonen und Neurotransmittern auf.

Ätherische Öle können an diese Andockstellen binden und die Wirkung anderer chemischer Botenstoffe auf diese Weise aktivieren, hemmen oder modulieren. Ein chemischer Botenstoff, der eine beruhigende Wirkung hat, ist beispielsweise GABA (Gamma-Aminobuttersäure). GABA gilt als hemmender Neurotransmitter, weil er bestimmte Gehirnsignale blockiert oder hemmt und die Aktivität des Nervensystems herunterfährt, sodass wir ruhiger werden. Wissenschaftlichen Untersuchungen zufolge trägt ein Bestandteil des ätherischen Lavendelöls (Linalool) dazu bei, die beruhigende Wirkung von GABA zu aktivieren.

Wenn ein geeigneter chemischer Botenstoff an bestimmte Zellrezeptoren bindet, löst er eine Kaskade chemischer Veränderungen in den Zellen aus, die sich direkt auf unser Denken und Fühlen und unsere Funktionsfähigkeit auswirken.

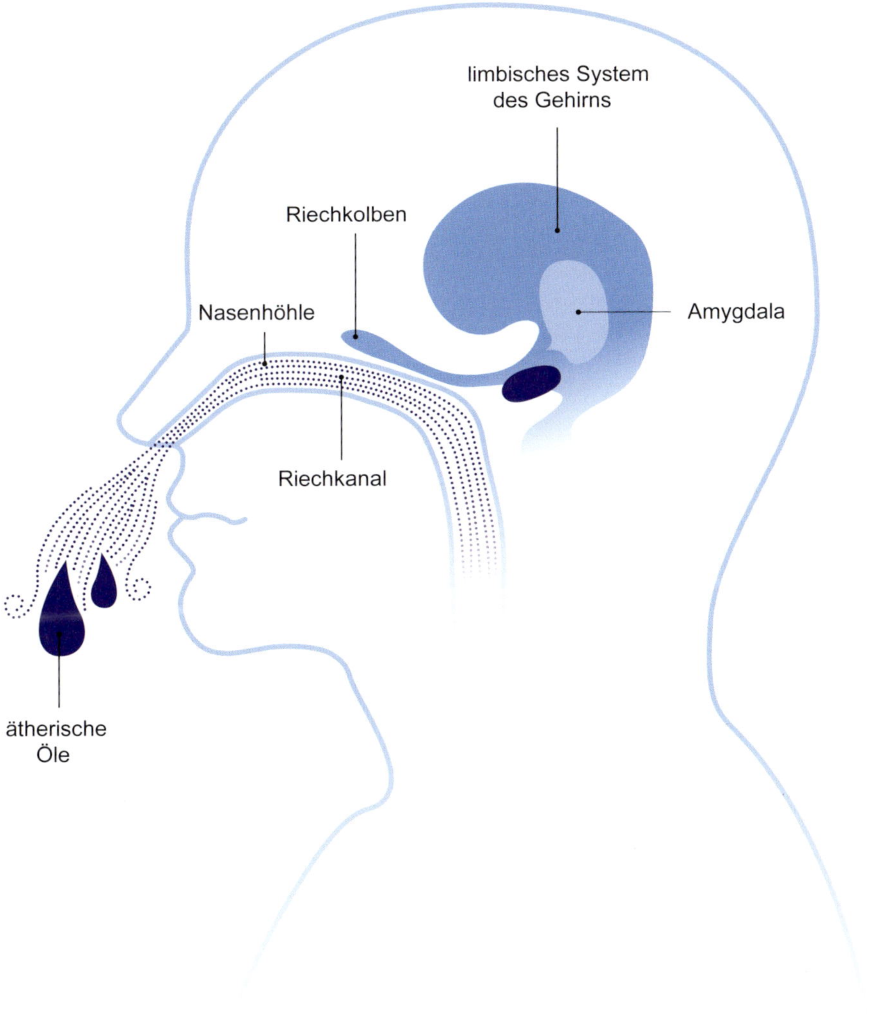

*Durch Inhalation kann man die Blut-Hirn-Schranke umgehen.
So können ätherische Öle direkt über die Nase ins Gehirn gelangen.*

Durch Inhalation die Blut-Hirn-Schranke umgehen

Der Geruchssinn (ein Teil unseres Geruchssystems) ist der Weg, über den ätherische Öle direkt ins Gehirn gelangen. Die Riechzellen gehören zu den Gehirnzellen, und die Riechschleimhaut in der Nasenhöhle (auch als Riechepithel bezeichnet) ist die einzige Stelle Ihres Körpers, an der das Gehirn direkt mit der Umwelt in Kontakt kommt. Der Riechkanal führt zum Riechnerv, wo die Blut-Hirn-Schranke am dünnsten ist. In den meisten Hirnregionen misst Ihre Blut-Hirn-Schranke ungefähr acht Zellen. Im Bereich des Riechnervs beträgt ihre Dicke dagegen nur vier oder fünf Zellen. Deshalb gilt die Inhalation als der effizienteste Weg ins Gehirn. Sobald man sie inhaliert hat, können die Moleküle direkt über die Riechbahn in der Nase oder indirekt über den Blutkreislauf ins Gehirn gelangen, nachdem sie ins Lungengewebe eingedrungen sind. Das ist eine Erklärung dafür, warum Narkosemittel normalerweise per Inhalation verabreicht werden.

Unser Geruchssinn: eine wichtige Überlebenshilfe

Der Geruchssinn ist für unser Überleben von entscheidender Bedeutung. Er warnt uns vor Gefahren (beispielsweise Raubtieren oder Feuer) und hilft uns beim Aufspüren von Nahrung und Wasser, ja sogar von bestimmten Heilpflanzen. Wissenschaftlichen Einschätzungen zufolge ist unser Geruchssinn zehntausendmal schärfer als die anderen Sinne des Menschen.

Gerüche gelangen schneller ins Gehirn als die anderen vier Sinneswahrnehmungen – Gehör, Gesichts-, Geschmacks- und Tastsinn – und haben direkten Zugang zum emotionalen Kontrollzentrum des Gehirns, der Amygdala im limbischen System. Andere Sinneswahrnehmungen wandern zunächst in andere Hirnregionen, bevor sie das limbische System erreichen. Somit ist der Geruchssinn einer der wirksamsten Wege, um emotionale Probleme wie beispielsweise Depressionen oder Ängste anzugehen. Gerüche, die Gefahr signalisieren, sorgen außerdem für Ihre Sicherheit, indem sie eine instinktive Angstreaktion auslösen. Dank dieser Reaktion mobilisiert Ihr Körper blitzschnell Energie und andere Ressourcen, um die drohende Gefahr zu überstehen.

Die Kraft ätherischer Ölmischungen

Die meisten wissenschaftlichen Untersuchungen zur Wirksamkeit ätherischer Öle bei der Regulation verschiedener Organsysteme und Hirnregionen befassen sich nicht mit einzelnen Ölen, sondern mit Ölmischungen. Zwar sind auch ätherische Öle aus einzelnen

Nimm dir Zeit, um an Rosen zu riechen!

Die Nobelpreisträgerin Linda Buck hat erforscht, wie es dazu kommt, dass Gerüche unterschiedliche Reaktionen in unserem Gehirn auslösen. Dabei fand sie beispielsweise heraus, dass ätherisches Rosenöl der Angstreaktion unseres Gehirns auf den Geruch von Raubtieren entgegenwirken kann. Ihre wissenschaftlichen Untersuchungen haben gezeigt, dass der Duft von Rosenöl bei Vorhandensein von Raubtiergeruch (oder anderen Angstreizen) die Stressreaktionen und Hormonsignale unseres Gehirns unterdrücken kann. Diesen Untersuchungen zufolge können ätherische Öle unsere hormonell bedingten körperlichen Reaktionen beeinflussen, indem sie die Hormonausschüttung des Gehirns bei der Wahrnehmung bestimmter Gerüche entweder unterdrücken oder aktivieren.

Pflanzen äußerst wirksam, doch durch die Kombination aus zwei oder mehr Ölen kann eine völlig neue molekulare Zusammensetzung entstehen, bei der die Summe größer ist als ihre einzelnen Teile. Das bezeichnet man als Synergieeffekt.

Der Begriff Synergie bedeutet so viel wie »harmonisches Zusammenwirken«. Die Synergie zwischen verschiedenen ätherischen Ölen beruht auf komplexen Wechselwirkungen zwischen den vielen Bestandteilen der einzelnen Pflanzen, aus denen die Öle gewonnen werden; so entstehen die ganz besonderen Eigenschaften und heilenden Wirkungen der Ölmischung. Jedes ätherische Öl enthält eine Vielfalt an chemischen Substanzen mit positiven, heilenden Eigenschaften, aber auch schwächere Bestandteile mit weniger positiver Wirkung. Durch die Kombination verschiedener ätherischer Öle kann ein Öl diese schwächeren Bestandteile des anderen Öls ausgleichen und sogar mögliche unerwünschte Nebenwirkungen aufheben, die ein einzelnes Öl bei alleiniger Anwendung vielleicht verursachen würde. Daher stellen Öle, deren alleinige Anwendung bei bestimmten Erkrankungen kontraindiziert (nicht angezeigt) ist, innerhalb einer Ölmischung kein – oder zumindest nur ein sehr geringes – Risiko dar.

Öle wirken innerhalb von Mischungen oft besonders gut, weil ein chemischer Inhaltsstoff sich in Kombination mit anderen Ölen häufig ganz anders verhält als allein. Wenn man beispielsweise Öle mit hohem Gehalt an antimikrobiellen chemischen Inhaltsstoffen wie Thymol aus Thymian und Eugenol aus Gewürznelken miteinander kombiniert, entsteht dadurch ein noch wirksameres antimikrobielles Mittel, als wenn man nur eines dieser beiden Öle verwenden würde.

Wissenschaftler haben in der Zeitschrift *Phytotherapy Research* die antimikrobielle Aktivität von ätherischen Ölen aus Gewürznelke und Rosmarin allein und in Kombination miteinander verglichen und festgestellt, dass »beide ätherischen Öle signifikante antimikrobielle Wirkungen gegen alle getesteten Mikroorganismen aufwiesen, [die Öle in Kombination miteinander] jedoch additive, synergistische oder antagonistische Wirkungen gegen einzelne getestete Mikroorganismen zeigten«. Genauer gesagt: Wenn man die beiden Einzelöle miteinander kombinierte, zeigten sie additive antimikrobielle Wirkungen gegen Bakterien, Schimmelpilze und eine übermäßige Candida-(Hefepilz)-Besiedelung.

Außerdem können ätherische Ölmischungen die therapeutischen Eigenschaften der darin enthaltenen Einzelöle verstärken. Beispielsweise wird die entzündungshemmende Wirkung der Römischen Kamille stärker, wenn man sie mit Lavendel vermischt. Die krampflösenden Wirkungen von Kümmel und Pfefferminze verstärken sich ebenfalls gegenseitig; daher eignet sich diese Mischung gut zur Linderung von Verdauungsstörungen und Reizdarmsyndrom. Durch das Mischen von Ölen entsteht eine Synergie, die sich von den bloßen positiven Wirkungen der einzelnen Öle unterscheidet, sodass man dann oft weniger von diesen Einzelölen braucht und trotzdem bessere Ergebnisse erzielen kann.

Wie man mit diesem Buch arbeitet

Dieses Buch ist als benutzerfreundlicher Leitfaden für alle Menschen gedacht, die mithilfe ätherischer Öle etwas für die Gesundheit ihres Gehirns tun möchten und nach einem schnellen und einfachen Einstieg in dieses Thema suchen. Vielleicht haben Sie schon gehört, dass ätherische Öle eine erstaunliche heilende Wirkung haben, und möchten sich gern näher damit beschäftigen, wissen aber nicht, wo Sie anfangen sollen. Oder Sie haben bereits Erfahrung mit ätherischen Ölen und brauchen einen einfachen Leitfaden, um Ihre Kenntnisse und Fähigkeiten zu erweitern.

Sie können dieses Buch von Anfang bis Ende lesen oder die Kapitel in beliebiger Reihenfolge durcharbeiten, je nachdem, welche Symptome – zum Beispiel Schlafstörungen, Stress, Müdigkeit, Gehirnnebel, Ängste, Depressionen, Schmerzen, Gewichtszunahme, Probleme mit dem Immunsystem oder dem Blutzuckerspiegel – Sie behandeln möchten. Wenn Sie direkt praktisch werden möchten, können Sie die Theorie überspringen und gleich mit meinem Fünf-Schritte-Programm in Teil zwei beginnen, um Ihr Gehirn mithilfe ätherischer Öle auf Vordermann zu bringen.

In Teil eins dieses Buches erkläre ich die fünf Schritte und beschreibe Strategien zur Eindämmung von Stressfaktoren und anderen Problemen, die Ihrem Gehirn Energie rauben, damit Sie seine Funktionsfähigkeit verbessern können.

Schritt 1: Das Nervensystem in den parasympathischen Gang schalten

Mit ätherischen Ölen können Sie die Selbstheilungskräfte Ihres Körpers aktivieren, indem Sie seinen wichtigsten Nerv – den Vagusnerv – in seiner gesunden Funktion unterstützen. Dieser Nerv dient als An- und Ausschalter für viele Funktionen Ihres Körpers und beeinflusst Stimmung, Schlafqualität, Verdauung, Immunfunktion und vor allem seine Fähigkeit, Entzündungsprozesse einzudämmen und zum Abheilen zu bringen. Wenn Sie die Funktion Ihres Vagusnervs mithilfe ätherischer Öle aktivieren, verstärkt sich dadurch die Wirkung anderer gesundheitsfördernder Maßnahmen, und Sie werden sich fast sofort wohler fühlen!

Schritt 2: Den Schlaf verbessern und das Gehirn entgiften

Während des Schlafs findet in Ihrem Gehirn eine Art Großputz statt, der dazu dient, es wieder fit für den nächsten Tag zu machen. Ohne Schlaf können keine Heilungsprozesse stattfinden. Sobald die Abfallstoffe aus Ihrem Gehirn ausgeschwemmt sind, müssen sie aus dem Körper ausgeschieden werden. Durch Anwendung ätherischer Öle zur Beseitigung von Stauungen in den Ausscheidungswegen und -organen (beispielsweise Lymphsystem, Leber, Gallenblase und Darm) sorgen Sie dafür, dass die Abfälle aus dem Gehirn Ihren Körper auch tatsächlich verlassen, statt weiter darin zu zirkulieren und zu Entzündungsprozessen im Gehirn und zu kognitiven Beeinträchtigungen beizutragen.

Schritt 3: Ihrem Gehirn die Energie liefern, die es für seine Heilung braucht

Genau wie ein Auto braucht auch Ihr Gehirn Treibstoff, um richtig zu funktionieren. Dieser Treibstoff besteht aus Sauerstoff, Glukose (Blutzucker) und Stimulation. Ätherische Öle können dazu beitragen, den Blutzuckerspiegel auszugleichen und die Durchblutung zu steigern. Dadurch wird Ihr Gehirn besser mit Glukose (Energie), Sauerstoff und anderen Nährstoffen versorgt, die es braucht, um gut zu funktionieren und möglichst schnell geheilt zu werden. Außerdem trägt die Förderung der Durchblutung des

Gehirns dazu bei, das Konzentrationsvermögen zu verbessern, hilft gegen Ängste und Depressionen, erzeugt innere Ruhe und gibt Ihnen das Gefühl, Ihr Leben im Griff zu haben.

Schritt 4: Stress abbauen, Ihre Stimmung verbessern und abnehmen

Heilungsprozesse erfordern eine Menge Energie. Stress raubt Ihnen Energie und andere Ressourcen, die Sie besitzen; und dieser Mangel an körperlicher und emotionaler Energie wirkt sich auch negativ auf Ihre Stimmung und Ihren Taillenumfang aus. Ätherische Öle können Ihrem Gehirn helfen, wieder aus dieser Stressreaktion herauszukommen. Dadurch werden Energie und andere Ressourcen frei, die Ihr Körper dann für seine Selbstheilung und zum Loswerden überschüssiger Pfunde nutzen kann. Gleichzeitig wird sich dadurch auch Ihre Stimmung verbessern.

Schritt 5: Ihr Immunsystem modulieren und Entzündungsprozesse eindämmen

Ihr Immunsystem muss mit Ihnen arbeiten und nicht gegen Sie. Oft reagiert Ihre körpereigene Abwehr zu stark (und löst dadurch chronische Entzündungsprozesse, Nahrungsmittelallergien und Autoimmunstörungen aus); oder sie reagiert zu schwach und bereitet auf diese Weise den Boden für chronische Krankheiten oder degenerative Prozesse im Gehirn. Sie müssen Ihr Immunsystem wieder ins Gleichgewicht bringen und Entzündungsprozesse in Ihrem Gehirn eindämmen; das ist für eine gesunde Gehirnfunktion von entscheidender Wichtigkeit. Mit ihren antibakteriellen, antiviralen und antimykotischen Eigenschaften können ätherische Öle einen wichtigen Beitrag dazu leisten, Ihr Immunsystem wieder ins Gleichgewicht und Entzündungsreaktionen zum Abklingen zu bringen.

Teil zwei meines Buches verbindet diese fünf Schritte zu einem systematischen Behandlungsprogramm: Jetzt erfahren Sie, welche Öle Sie in welcher Reihenfolge und in welchen Kombinationen anwenden sollten, um die Selbstheilungskräfte Ihres Körpers zu aktivieren. Manchmal ist es schwierig, Prioritäten zu setzen und zu entscheiden, welches Gesundheitsproblem man zuerst angehen möchte, weil diese Probleme oft miteinander zusammenhängen. Meiner Erfahrung nach hängt ein optimaler Gesundheitszustand jedoch vor allem von fünf wichtigen Bereichen ab, in denen Körper und Gehirn aus dem Gleichgewicht geraten können.

Meine Ausführungen in diesem Buch dienen nicht dazu, Krankheiten zu diagnostizieren, zu behandeln oder zu heilen, und sind auch kein Ersatz für eine professionelle medizinische Beratung. Ich möchte Ihnen damit lediglich zeigen, wie man ätherische Ölmischungen an bestimmten Punkten anwendet, um seine Organsysteme und Gehirnregionen wieder ins Gleichgewicht zu bringen. Zu Ihrer Inspiration habe ich ein paar allgemeine Rezepte in dieses Buch aufgenommen, möchte Sie aber auch dazu anregen, eigene Ölmischungen zu entwickeln.

Wie wendet man ätherische Öle an?

Ihr Geruchssinn ist der stärkste Wahrnehmungskanal Ihres Körpers. Das macht die Inhalation zur unmittelbarsten und wirksamsten Anwendungsmethode ätherischer Öle, vor allem, wenn Sie damit Ihr Gehirn positiv beeinflussen möchten.

Die Reaktion Ihres Gehirns auf Gerüche löst Nervenimpulse aus, die wiederum die Produktion und Ausschüttung von Hormonen und Neurotransmittern stimulieren oder hemmen. Diese Hormone und Nervenbotenstoffe regulieren Ihre Körperfunktionen und verändern Ihre emotionalen Reaktionen.

Ihr Gehirn reagiert nicht nur auf Geschmacksreize, sondern auch auf Geruchssignale unterschiedlich. Es teilt Gerüche in zwei verschiedene Kategorien ein: angenehm und unangenehm. Angenehme Gerüche aktivieren die Ausschüttung positiver chemischer Botenstoffe, beispielsweise des Bindungshormons Oxytocin. Unangenehme Gerüche dagegen aktivieren die Kampf-oder-Flucht-Reaktion und andere wichtige Überlebensfunktionen.

Was passiert in Ihrem Gehirn, wenn Sie ätherische Öle inhalieren?

Bei der Inhalation ätherischer Öle stimulieren die Geruchsmoleküle der Öle die Geruchsrezeptoren in Ihrer Nasenhöhle. Diese Rezeptoren leiten die Geruchsinformation dann in Form von elektrischen Impulsen über Nervenzellen weiter. Mit anderen Worten: Ihre Geruchsrezeptoren wandeln chemische Signale in elektrische Signale um, die an den Riechkolben weitergeleitet werden.

Der Riechkolben, der sich an der Oberseite sowie rechts und links von der Nasenhöhle befindet, ist von einer Schleimhaut (dem sogenannten Riechepithel) überzogen. Diese ist wiederum an beiden Seiten mit ungefähr zehn Millionen Riechnervenzellen ausgekleidet, die von einer Schleimschicht bedeckt sind. Auf jeder dieser Nervenzellen sitzt ein Büschel aus sechs bis acht winzigen Härchen, den Zilien, die mit Rezeptorzellen ausgestattet sind. Diese Härchen (insgesamt sind es bis zu achtzig Millionen) können ungeheuer viele Informationen übertragen – eine Fähigkeit, die jede bekannte analytische menschliche Funktion übertrifft.

Vom Riechkolben aus werden die Geruchsinformationen dann an andere Teile des Geruchssystems – beispielsweise den olfaktorischen Kortex und das limbische System im Gehirn – weitergeleitet. Das limbische System ist die Steuerungszentrale unseres Gehirns für Gefühle und körperliche Reaktionen wie Hunger, Durst und Sexualtrieb. Deshalb können Düfte den Appetit und die sexuelle Anziehung beeinflussen.

Die Zellen des Riechepithels sind eigentlich Gehirnzellen. Die Riechschleimhaut ist der einzige Körperbereich, an dem Ihr zentrales Nervensystem in direktem Kontakt mit der Umwelt steht!

Wie man ätherische Öle inhaliert

Der einfachste Weg, ätherische Öle in sich aufzunehmen, besteht darin, sie im wahrsten Sinn des Wortes zu riechen. Öffnen Sie das Fläschchen, halten Sie es im Abstand von mehreren Zentimetern unter Ihre Nase und atmen Sie tief ein. Sie können auch einen Tropfen des Öls in Ihre Handflächen geben, die Hände dann aneinanderreiben und trichterförmig um Ihre Nase legen. Eine andere Möglichkeit besteht darin, ein bis zwei Tropfen Öl auf einen Wattebausch oder ein Papiertaschentuch zu geben und in Ihre Hemdtasche zu stecken (oder unter Ihren BH zu klemmen).

Vor dem Schlafengehen können Sie zusätzlich ein paar Tropfen Öl auf Ihren Kissenbezug oder auf einen Wattebausch in der Nähe Ihres Betts geben, um die ganze Nacht über einen leichten Inhalationseffekt zu erzielen. Sie können auch ein Schälchen mit Bittersalz auf Ihren Nachttisch stellen und drei bis fünf Tropfen ätherischer Öle hineingeben. Das Bittersalz verlangsamt die Verdunstung der Öle, sodass Sie dadurch einen längeren Diffusionseffekt über die ganze Nacht hinweg erreichen.

Man kann die Öle aber auch in der Luft zerstäuben. Dieses Zerstäuben (auch als Diffusion bezeichnet) ist zwar keine so wirksame oder direkte Methode wie andere Inhalations- oder topische Anwendungsverfahren, wenn es darum geht, verschiedene Organe oder Hirnregionen wieder ins Gleichgewicht zu bringen, aber es kann eine sehr effektive Vorgehensweise sein, um Umweltgifte oder Schimmel zu neutralisieren. Beim Kauf eines Diffusers ist die kalte Diffusion zu bevorzugen, da Wärme die Inhaltsstoffe der Öle teilweise zerstören kann. Wenn Sie sich für einen Diffuser entscheiden, der mit Wärme arbeitet, ist Keramik oder Glas als Material besser geeignet als Kunststoff.

Topische Anwendung

Bei der äußerlichen topischen oder transdermalen (die Haut durchdringenden) Anwendung werden die Wirkstoffe des Heilmittels über die Haut aufgenommen. Dadurch, dass unsere Haut für fettlösliche Substanzen gut durchlässig ist und die ätherischen Ölmoleküle sehr klein sind, eignet sich die topische Anwendung ganz hervorragend dazu, bestimmte Organsysteme wieder ins Gleichgewicht zu bringen oder verschiedene Hirnregionen zu stimulieren.

Die Haut ist unser größtes Organ und relativ durchlässig für ätherische Öle. Schon seit Jahrtausenden tragen Menschen heilende Substanzen auf ihre Haut auf, um therapeutische Wirkungen zu erzielen. Auch die moderne Medizin macht sich diesen transdermalen Behandlungsweg zunutze und hat bereits eine Vielzahl von Rezepturen zur äußerlichen Behandlung für bestimmte Indikationen entwickelt – man denke nur an den Einsatz von Pflastern gegen Reisekrankheit, Nikotinabhängigkeit, zur Empfängnisverhütung oder als Hormonersatztherapie.

Dieser Verabreichungsweg über die Haut ist eine sehr wirksame Alternative zur oralen Verabreichung, vor allem, weil man dabei den Magen und die Leber umgeht. (Beide Organe können die therapeutische Wirkung von Arzneimitteln und ätherischen Ölen chemisch verändern.)

Außerdem ist die topische Anwendung eine nichtinvasive und sehr einfache Methode (selbst für kleine Kinder oder Menschen mit schweren gesundheitlichen Problemen oder Verdauungsstörungen, die andere Heilmittel nur schwer vertragen oder assimilieren können). Um optimale Ergebnisse zu erzielen, können Sie bestimmte Ölmischungen auf die Haut oberhalb der Organsysteme auftragen, die wieder ins Gleichgewicht gebracht werden sollen. Zur Linderung von Angstzuständen oder Müdigkeit (die oft darauf zurückzuführen sind, dass die Nebennieren aus dem Gleichgewicht geraten sind) können Sie die entsprechenden ätherischen Öle zum Beispiel im unteren Rückenbereich auftragen, wo die Nebennieren sitzen.

Das Auftragen ätherischer Öle auf Pulspunkte wie Handgelenke, Schläfen und Nacken, wo die Blutgefäße besonders dicht unter der Haut liegen, ermöglicht eine raschere Absorption, sodass die Öle schneller wirken. Ätherische Öle können aber auch über die Haarfollikel und Schweißkanäle oder über Körperregionen aufgenommen werden, in denen besonders viele Schweißdrüsen sitzen, wie zum Beispiel an Kopf oder Fußsohlen.

Faktoren, die die Durchblutung der Hautoberfläche verbessern – beispielsweise saubere Haut und saubere Poren, die Durchblutungsrate und die Wärme der Haut –, sorgen dafür, dass Ihre Haut die Öle besser aufnehmen kann. Auch Aktivitäten, die die Durchblutung fördern und die Haut erwärmen (zum Beispiel heiße Duschen, Bäder, Sport, Massagen, Saunagänge oder der Aufenthalt in einem warmen Zimmer), erhöhen die Absorptionsrate. Wenn Sie Ihre Haut vor der Anwendung ätherischer Öle massieren, wird die Durchblutung in diesem Bereich angeregt. Auch dadurch können die Öle besser einziehen.

Auftragen von Ölen auf die Fußsohlen

Alle ätherischen Öle können auf die Fußsohlen aufgetragen werden, weil die Haut dort dicker ist, was das Risiko für unerwünschte Reaktionen senkt. An den Fußsohlen befinden sich physische und emotionale Reflexzonen, die mit Energiepunkten oder Meridianen in sämtlichen inneren Organen, dem Muskel- und Skelettsystem und anderen Körperbereichen korrespondieren. Aufgrund dieser Verbindung zu inneren Organen und Körpersystemen eignen sich die Fußsohlen sehr gut als Anwendungspunkte für eine Behandlung des ganzen Körpers. Vor allem, wenn Sie geruchsempfindlich sind, kann das Auftragen der Öle an den Fußsohlen für Sie eine sinnvolle Alternative sein.

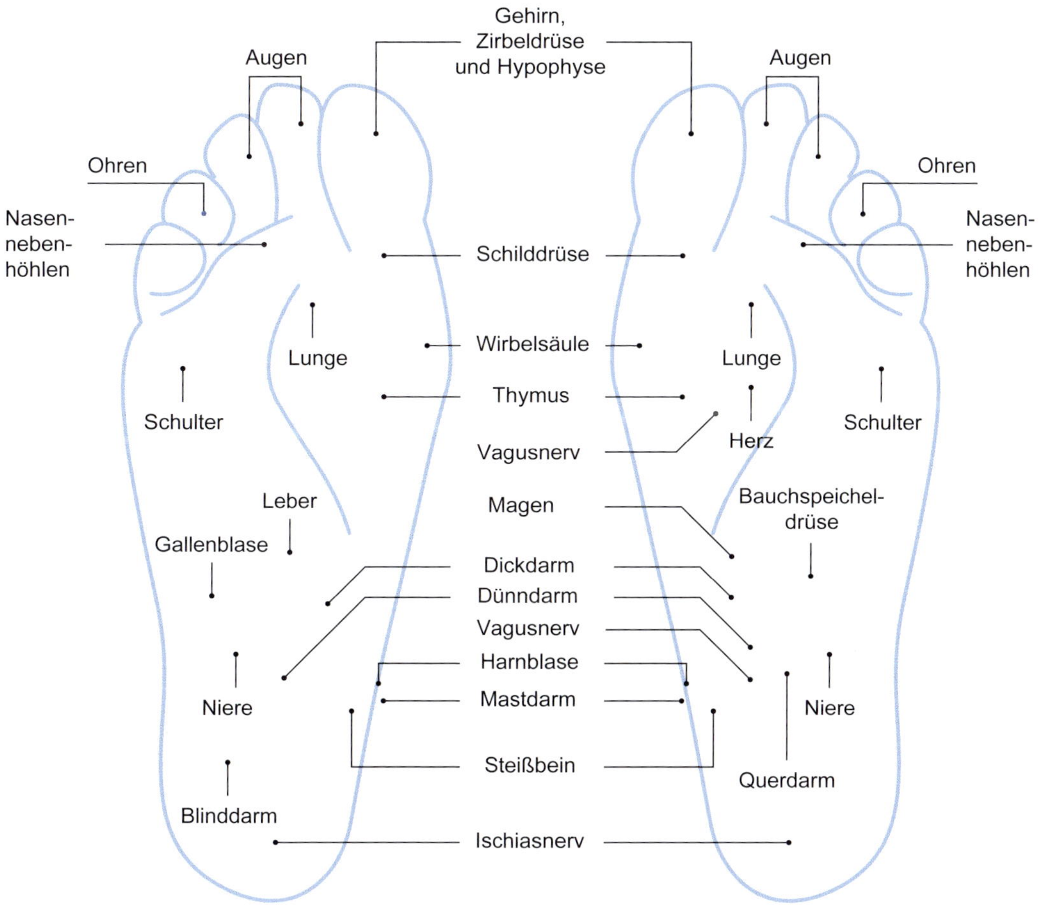

Wie man ätherische Öle auf die Fußsohlen aufträgt:
Die Reflexpunkte an den Fußsohlen korrespondieren mit Energiepunkten im ganzen Körper.

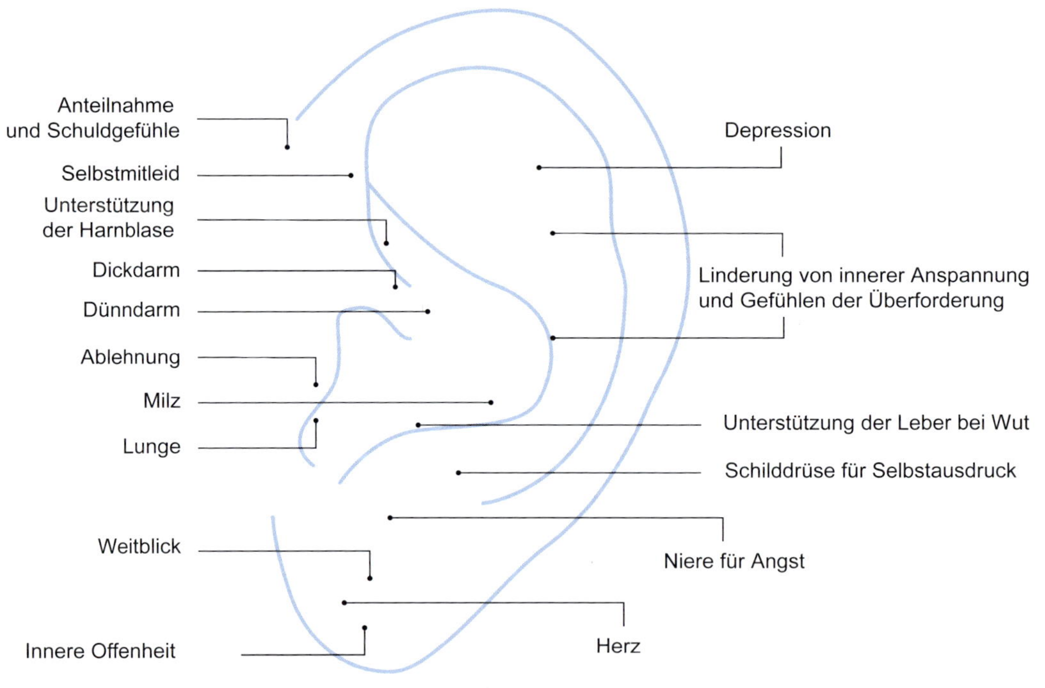

Wie man ätherische Öle an den Ohren aufträgt: Die Reflexpunkte an der Ohrmuschel korrespondieren ebenfalls mit bestimmten Organen und Gemütszuständen.

Wie man ätherische Öle an den Ohren aufträgt

Bringen Sie ätherische Öle niemals in den Gehörgang ein. Im äußersten Bereich des Ohrs sitzen emotionale Reflexzonen, die bestimmten Emotionen und Meridianen Ihrer inneren Organe entsprechen. Durch leichten Druck auf die Reflexpunkte kann man emotionale und körperliche Blockaden lösen und seinen Körper wieder ins Gleichgewicht bringen.

Sie können aber nicht nur einen bestimmten Reflexpunkt behandeln, sondern auch das ganze Ohr reiben, um Schmerzen zu lindern, Ihren Blutdruck zu senken, Ihren Hormonhaushalt ins Gleichgewicht zu bringen und die Ausschüttung von Endorphinen anzuregen. Ihre Ohrläppchen sind energetisch mit Ihrem Gehirn verbunden. Durch eine Massage des rechten Ohrläppchens kann man die linke Gehirnhälfte und die Hypophyse stimulieren. Wenn Sie Ihr linkes Ohrläppchen massieren, regen Sie dadurch die rechte Gehirnhälfte und die Zirbeldrüse an; eine Massage beider Ohrläppchen stimuliert das ganze Gehirn. Massieren Sie die Ohrläppchen einfach mit Daumen und Zeigefinger in sanften kleinen Kreisbewegungen. Wenn Sie Ihre Ohren ein paarmal am Tag jeweils nur eine Minute lang mit ätherischen Ölen einreiben, können Sie Ihren Körper auf einfache Weise wieder ins Gleichgewicht bringen.

Orale Einnahme

Ich rate davon ab, ätherische Öle einzunehmen. Mehrere wissenschaftliche Untersuchungen haben gezeigt, dass die innerliche Einnahme ätherischer Öle der am wenigsten wirksame Weg ist, um sich ihre therapeutischen Eigenschaften zunutze zu machen. Denn auf diese Weise gelangen die Öle zunächst in den Verdauungstrakt und müssen Magen und Dünndarm passieren, bevor sie in den Blutkreislauf gelangen. Durch diesen Prozess können sich die ätherischen Öle chemisch verändern; auch die Giftstoffbelastung von Leber und Nieren kann dadurch zunehmen.

Ich habe mit vielen Menschen gesprochen, die behaupten, dass die Einnahme ätherischer Öle ihnen einen Nutzen bringt. Wenn ich dann jedoch genauer nachforsche, erfahre ich meistens, dass sie die Öle in Wasser hineingeben und dieses trinken. Dabei atmen sie die ätherischen Öle ein, sodass die Öle mitsamt deren positiven Wirkungen wahrscheinlich über den Geruchskanal und nicht über den Verdauungstrakt in den Körper aufgenommen werden. Und es kann auch sein, dass die Öle eher über die hochempfindlichen Kapillaren im Mund direkt in den Blutkreislauf gelangen und nicht über den Verdauungstrakt.

Topische Anwendung an Verdauungsreflexpunkten

Nach meiner klinischen Erfahrung ist die topische Anwendung ätherischer Öle, vor allem an Verdauungsreflexpunkten, ebenso wirksam wie die Einnahme, wenn nicht sogar noch wirksamer. Denn dadurch umgeht man die Hürden des Verdauungsprozesses (einschließlich der Einwirkung von Magensäure und Verdauungsenzymen) und die Ausscheidung über die Leber als Teil von Entgiftungsphase 1.

Sicherheitsvorkehrungen

Achten Sie darauf, ätherische Öle niemals in den Gehörgang einzubringen, und tragen Sie sie auch nicht in der Augenumgebung oder auf offene Wunden auf! Denn durch Schnitt- oder Schürfwunden, Kratzer, Verbrennungen und Ekzeme können die Öle leicht in den Körper geraten.

Testen Sie jedes Öl vor der Anwendung zunächst an einer Stelle von der ungefähren Größe einer 20-Cent-Münze an der Innenseite des Arms oder einer anderen Hautpartie, um zu prüfen, ob Sie es vertragen. In den ersten Anwendungstagen sollten Sie das ätherische Öl mit einem Trägeröl (beispielsweise Kokos- oder Olivenöl) verdünnen und sich auf diese Weise ganz allmählich an die empfohlene Dosis herantasten.

Wie leicht die Öle in die Haut einziehen, hängt von der Viskosität des Trägeröls ab. Süßmandelöl und Traubenkernöl sind weniger viskos und dringen leichter in die Haut ein als dickflüssigere Öle wie Oliven-, Kokos- oder Mandelöl.

Im Fall einer Hautrötung oder bei sonstigen unerwünschten Reaktionen tragen Sie ein anderes Öl – zum Beispiel Kokos- oder Olivenöl – über dem ätherischen Öl auf, um es zu verdünnen. Verwenden Sie zu diesem Zweck kein Wasser, weil die unerwünschte Reaktion sich dadurch noch verschlimmern könnte.

Bei ätherischen Ölen gilt: Weniger ist mehr

Ätherische Öle sind hochkonzentriert und äußerst wirksam. Schon ein bis zwei Tropfen können zu durchschlagenden Ergebnissen führen, da eine ganze Pflanze bei der Destillation oft nur einen einzigen Tropfen Öl ergibt. Ätherische Öle sind ungefähr 75- bis 100-mal konzentrierter und somit auch viel wirksamer als getrocknete Heilpflanzen. So entspricht ein Tropfen ätherischen Pfefferminzöls in seiner therapeutischen Wirkung beispielsweise einer Menge von 26 bis 28 Tassen Pfefferminztee.

Diese starke Wirksamkeit kann man dazu nutzen, die heilende Wirkung von Lebensmitteln, Nahrungsergänzungsmitteln oder getrockneten Heilpflanzen zu aktivieren oder zu verstärken, indem man bei deren Einnahme zusätzlich ätherische Öle anwendet. Ich beobachte immer wieder, dass diese Öle dazu beitragen, die Wirkung der Inhaltsstoffe von Nahrungsergänzungsmitteln zu aktivieren und zu verstärken, sodass der Körper sie besser aufnehmen und assimilieren kann.

Da ätherische Öle so hochkonzentriert sind, sollte man unbedingt darauf achten, dass die Pflanzen, aus denen sie gewonnen werden, während des Anbaus nicht mit Giftstoffen wie Pestiziden, chemischen Düngemitteln, Verfälschungsmitteln oder synthetischen Chemikalien behandelt worden sind, denn diese würden durch den Destillationsprozess sehr stark konzentriert werden. Kaufen Sie nur ätherische Öle, die entweder in freier Natur gesammelt, mit dem Bio-Siegel ausgezeichnet oder in Ländern, in denen es kein solches Siegel gibt, biologisch angebaut worden sind!

Bei der Anwendung ätherischer Öle ist weniger oft mehr. Häufig reicht es schon aus, sich das Fläschchen in einem Abstand von ein paar Zentimetern unter die Nase zu halten und das Öl dann drei bis sieben Atemzüge lang zu inhalieren. Ab einem bestimmten Punkt kann es sogar sein, dass Sie den Geruch der Mischung gar nicht mehr wahrnehmen. Oft ist das ein Zeichen dafür, dass das Gehirn die Informationen der ätherischen Ölmoleküle erkannt und weitergeleitet hat. Sobald unser Geruchssinn befriedigt ist, nehmen wir den Duft häufig nicht mehr wahr, weil er zu diesem Zeitpunkt nicht mehr benötigt wird. Das ist ein ähnlicher Mechanismus, wie wenn wir aufhören zu essen, sobald unser Hungergefühl gestillt ist.

Ätherische Öle sind sehr wirksam, wenn es darum geht, unseren Körper auf natürliche Weise wieder ins Gleichgewicht zu bringen, und können sowohl körperliche als auch emotionale Entgiftungsreaktionen in Gang setzen. Daher sollte man ganz langsam und allmählich in diese Therapie einsteigen, das Öl zunächst ein paar Tage lang nur inhalieren und es dann bei jeder Anwendung auf der Haut stark verdünnen, bis man irgendwann die volle Dosis erreicht hat. Durch dieses langsame Sichherantasten nimmt das Risiko heftiger unerwünschter Reaktionen ab.

Ähnlich wie in der Homöopathie sind ätherische Öle in kleinen Mengen oft wirksamer. Beim Zerstäuben sollten Sie nur so viel Öl verwenden, dass Sie es gerade noch riechen können, und das auch nur über kurze Zeiträume (nicht länger als 20 Minuten am Stück). Auch die Anwendung mehrerer Mischungen zur selben Tageszeit kann den Körper überstimulieren oder durcheinanderbringen. Daher rate ich davon ab, mehr als drei verschiedene Mischungen auf einmal anzuwenden.

TEIL 1

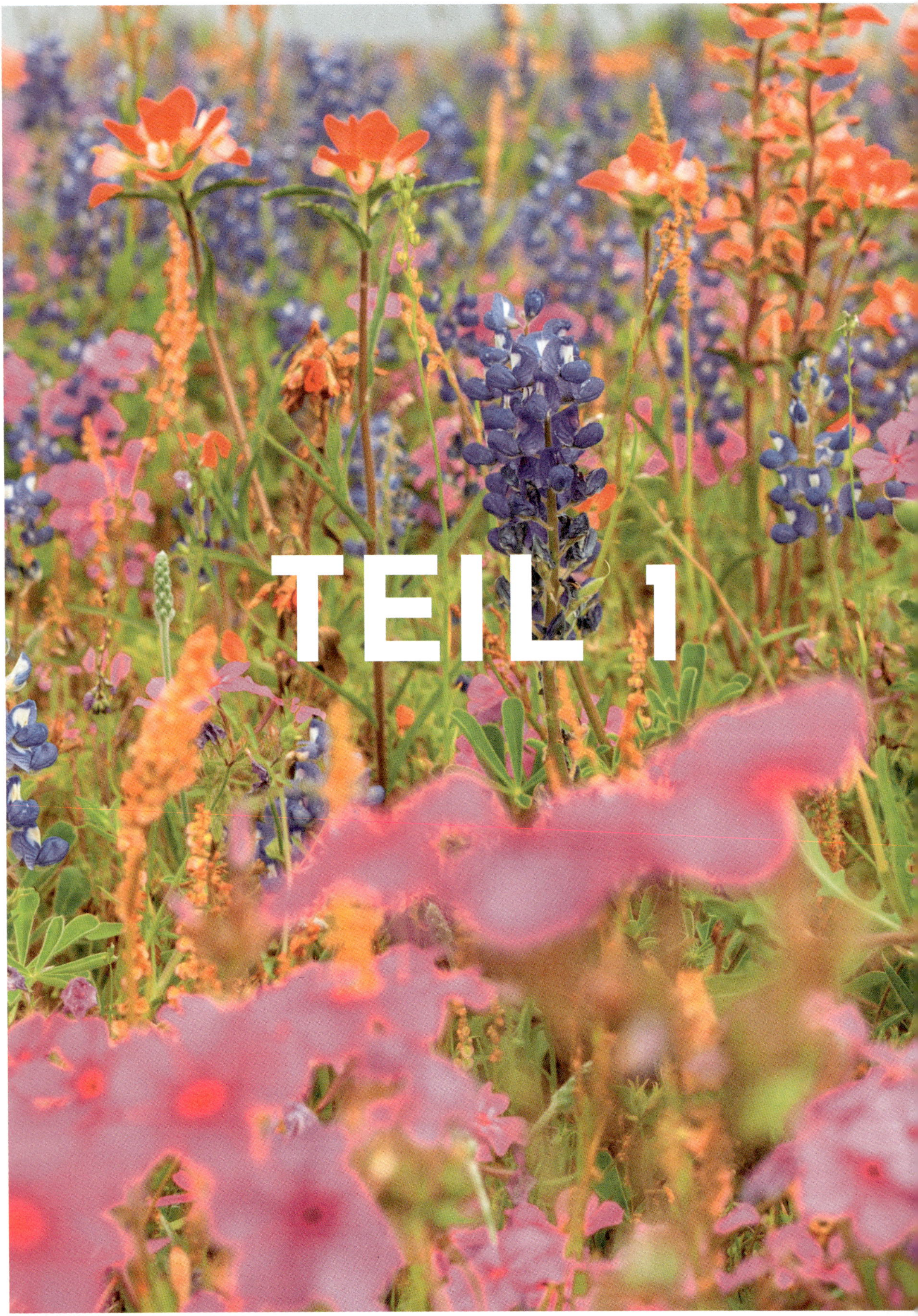

DIE FÜNF SCHRITTE

KAPITEL 1

SCHRITT 1

Das Nervensystem in den parasympathischen Gang schalten

Die Heilung Ihres Nervensystems ist der erste Schritt zur Verbesserung Ihrer Gehirnfunktion und Ihres körperlichen und emotionalen Gesundheitszustands. Denn man kann Gesundheitsprobleme (beispielsweise Funktionsstörungen des Darms, Immunsystems oder Gehirns) nicht beheben, ohne vorher die Funktion des Vagusnervs zu optimieren!

Der Vagusnerv und der parasympathische Zustand

Der Vagusnerv ist der wichtigste Kommunikationskanal zwischen Gehirn und Körper. Seinen Namen verdankt dieser Nerv, der sich durch den ganzen Körper hindurchzieht und Ihr Gehirn mit fast allen Organen verbindet, dem lateinischen Wort *vagus* (was so viel wie »umherwandernd« bedeutet). Der Vagusnerv ermöglicht eine Kommunikation in beide Richtungen, indem er Nachrichten von Ihrem Darm, Ihrem Herzen, Ihrem Immunsystem und anderen wichtigen Organen und Systemen ans Gehirn weiterleitet. Als Reaktion auf diese Botschaften schüttet das Gehirn entsprechende chemische Botenstoffe (beispielsweise Hormone oder Neurotransmitter) aus, die sämtliche unbewusste Abläufe in Ihrem Körper – einschließlich Herzfrequenz, Verdauung, Appetit, Stimmung, Schmerzschwelle, Schlaf, Gedächtnis, kognitive Funktion und Immunantwort – regulieren und steuern.

Wenn Ihr Vagusnerv optimal funktioniert, erholen Sie sich wahrscheinlich schneller von Stress, Verletzungen oder Krankheiten. Wenn Ihr Vagusnerv diese Signale dagegen nicht richtig weiterleitet oder sie auf andere Weise »fehlgezündet« werden, gerät Ihr Körper aus dem Gleichgewicht. Das kann zu Schmerzen, Müdigkeit, Gehirnnebel, Stress, Angstzuständen oder Depressionen, aber auch zu verschiedenen neurologischen Störungen oder sogar Autoimmunerkrankungen führen.

Wenn Ihr Vagusnerv gesund ist und gut funktioniert, wirkt sich das positiv auf die Funktion sämtlicher Organe (einschließlich des Gehirns) aus:

- Dann kann Ihr Gehirn Angstzustände leichter in den Griff bekommen und Depressionen lindern.
- Die Zunge kann ihre Funktion besser erfüllen, was zu einer Verbesserung von Geschmackssinn, Speichelproduktion und Schluck- und Sprechvorgang führt.
- Auch die Funktion Ihrer Ohren verbessert sich, was zur Linderung von Ohrgeräuschen (Tinnitus) beiträgt.
- Die Funktion der Augen wird ebenfalls unterstützt; Ihre Pupillen können sich dann leichter verengen, sodass Sie schärfer sehen und besser Blickkontakt zu anderen Menschen herstellen können.
- Die Funktion des Magens verbessert sich; die Ausschüttung von Magensäure für eine gesunde Verdauung wird angeregt.
- Die Verbesserung der Darmfunktion sorgt für eine optimale Nährstoffaufnahme und für die Muskelkontraktionen, die erforderlich sind, um Nahrung und Abfallstoffe durch den Verdauungstrakt zu transportieren.

- Die Lungenfunktion verbessert sich, sodass Ihre Lungenflügel sich bei der Atmung optimal ausdehnen und wieder zusammenziehen können.
- Ihre Bauchspeicheldrüse, die die Produktion und Ausschüttung verdauungsfördernder Enzyme in Gang setzt, funktioniert besser.
- Auch die Funktion der Leber, die den Körper entgiftet und dazu beiträgt, den Blutzuckerspiegel im Gleichgewicht zu halten, verbessert sich.
- Die Gallenblase, die Gallenflüssigkeit freisetzt, um Ihren Körper von Giftstoffen zu befreien und Fett abzubauen (wichtig für die meisten Paleo- und Keto-Diäten), wird in ihrer Funktion unterstützt.
- Ihr Herz funktioniert besser, was dazu beiträgt, Herzfrequenz und Blutdruck unter Kontrolle zu halten.
- Außerdem verbessert sich dadurch auch die Funktion Ihrer Milz, die Entzündungsprozesse hemmt, indem sie die Ausschüttung von entzündungsfördernden Zytokinen (Substanzen, die von Entzündungszellen abgesondert werden und andere Zellen in ihrer Funktion beeinträchtigen) eindämmt.
- Die Nierenfunktion verbessert sich. (Die Nieren scheiden Natrium aus, verbessern die Durchblutung und halten den Blutzuckerspiegel unter Kontrolle.)
- Auch die Harnblase wird in ihrer Funktion unterstützt. (Sie hilft uns, den Urin zurückzuhalten, sodass wir nicht ständig Wasser lassen müssen.)
- Durch einen gesunden Vagusnerv verbessert sich auch die Funktion der Fortpflanzungsorgane und Genitalien, die für Fruchtbarkeit und sexuelle Erregung zuständig sind.
- Das Immunsystem funktioniert ebenfalls besser. Eine gut funktionierende körpereigene Abwehr ist wichtig für die Regulation von Entzündungsprozessen und das Abschalten der Produktion von Eiweißen, die entzündliche Immunreaktionen anheizen.

Das autonome Nervensystem

So wie Ihr Auto ein Gaspedal und eine Bremse hat, verfügt auch Ihr Nervensystem über zwei verschiedene Gangarten: Der Kampf-oder-Flucht-Zweig des autonomen Nervensystems (Sympathikus) beschleunigt automatisch Ihr Tempo, sodass Sie Bedrohungen aus dem Weg gehen können, oder liefert Ihnen einen Energieschub, um die drohende Gefahr zu bekämpfen. Der Ruhe-, Verdauungs- und Heilungszweig (Parasympathikus) verlangsamt das Tempo Ihres Körpers und versetzt ihn in einen Zustand, in dem er sich beruhigen, erholen und regenerieren kann, sobald die Gefahr vorüber ist. Die Schaltstelle zwischen diesen beiden Zuständen ist der Vagusnerv: Er sorgt für ein harmonisches Gleichgewicht zwischen Sympathikus und Parasympathikus und dient als An- und Ausschalter zwischen diesen beiden Zweigen Ihres autonomen Nervensystems.

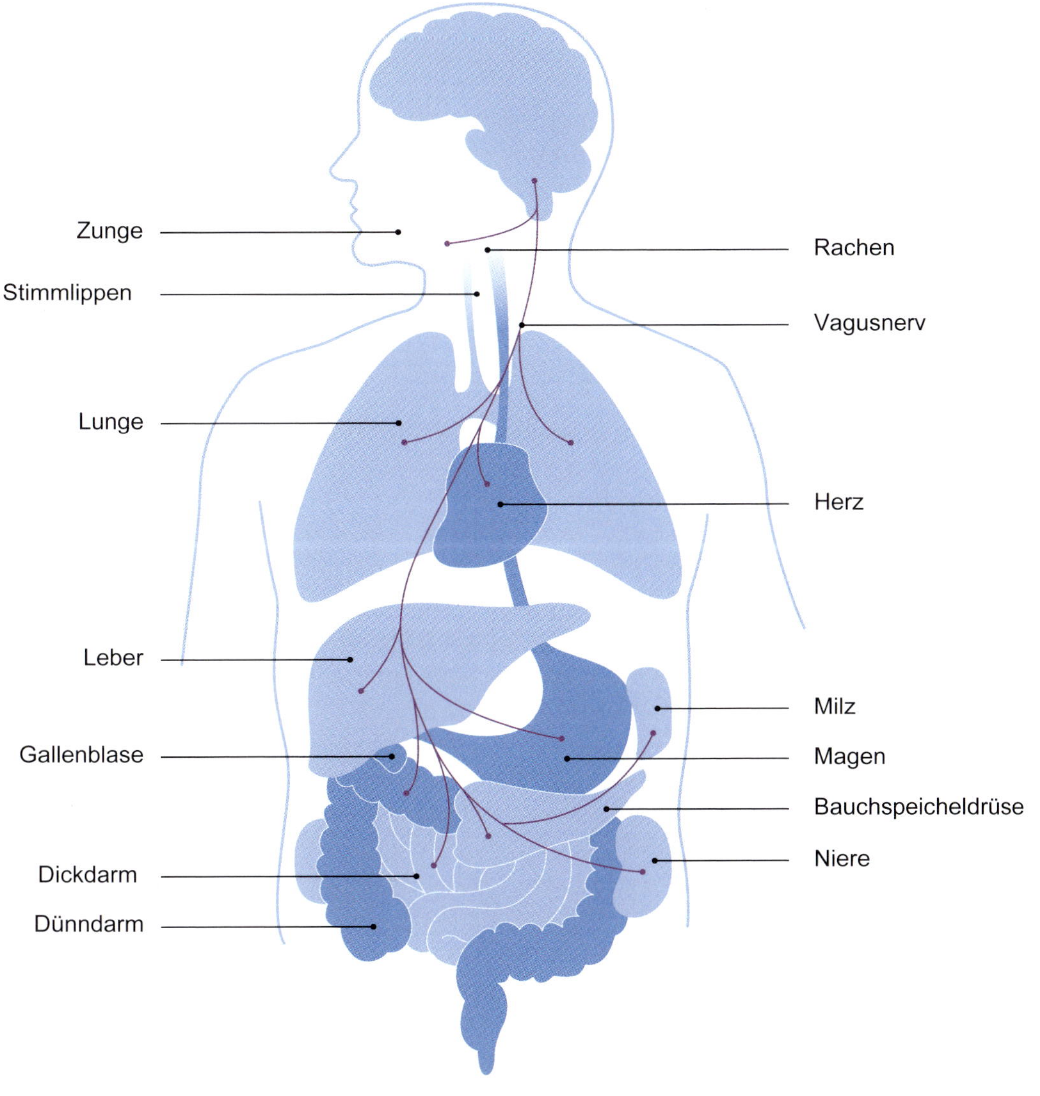

Der Vagusnerv: Der Name dieses Nervs leitet sich vom lateinischen Wort vagus *ab, das so viel wie »umherwandernd« bedeutet. Er verbindet das Gehirn mit fast allen Organen.*

Diese beiden Geschwindigkeiten können nicht gleichzeitig existieren: Das heißt, wenn der eine Zweig Ihres Nervensystems feuert, wird der andere dadurch automatisch gehemmt. Wenn der Vagusnerv Ihren parasympatischen Ruhe- und Verdauungszustand aktiviert, dämpft er dadurch gleichzeitig Ihren sympathischen »Kampf, Flucht oder Erstarrung«-Zustand. Der ständige Wechsel zwischen diesen beiden Systemen, die (ähnlich wie Yin und Yang) Gegenspieler sind und sich doch gegenseitig ergänzen, hält Ihren Körper im Gleichgewicht. Gemeinsam sorgen diese beiden Zweige Ihres autonomen Nervensystems dafür, dass Ihnen zur richtigen Zeit genügend Ressourcen in der jeweiligen Körperregion zur Verfügung stehen. Der Parasympathikus schaltet zum Beispiel die Verdauung ein; doch wenn Sie eine Gefahr wahrnehmen oder Angst haben, schaltet sich der Sympathikus ein und hemmt den Verdauungsprozess, um genügend Energie für Mobilisation, Kampf oder Flucht freizusetzen.

Ihr autonomes Nervensystem, das alle unwillkürlichen Körperfunktionen steuert, die sich Ihrer bewussten Kontrolle entziehen – Herzfrequenz, Blutdruck, Verdauung, Atmung, Zellaktivität, ja sogar die Körpertemperatur –, ist auf ein harmonisches Gleichgewicht zwischen diesen beiden gegensätzlichen Aktionen ausgerichtet, die einander rhythmisch abwechseln.

Bei Gefahr aktiviert Ihr Sympathikus die Kampf-oder-Flucht-Reaktion und setzt die Ausschüttung von Stresshormonen wie Cortisol und Adrenalin in Gang. Herzfrequenz und Blutdruck steigen, und die Verdauung verlangsamt sich oder kommt völlig zum Erliegen, da das Blut jetzt von den inneren Organen zu den Gliedmaßen geleitet wird, um Sie auf Kampf oder Flucht vorzubereiten. Ihre Atemfrequenz erhöht sich, damit Nährstoffe und Sauerstoff schneller zu den Zellen transportiert werden können. Ihre Muskeln spannen sich an und die Blutgefäße in den Gliedmaßen verengen sich. Diese Reaktionen sind für das Überleben von enormer Wichtigkeit. Wenn Sie sich beispielsweise verletzen, sinkt dadurch das Risiko, zu verbluten; außerdem erweitern sich in solchen Situationen Ihre Pupillen, sodass Sie klarer sehen können.

Der Sympathikus reguliert übrigens auch alle Funktionen herunter, die nicht überlebenswichtig sind, einschließlich sämtlicher Heilungs- und Reparaturprozesse wie beispielsweise des Immunsystems. Ein unterdrücktes Immunsystem lässt Viren und Bakterien freien Lauf. Das trägt zu einer übermäßigen Vermehrung schädlicher Krankheitskeime im Darm und möglicherweise auch zum Wachstum ungesunder Zellen (etwa Krebszellen) bei.

Das parasympathische Nervensystem dagegen ist für Entspannung, Regeneration und Reparatur zuständig: Sobald eine Gefahr vorüber ist, bringt der Parasympathikus den

Parasympathikus-Selbsttest

Leiden Sie oft unter folgenden Symptomen? Falls ja, brauchen Sie vielleicht Hilfe, um sich wieder in den parasympathischen Zustand versetzen zu können.

- Trockener Mund oder trockene Augen
- Zusammengebissene Zähne oder Zähneknirschen
- »Kloß im Hals« oder Schluckbeschwerden
- Säurereflux
- Völlegefühl oder Aufstoßen nach dem Verzehr von fettem oder gebratenem Essen
- Verdauungsschwäche (Blähungen, zu langsame Magen- und Darmentleerung)
- Darmträgheit oder Neigung zu Verstopfung
- Verdauungsstörungen wie beispielsweise *Leaky Gut* (undichter Darm), Nahrungsmittelallergien, Reizdarmsyndrom, Dünndarmfehlbesiedlung, eine bakterielle Überwucherung des Dünndarms (SIBO, *Small Intestinal Bacterial Overgrowth*) oder Morbus Crohn
- Auf der Wasseroberfläche schwimmende Stühle
- Mangelnde Fähigkeit, zu erkennen, wann Sie satt oder hungrig sind
- Häufiger Harndrang oder Inkontinenz
- Schwierigkeiten, sich zu entspannen
- Neigung zu Angstzuständen und Schreckhaftigkeit
- Anfallartiges Herzrasen
- Verspannte Muskeln (vor allem im Nacken- oder Schulterbereich)
- Schlafprobleme, Ein- und Durchschlafstörungen oder Albträume
- Abnahme des sexuellen Verlangens oder erektile Dysfunktion
- Kognitive Dysfunktion, Aufmerksamkeitsdefizit-/Hyperaktivitätssyndrom (ADHS) beziehungsweise Aufmerksamkeitsdefizitsyndrom (ADS) oder Autismus
- Gehirnnebel
- Chronische Entzündungen oder Infektionen
- Empfindlichkeit gegenüber hellem oder blinkendem Licht
- Migräne, Schwindel, Tinnitus oder Höhenangst
- Zu hoher oder zu niedriger Blutdruck
- Neigung zu Depressionen
- Vitamin-B_{12}-Mangel
- Zu niedriger Vitamin-D-Spiegel oder andere Nährstoffmängel

Körper wieder ins Gleichgewicht, indem er die Ausschüttung des Neurotransmitters Acetylcholin in Gang setzt. Dieser Nervenbotenstoff trägt dazu bei, die sympathische Erregung einzudämmen und die Herzfrequenz zu senken, und hilft Ihnen, sich nach Stress- und Angstsituationen wieder zu entspannen.

Alle Prozesse zur Aufrechterhaltung Ihrer Gesundheit – Verdauung, Entgiftung, Immunaktivität, Geweberegeneration, sexuelle Erregung – werden nur dann in Gang gesetzt, wenn der parasympathische Zweig Ihres Nervensystems aktiviert ist. Der Einfachheit halber bezeichne ich dies von nun an als »parasympathischen Zustand«. Dieser Zustand aktiviert Ihre Selbstheilungskräfte, bringt Ihr Nervensystem ins Gleichgewicht und wirkt sich auf sämtliche Aspekte Ihres Wohlbefindens positiv aus. Einfach ausgedrückt: Außerhalb des parasympathischen Zustands ist kein Heilungsprozess möglich.

Im Idealfall sollten Sie sich zu 80 Prozent Ihrer Zeit im parasympathischen Zustand befinden; doch vielen Menschen fällt es schwer, diesen Zustand überhaupt zu erreichen. Fast alle Krankheiten und Funktionsstörungen sind darauf zurückzuführen, dass wir es nicht schaffen, in den parasympathischen Zustand zu gelangen.

Vorteile eines funktionstüchtigen Parasympathikus-Systems

Wenn Sie Ihren Vagusnerv mit ätherischen Ölen stimulieren, um in den parasympathischen Zustand zu gelangen, kommt Ihr Körper wieder ins Gleichgewicht, und viele Funktionen – von der Verdauung bis hin zu Ihren kognitiven Fähigkeiten – verbessern sich.

Positive Auswirkungen auf die Verdauung

Ihr Essverhalten kann sogar noch wichtiger sein als die Auswahl Ihrer Nahrungsmittel, denn richtig verdauen kann man nur im parasympathischen Zustand. Sie sollten sich also nicht nur um eine möglichst gesunde, naturbelassene Ernährung bemühen, sondern sich auch genügend Zeit für die Nahrungsaufnahme in ruhiger, entspannter Atmosphäre nehmen, um möglichst viele wertvolle Inhaltsstoffe aus Ihrer Nahrung zu gewinnen und dafür zu sorgen, dass diese Nährstoffe auch bei Ihren Zellen ankommen. Denn wenn Sie unter Stress essen, kann Ihr Körper seine Nahrung nicht richtig verdauen, resorbieren oder assimilieren. Stellen Sie sich einen Krankenwagen vor, der im Verkehr feststeckt und nicht zu dem Patienten kommen kann, der ihn so dringend braucht! Genau das passiert in unserem Körper, wenn wir unter Stress essen: Die Nährstoffe gelangen nicht in die Zellen, die sie brauchen, um geheilt zu werden.

Wenn Sie dagegen im parasympathischen Zustand essen, aktiviert das Gehirn sämtliche Verdauungsfunktionen, einschließlich der Produktion von Speichel und der Ausschüttung von Magensäure, Enzymen und Gallenflüssigkeit. Das wirkt sich positiv auf die Nährstoffaufnahme und die Motilität (auch Peristaltik genannt) aus, also auf die Muskelkontraktionen, die erforderlich sind, um Nahrung und Abfallstoffe durch Ihr Verdauungssystem zu transportieren. Außerdem kann der Darm Ihrem Gehirn im parasympathischen Zustand Hunger- und Sättigungssignale senden, sodass Sie erkennen, wann Sie wirklich hungrig oder satt sind.

Und nicht nur das: Wenn Ihr Magen keine Säure und keine Verdauungsenzyme freisetzt, um Eiweiße aufzuspalten, können diese unverdauten Proteine unerwünschte Immunreaktionen auslösen. Durch Anwendung ätherischer Öle zur Stimulation des Parasympathikus vor dem Essen kann Ihr Körper die Nährstoffe besser aufnehmen, was wiederum zur Heilung vieler unten beschriebener Verdauungsstörungen beiträgt:

SIBO: Die Peristaltik ist eine wellenförmige Bewegung von Magen und Darm, mit deren Hilfe Nahrung, Schleim, Bakterien und Pilze durch den Verdauungstrakt transportiert werden. Wenn diese Muskelkontraktionen richtig funktionieren, lässt eine SIBO sich dadurch beheben.

Reizdarmsyndrom: Eine schlechte Kommunikation zwischen Verdauungstrakt und Gehirn kann zu Bauchschmerzen, Verstopfung und/oder Durchfall (Symptomen eines Reizdarmsyndroms) führen. Der Parasympathikus verbessert die Signalübertragung zwischen Verdauungstrakt und Gehirn.

Verstopfung: Die Peristaltik (also die Muskelkontraktionen des Darms, die den Stuhl in Richtung After bewegen) wird durch den parasympathischen Zustand in Gang gesetzt.

Übersäuerter Magen oder gastroösophageale Refluxkrankheit (GERD, *Gastroesophageal Reflux Disease*): Der parasympathische Zustand signalisiert dem Schließmuskel zwischen Magen und Speiseröhre, dass er sich schließen soll, um einen Säurerückfluss aus dem Magen in die Speiseröhre zu verhindern.

Völlegefühl: Das ist ein Zeichen für einen Mangel an Magensäure oder Verdauungsenzymen. Der parasympathische Zustand regt den Körper zu einer ausreichenden Produktion von Magensäure und Enzymen für die Verdauung an.

Gallenstauung: Der parasympathische Zustand regt die Gallenproduktion an und signalisiert der Gallenblase, dass sie Gallenflüssigkeit für die Verdauung von Nahrungsfetten in den Darm abgeben soll.

Trockener Mund: Der parasympathische Zustand regt die Produktion von Speichel an, der für ein gesundes Zahnfleisch und für die Verdauung eine wichtige Rolle spielt.

Magersucht und Bulimie: Im parasympathischen Zustand kann der Darm Hunger- und Sättigungssignale an das Gehirn senden.

Beschleunigung der Entgiftung

Unser körpereigener Mechanismus zur Ausscheidung von Giftstoffen kann nur im parasympathischen Zustand ablaufen. Der Vagusnerv, der die parasympathische Reaktion in Gang setzt, steht mit sämtlichen Entgiftungsorganen – Lunge, Milz, Nieren, Dünndarm, Leber, Gallenblase, Magen und Dickdarm – in Verbindung. Durch die Aktivierung des parasympathischen Zustands mithilfe ätherischer Öle wird der Blutfluss zu diesen Organen geleitet, sodass der Entgiftungsprozess besser funktioniert.

Bekämpfung von Entzündungsprozessen

Der parasympathische Zustand dämmt Entzündungsprozesse in Körper und Gehirn ein. Der Vagusnerv regt Ihr Gehirn dazu an, den Neurotransmitter Acetylcholin auszuschütten, der wie eine Entzündungsbremse wirkt. So kann Ihr Organismus Entzündungsprozesse erkennen und zum Abklingen bringen. Wenn Ihr Vagusnerv nicht richtig funktioniert, werden diese entzündungshemmenden Signale nicht gesendet; das bereitet den Boden für chronische Entzündungsprobleme.

Stärkung des Immunsystems

Der parasympathische Zustand aktiviert Ihre Immunabwehr, sodass Ihr Körper Krankheitsprozesse bekämpfen kann:

- *Helicobacter pylori* (Bakterien, die den Magen besiedeln und zur Entstehung von Säurereflux und Magengeschwüren beitragen)
- Candida- oder Hefepilzinfektionen

- andere Pilzinfektionen
- Parodontalinfektionen (die Speichelproduktion schützt die Mundhöhle vor Infektionen)
- Chronische Infektionen von Nasennebenhöhlen, Darm, Atem- oder Harnwegen

Linderung depressiver Symptome

Die Stimulation des Vagusnervs durch ätherische Öle »kann verschiedene Depressionssymptome – beispielsweise Ängste, Schlafstörungen und Gefühle der Hoffnungslosigkeit – erheblich verringern«, heißt es in einer in der Zeitschrift *Frontiers in Psychiatry* erschienenen wissenschaftlichen Untersuchung. Immer mehr Forschungsergebnisse deuten darauf hin, dass Stress und Entzündungen psychische und physische Prozesse in Gang setzen, die das Risiko für Depressionen erhöhen. Durch eine Aktivierung des Parasympathikus kann man Entzündungsprozesse eindämmen und die Konnektivität in Gehirnregionen, die an der Stimmungsregulation und Entstehung von Depressionen beteiligt sind, verbessern. Eine Untersuchung mit dem Titel »Effects of Citrus Fragrance on Immune Function and Depressive States« [»Auswirkungen von Zitrusduft auf die Immunfunktion und depressive Zustände«], die Wissenschaftler in der Fachzeitschrift *Neuroimmunomodulation* veröffentlichten, hat gezeigt, dass ätherische Öle aus Zitrusfrüchten wie beispielsweise Limette Depressionen wirksam bekämpfen können.

Eindämmung von Angstzuständen

Unter Angstzuständen versteht man wiederkehrende Angstgefühle, die bei der Aktivierung von Kampf-oder-Flucht-Überlebensmechanismen auftreten. Wenn Ihre Angstreaktion getriggert wird, muss Ihr Organismus alles andere herunterfahren: Denn jetzt werden Stoffwechsel und Energie für die Reaktion auf eine potenzielle oder drohende Gefahr benötigt. Der Kampf-oder-Flucht-Zweig Ihres sympathischen Nervensystems steuert dieses Gefühl der Angst, bereitet Ihre Muskeln auf die Flucht vor, erhöht Herz- und Atemfrequenz und Blutdruck und motiviert Sie dazu, aktiv zu werden. Daher fördert Angst nervöse Muskelzuckungen und führt dazu, dass Ihre Knie zittern, dass Ihnen die Haare zu Berge stehen und Sie nervös im Zimmer auf und ab tigern: Das sympathische Nervensystem sagt Ihnen, dass Sie sich bewegen, handeln, kämpfen oder fliehen sollen. Im Gegensatz dazu gibt der Parasympathikus Ihnen ein Gefühl der Sicherheit, indem er Ihren Herzschlag verlangsamt und Ihre zu schnelle Atmung wieder normalisiert, um Sie aus der Angst herauszuführen.

Linderung von Schmerzen

Der Parasympathikus kann aber auch Ihr Schmerzempfinden eindämmen. Schmerz ist ein Signal des Gehirns an Ihren Körper. Wenn Sie Ihr Gehirn beruhigen, indem Sie ihm helfen, sich in den parasympathischen Zustand zu versetzen, trägt das gleichzeitig zu einer Linderung Ihrer Schmerzen bei. Untersuchungen von Ärzten, die in *Pain Practice* – der offiziellen Zeitschrift des World Institute of Pain – veröffentlicht wurden, haben gezeigt, dass die Schmerzwahrnehmung bei Menschen mit starken Angstzuständen deutlich abnahm, wenn sie sich im parasympathischen Zustand befanden. Auch Extremsportler erholen sich schneller vom Training, wenn sie ihren Parasympathikus aktivieren.

Nelkenöl wird schon seit Jahrhunderten zur Behandlung und Linderung von Schmerzen eingesetzt. Die entzündungshemmenden, krampflösenden und schmerzstillenden Eigenschaften dieses Öls machen es zu einem idealen natürlichen Schmerzmittel. Man geht davon aus, dass es die Nervensignale blockiert, welche Schmerzbotschaften vom Körper ans Gehirn weiterleiten, sodass die Schmerzen nachlassen. Vermutlich hat die wärmende Eigenschaft des Nelkenöls eine betäubende Wirkung auf den Schmerz, und wahrscheinlich tragen die in diesem Öl enthaltenen Antioxidantien außerdem zum Zellschutz bei.

Positive Auswirkungen auf die Darmgesundheit

Der Vagusnerv ist die Verbindung zwischen Darm und Gehirn. 90 Prozent aller Nervenfasern im Darm sind über den Vagusnerv mit Ihrem Gehirn verbunden.

Ihr Darm registriert alles aus Ihrer Umgebung. Alles, was durch Mund, Nase, Augen, ja sogar Ohren in Ihren Körper gelangt, fließt in den Verdauungstrakt. Die Mikroben in Ihrem Darm kommunizieren über den Vagusnerv und lösen Immunreaktionen in Gehirn, Herz, Lunge und Skelettmuskulatur aus. Der Parasympathikus trägt zur Gesunderhaltung Ihrer Darmflora bei, indem er die Durchblutung des Darms steigert. Auf diese Weise sorgt er für eine gesunde Motilität, Enzymsekretion und Nährstoffaufnahme und aktiviert gleichzeitig die positiven Auswirkungen Ihrer probiotischen Darmbakterien.

Stressabbau

Unsere erste Verteidigungslinie gegen Stress ist die Kampf-oder-Flucht-Überlebensreaktion, die durch das sympathische Nervensystem ausgelöst wird. Dadurch werden Stresssymptome wie Herzrasen, erhöhter Blutdruck und erhöhte Atemfrequenz getriggert, und zur Vorbereitung auf die Flucht wird außerdem mehr Blut in Ihre Arm- und Beinmuskulatur geleitet. Der Parasympathikus dagegen signalisiert Ihnen, dass die Gefahr vorüber ist und Sie sich wieder ausruhen und erholen können.

Heilung der Nebennieren

Obwohl Ihre Nebennieren nicht direkt vom autonomen Nervensystem gesteuert werden, kann eine chronische sympathische Kampf-oder-Flucht-Reaktion dazu führen, dass die Nebennieren zu große Mengen des Stresshormons Cortisol produzieren, was den Körper womöglich in eine Nebennierenschwäche hineintreibt. Der Parasympathikus bringt diese Stressreaktion wieder zum Abklingen und bremst die übermäßige Cortisolausschüttung. Das kann zu einer Heilung der Nebennieren beitragen.

Erhöhung Ihres Energieniveaus

Körper und Gehirn brauchen für ihre Heilung Energie und Vitalität. Für seine inneren Funktionen und Reparaturen benötigt Ihr Organismus Energie, die Zellen und Gewebe aufbaut und erhält und außerdem die chemischen Reaktionen ermöglicht, die der Körper für seinen Heilungsprozess braucht. Wenn Sie im sympathischen Kampf-oder-Flucht-Modus feststecken, verlangsamt sich Ihre Fähigkeit zur Regeneration, Verdauung, Entgiftung und Selbstheilung drastisch; dadurch sammeln sich Giftstoffe in Ihrem Organismus an, die zu einem Gefühl der Müdigkeit und Abgeschlagenheit beitragen. Wenn Sie Ihrem Körper helfen, in den heilenden parasympathischen Zustand zu kommen, kann er diese angestauten Giftstoffe loswerden und seine Energie und Vitalität zurückgewinnen. Geist und Körper können sich entspannen, was die Ausschüttung von Cortisol verlangsamt und einen optimalen Energiefluss ermöglicht.

Positive Auswirkungen auf das Herz

Ihre Herzfrequenz wird durch ein genau austariertes Gleichgewicht zwischen diesen beiden Zweigen Ihres Nervensystems gesteuert: Der sympathische Kampf-oder-Flucht-Modus steigert die Herzfrequenz, damit mehr Blut in die Muskeln gepumpt wird und Sie vor Gefahren fliehen können, während der parasympathische Ruhe-und-Verdauungs-Modus die Herzfrequenz verlangsamt, damit Sie sich wieder erholen können. Der Vagusnerv steuert Ihre Herzfrequenz durch Abgabe elektrischer Impulse an bestimmte Muskelgewebe im rechten Vorhof, somit ist er gewissermaßen der natürliche Schrittmacher Ihres Herzens. Er setzt dabei den Neurotransmitter Acetylcholin frei, der die Zeit zwischen den Herzschlägen verlängert und somit Ihren Puls verlangsamt.

Um gesund zu bleiben, muss Ihr Herz sich täglich regenerieren; und das ist nur im parasympathischen Zustand möglich. Wissenschaftlichen Untersuchungen zufolge wird die Entstehung von Herz-Kreislauf-Erkrankungen durch eine erhöhte Sympathikusaktivität begünstigt.

Stärkung der Muskeln

Der Vagusnerv setzt Acetylcholin frei, das die Kommunikation zwischen Nerven und Muskeln steuert und dafür sorgt, dass Ihre Muskeln sich kontrahieren, um Bewegungen zu erzeugen. Ein zu niedriger Acetylcholinspiegel kann zu Muskelschwäche oder Erschöpfung führen, die sich bei Bewegung oder körperlicher Anstrengung verschlimmert. Die Muskeln können dann zwar vielleicht immer noch eine Zeit lang arbeiten, doch irgendwann erschöpft sich ihr Vorrat an Acetylcholin, was zu extremer Mattigkeit und Abgeschlagenheit führt.

Förderung der sexuellen Gesundheit

Sexuelle Erregung ist dem Parasympathikus zugeordnet. Der Vagusnerv steht mit Ihren Geschlechtsorganen in Verbindung und steigert den Blutfluss und das sexuelle Empfinden. Außerdem innerviert er den Gebärmutterhals und die Gebärmutter und gehört zu den Hauptnervenbahnen, die sexuelle und orgasmische Energiesignale von den Genitalien zum Gehirn weiterleiten. Erektionsstörungen sind oft auf eine unzureichende Durchblutung der Genitalien zurückzuführen; durch eine Stimulation des Parasympathikus kann man die Durchblutung in diesem Bereich steigern.

Ausgleichende Wirkung auf den Blutzuckerspiegel

Stress erhöht den Blutzuckerspiegel und die Insulinausschüttung. In Untersuchungen an Mäusen nahm der Blutzuckerspiegel der Nagetiere nach einer Stimulation des Parasympathikus deutlich ab. Als Reaktion auf einen sinkenden Blutzuckerspiegel wird Ihr sympathisches Nervensystem aktiviert. Da der Körper dies als Notfall wahrnimmt, kann man den Blutzuckerspiegel durch eine Aktivierung des Parasympathikus wieder ins Gleichgewicht bringen.

Linderung von Traumata und posttraumatischer Belastungsstörung (PTBS)

Ein Trauma tritt oft auf, wenn eine wahrgenommene Gefahr das Nervensystem in den »Kampf, Flucht oder Erstarrung«-Überlebensmodus versetzt. Wenn das Trauma nicht verarbeitet wird, kann Ihr Nervensystem in diesem Überlebensmodus stecken bleiben, sodass Sie das ursprüngliche Trauma immer wieder aufs Neue durchleben – selbst in einem sicheren Umfeld. Um Traumata zu heilen, muss man sein Nervensystem aus dem Überlebensmodus herausholen und in den parasympathischen Zustand der Sicherheit versetzen.

Verbesserung Ihres Schlafs

Der parasympathische Zustand trägt zur Beruhigung des Gehirns bei, ermöglicht Entspannung und einen tieferen Schlaf. Wenn das sympathische Nervensystem überaktiv ist, bleibt der Körper in einer chronischen Stressreaktion gefangen. In diesem Zustand wird zu viel von dem Stresshormon Cortisol ausgeschüttet, das Körper und Geist in einen übermäßig wachen oder gar Alarmzustand versetzt. Außerdem unterdrücken zu hohe Cortisolspiegel die Ausschüttung des Schlafhormons Melatonin. Durch eine Aktivierung des parasympathischen Nervensystems kann Ihr Körper sich entspannen, und Ihre Zirbeldrüse kann Melatonin ausschütten, was den Schlaf verbessert.

Regulation von Appetit und Körpergewicht

Der Vagusnerv steuert die Kommunikation zwischen Darm und Gehirn, einschließlich der Hunger- und Sättigungssignale, die am besten im parasympathischen Zustand übermittelt werden können. Eine schlechte Kommunikation führt dazu, dass wir zu viel oder zu wenig essen, und kann zur Entstehung von Essstörungen wie Magersucht oder Bulimie beitragen. Wenn Ihr Vagusnerv den Parasympathikus aktiviert und Ihrem Gehirn eindeutige Hunger- und Sättigungssignale senden kann, spüren Sie genau, wann Sie Hunger haben oder satt sind, und können ein gesundes Körpergewicht erreichen.

Laut wissenschaftlichen Untersuchungen der medizinischen Fakultät der University of California in San Diego reagieren Menschen, die an Magersucht leiden, anders auf Hungersignale. Diese Untersuchungen haben gezeigt, dass »Unterschiede in den Gehirnschaltkreisen von Magersüchtigen diese weniger empfindlich für Belohnungssignale und den Motivationstrieb des Hungers machen«. Wenn Sie etwas für eine optimale Funktion Ihres Vagusnervs tun und sich möglichst oft in einen parasympathischen Zustand versetzen, leisten Sie damit einen Beitrag zur Verbesserung von Gehirnmechanismen, die für die Appetitregulation wichtig sind.

Stärkung des Gedächtnisses

An Ereignisse, die heftige Emotionen in uns hervorrufen oder für unser Gefühlsleben eine wichtige Rolle spielen, haben wir normalerweise starke Erinnerungen. Und das ist auch sehr sinnvoll; denn wir sollten uns positive Dinge künftig gut ins Gedächtnis rufen und Gefahren aus dem Weg gehen können. Durch eine Stimulation des Vagusnervs können wir unser Gedächtnis stärken. Denn sie führt zur Ausschüttung des Neurotransmitters Noradrenalin in einer Hirnregion namens Amygdala. Das wirkt sich positiv auf die Speicherung von Erinnerungen aus und verbessert Ihre Fähigkeit, Informationen zu verarbeiten und im Gedächtnis zu behalten.

Ätherische Öle helfen, Energie in bestimmte Organsysteme und Zellen zu bringen, um die Aktivität des jeweiligen Organsystems zu erhöhen. Beispielsweise können die Öle bei topischer Anwendung helfen, den Vagusnerv zu stimulieren und Ihr System neu zu starten, indem Sie gestörte Funktionen durch die Anwendung außer Kraft setzen und das autonome Nervensystem wieder in Gang bringen. Die fettlöslichen ätherischen Öle sind in der Lage, durch die Haut zu gelangen und direkt und unmittelbar den Vagusnerv zu erreichen, was anderen Nahrungsergänzungs- oder Arzneimitteln nicht gelingt.

Verbesserung der Atmung

Der Vagusnerv signalisiert der Lunge, wann es Zeit zum Atmen ist, und kommuniziert auch mit dem Zwerchfell, um es zu tiefen Atemzügen anzuregen. Diese tiefe, beruhigende Zwerchfellatmung spielt bei heilenden Praktiken wie Yoga und Meditation, die den parasympathischen Zustand aktivieren, eine wichtige Rolle.

Funktionsstörungen des Vagusnervs

Jede Schädigung oder Stauung im Bereich des Vagusnervs kann nicht nur die Kommunikation zwischen Gehirn und Organen stören, sondern auch den Abfluss von Giftstoffen aus dem Gehirn behindern. Eine solche Schädigung oder Stauung wirkt sich auf alle nachgeschalteten Systeme in Ihrem Körper negativ aus. Diese Funktionsstörung, die man auch als Toxizität oder Giftstoffbelastung bezeichnet, ist womöglich das häufigste undiagnostizierte Problem bei chronischen Krankheiten. Der Kliniker Dr. Dietrich Klinghardt – ein Spezialist für chronische Erkrankungen – hat beispielsweise festgestellt, dass bei über 95 Prozent seiner chronisch kranken Patienten die Funktion des Vagusnervs beeinträchtigt ist.

Der an der Harvard Medical School ausgebildete Forscher und Kliniker Dr. Datis Kharrazian kommt in seinem Buch *Was ist bloß mit meinem Gehirn los?* zu ganz ähnlichen Schlussfolgerungen: Wie er in diesem Buch erklärt, fließen 90 Prozent der von unserem Gehirn ausgehenden Signale durch den Hirnstamm. Eine gesunde Gehirnfunktion erzeugt eine parasympathische Reaktion, während sie gleichzeitig das sympathische Nervensystem dämpft. Bei einem Funktionsverlust und einer Verlangsamung der Aktivität bestimmter Hirnregionen fließen jedoch weniger Signale in den Teil des Hirnstamms, der die parasympathische Aktivität in Gang setzt, was zu einer Zunahme der sympathischen Aktivität führt. Oder einfacher ausgedrückt: Ein schlecht funktionierendes Gehirn stimuliert den Vagusnerv nicht.

Ein gesunder Vagusnerv ist für die Gesundheit von Gehirn, Immunsystem und die Fähigkeit unseres Körpers zur Bekämpfung von Entzündungsprozessen ungeheuer wichtig. Da der Vagusnerv die primäre Informationsautobahn zwischen Körper und Gehirn ist, wird diese Kommunikation durch jede Stauung behindert. Ihr Gehirn funktioniert am besten, wenn alle Informationen schnell und klar übermittelt werden. Bei einer Funktionsstörung des Vagusnervs nimmt die Stärke und Geschwindigkeit dieser Signale ab. Botschaften werden nicht mehr richtig übermittelt oder empfangen. Die Organe erhalten nicht mehr das, was sie von Ihrem Gehirn brauchen, und Ihr Gehirn bekommt im Gegenzug auch nicht mehr das, was es von Ihren Organen braucht. Das führt zu Beschwerden wie Müdigkeit und Abgeschlagenheit, Gehirnnebel und körperlichen Schmerzen.

Ein durch toxische Substanzen in seiner Funktion beeinträchtigter Vagusnerv kann die Grundursache für viele chronische Krankheiten sein: beispielsweise Autoimmunerkrankungen, Fibromyalgie, chronisches Erschöpfungssyndrom (CFS, Chronic Fatigue Syndrome), posturales orthostatisches Tachykardiesyndrom (POTS), Depressionen, Angststörungen, bipolare Störung, Verdauungsprobleme wie SIBO oder Reizdarmsyndrom, Diabetes, Herz-Kreislauf-Erkrankungen, ja sogar Fettleibigkeit.

Wie Giftstoffe Ihre Gesundheit beeinträchtigen

Die Signalübertragung und somit die gesamte Kommunikation können zum Beispiel durch eine Giftstoffbelastung des Vagusnervs beeinträchtigt werden. Giftstoffe verändern die Produktion von Neurotransmittern wie Gamma-Aminobuttersäure (GABA), unter anderem dafür zuständig sind, Angstzustände einzudämmen, die Stimmung zu heben und Hormone zu steuern, welche sich wiederum auf Ihre Gehirnfunktion und Ihre psychische Gesundheit auswirken.

Symptome einer Giftstoffbelastung des Vagusnervs

Da der Vagusnerv Ihr Gehirn mit allen wichtigen Organsystemen verbindet, kann jede Störung seiner Fähigkeit, Signale hin und her zu senden, sich mehr oder weniger auf alle Bereiche Ihres Körpers negativ auswirken. Das kann sich durch folgende Symptome äußern:

- Angstzustände
- Depressionen
- Chronische Müdigkeit
- Vergesslichkeit und Gehirnnebel
- Autoimmunkrankheiten
- Verdauungsprobleme (zum Beispiel SIBO, Reizdarmsyndrom, Säurereflux und Morbus Crohn)
- Systemische Entzündungen und Leaky Gut
- Migräne
- Fibromyalgie oder chronische Schmerzen
- Ein- und Durchschlafstörungen
- Tinnitus
- Schilddrüsenerkrankungen
- Appetitverlust
- Gewichtszunahme
- Herzprobleme
- Übelkeit oder Schwindelgefühl
- Sodbrennen
- Blutzuckerschwankungen
- Ständiger Durst
- Häufiges Wasserlassen
- Ohren- oder Nackenschmerzen ohne erkennbare Ursache

- Druckgefühl in der Brust
- Kurzatmigkeit
- Kälte- oder Hitzeempfindlichkeit (vor allem an Händen oder Füßen)
- Verworrene Gedanken und Formulierungen
- Panikattacken
- Gefühl des Überfordertseins
- Abnahme der Muskelkraft

Wie kommt es zu einer Giftstoffbelastung des Vagusnervs?

Ein schlechter Gesundheitszustand ist oft auf einen durch Neurotoxine (Nervengifte) in seiner Funktion beeinträchtigten Vagusnerv zurückzuführen. Toxine, die Gehirn und Nervensystem angreifen, sind lipophil (fettlöslich) und werden von den Nervenendigungen leicht aufgenommen. Sie können lebenswichtige Funktionen Ihrer Zellen – beispielsweise den Transport von Nährstoffen und Sauerstoff – stören. Zu diesen Toxinen gehören Schwermetalle, Antibiotika, Bakterien, Viren und Parasiten, Biotoxine und Umweltgifte. Diese Giftstoffe werden über die Lymphbahnen an beiden Seiten des Halses aus dem Gehirn ausgeschwemmt. Wenn dieser Lymphfluss in der Halsregion gestaut ist, können sich dort Giftstoffe ansammeln. Dadurch wird der Vagusnerv in seiner Funktion beeinträchtigt; außerdem können Zellabfälle dann nicht mehr aus dem Gehirn abtransportiert werden.

Beispielsweise werden Giftstoffe aus Mandeln, Nasennebenhöhlen und dem Mundraum (unter anderem Entzündungsstoffe oder schädliche Bakterien aus infizierten Wurzelkanälen oder Hohlräumen im Kieferknochen) über das Lymphsystem im Hals abgeleitet, und zwar über den Trigeminusnerv (der entlang dem Kieferknochen verläuft und dessen Bahn sich seitlich am Hals mit der des Vagusnervs kreuzt). Sie können sich Ihren Hals wie eine überfüllte mehrspurige Autobahn vorstellen: Ein Stau kann den Verkehrsfluss blockieren, sodass sich Giftstoffe ansammeln, die den Vagusnerv schädigen.

Schwermetalle

Schwermetalle wie Quecksilber, Aluminium, Blei und Kadmium haben eine hohe Affinität zu Nerven. Ihre Nervenendigungen nehmen solche Metalle auf, die dann über die Nerven (einschließlich des Vagusnervs) in Richtung Hirnstamm wandern, wo sie andere Gehirngewebe in ihrer Funktion stören können.

Aufgrund der ungeheuer dichten Vernetzung Ihrer Nerven können Giftstoffe schnell und in großen Mengen aufgenommen und durch den Körper transportiert werden, was viele lebenswichtige Funktionen Ihrer Nervenzellen stört. Außerdem beeinträchtigen Schwermetalle in hohen Konzentrationen die Wirksamkeit von Immunzellen, indem sie ihnen Blut, Sauerstoff und weitere wichtige Nährstoffe entziehen. In solchen Bereichen können sich sehr leicht anaerobe Bakterien, Pilze und Viren ansammeln und zur Entstehung von Krankheiten beitragen.

In den letzten 500 Jahren hat sich der Spiegel toxischer Metalle im menschlichen Körper um ein Tausendfaches erhöht. Schwermetalle finden sich in der Nahrung, der Luft, im Wasser, in Körperpflegeprodukten und auch in Ihren Zähnen, wenn Sie Amalgamfüllungen haben (die zu 49,5 Prozent aus Quecksilber bestehen).

Das Vorhandensein von Quecksilber in Ihrem Organismus verstärkt die Toxizität anderer Neurotoxine und verschlimmert die dadurch angerichteten Schäden. Sobald das Quecksilber aus Ihrem Körper entfernt wird, beginnt er auch alle anderen Neurotoxine effektiv auszuscheiden.

Gesundheitsexperten gehen davon aus, dass Schwermetalle im Körper ein übermäßiges Wachstum von Hefepilzen (Candida) verursachen können, die sich an Schwermetalle binden: Dadurch hindern sie diese Metalle daran, in den Blutkreislauf zu gelangen, um den Körper vor der Toxizität der Metalle abzuschirmen und zu schützen. Wenn die Schwermetalle aus dem Körper beseitigt werden, geht oft auch die Candida-Überwucherung zurück.

Eine Giftstoffbelastung durch Schwermetalle kann unter anderem Kopfschmerzen, Tinnitus, Neuropathien, kognitive Probleme, Schlafstörungen, Verstopfung, Niereninsuffizienz, Bluthochdruck, Muskelschwäche, Lichtempfindlichkeit, Depressionen, Angstzustände, Fruchtbarkeitsstörungen und Anämien verursachen.

Antibiotika

Eine Antibiotikaklasse – die sogenannten Fluorchinolone, die zur Behandlung von Infektionen des Verdauungstrakts und der Atem- und Harnwege eingesetzt werden – steht seit dem Jahr 2004 im Verdacht, Nervenschäden zu verursachen. Bei den Fluorchinolonen handelt es sich um verschreibungspflichtige Medikamente; dazu gehören unter anderem Ciprofloxacin, Gemifloxacin, Levofloxacin, Moxifloxacin, Norfloxacin und Ofloxacin.

Diese Antibiotika können den Vagusnerv und andere Nerven, die Informationen zwischen Körper und Gehirn hin und her senden, schädigen. Sie können die Verbindung zwischen Gehirn und Körper unterbrechen und zu Beschwerden wie Taubheitsgefühl, Kribbeln, Brennen oder stechenden Schmerzen führen.

Bakterien, Viren und Parasiten

Der Vagusnerv kann mit Krankheitserregern infiziert werden: beispielsweise mit Bakterien wie Borrelien, die die Lyme-Borreliose hervorrufen, Viren wie dem Epstein-Barr-Virus (EBV) oder Parasiten. In seiner Hypothese darüber, wie es zu solchen Infektionen des Vagusnervs kommen kann, äußert der Neurowissenschaftler Dr. Michael VanElzakker von der Tufts University (Massachusetts) den Verdacht, dass Mikroben mit hoher Affinität zum Nervensystem, die sich im oder um den Vagusnerv herum ansiedeln, eine permanente Immunreaktion auslösen. Diese Immunreaktion blockiert entweder die Kommunikation (Signalübertragung) zwischen Zellen oder sendet Alarmsignale zwischen Zellen und Geweben hin und her.

Diese blockierte Kommunikation oder Fehlkommunikation beeinträchtigt einen gesunden Zufluss von Energie und anderen Ressourcen zu Ihrem Körper und Gehirn. Das führt wiederum zu Beschwerden wie ständigen starken Schmerzen, Müdigkeit, Depressionen oder Chemikaliensensibilität und bereitet den Boden für chronische Erkrankungen.

Da der Vagusnerv für die Verbindung zwischen Immunsystem und Gehirn zuständig ist, geht VanElzakker davon aus, dass selbst eine leichte Infektion dieses Nervs verheerende Auswirkungen auf das Gehirn haben kann. So kann zum Beispiel ein biologischer Auslöser (etwa ein Zeckenbiss) oder psychischer Stress das Immunsystem schwächen und auf diese Weise zu einer Aktivierung latenter opportunistischer Viren wie EBV oder Herpes führen (eine gute Erklärung dafür, warum Stress so häufig Krankheiten verursacht).

Sobald diese Viren aktiviert sind, vermehren sie sich schnell und wandern an den Nerven entlang in Richtung Gehirn, wo sie Immunzellen im Gehirn (sogenannte Gliazellen) angreifen. Das führt zu einem verhängnisvollen Teufelskreis, bei dem diese Gliazellen als Reaktion auf ein Virus oder irgendeine andere Infektion entzündungsfördernde chemische Substanzen freisetzen. Diese Substanzen geben dem Vagusnerv das Signal, Ihren Körper in einen »Krankheitszustand« zu versetzen, in dem Schmerzen, Müdigkeit, Gehirnnebel und grippeähnliche Symptome Sie so außer Gefecht setzen, dass Sie sich nicht mehr bewegen und auch nicht mehr essen oder denken können, damit Ihr Organismus seine ganze Energie auf den Heilungsprozess konzentrieren kann.

Mit anderen Worten: Eine Infektion Ihres Vagusnervs kann einen Schalter in Ihrem Immunsystem umlegen, der Sie in dieser überschießenden Krankheitsreaktion festhält und Ihre Anfälligkeit für Schmerzen, Müdigkeit und Chemikaliensensibilität dauerhaft erhöht. Im Extremfall kann das Nervensystem dann sogar schon eine leichte Berührung als Signal zur Schmerzauslösung interpretieren.

Umweltgifte und Biotoxine wie beispielsweise Schimmel

Giftstoffe fließen über die Lymphbahnen an den Seiten des Halses ab, die parallel zum Vagusnerv verlaufen. Durch die Luft übertragene Toxine wie beispielsweise Schimmelpilze und deren Stoffwechselprodukte (sogenannte Mykotoxine), ausgasende Chemikalien wie Holzschutzmittel und Formaldehyd aus Möbeln, aber auch flüchtige organische Verbindungen (VOCs) aus Farben gelangen aus den Nasennebenhöhlen in diese Lymphbahnen. Mit der Nahrung aufgenommene Giftstoffe wie Pestizide, Herbizide, Konservierungsmittel, Aspartam und Lebensmittelfarben fließen aus der Mundhöhle in die Lymphbahnen ab und überlasten und verstopfen den Lymphkreislauf im Hals. Der Molekularbiologe und Radiologe Dr. Marco Ruggiero hat mithilfe von Ultraschalluntersuchungen am Hals untersucht, wie verstopfte und entzündete Lymphgefäße den Vagusnerv zusammendrücken und in seiner Funktion beeinträchtigen. Er stellte fest, dass Schimmel eine chronische Entzündungsreaktion auslöst, die wahrscheinlich die Lymphgefäße verstopft und den Vagusnerv komprimiert.

Andere Ursachen für Toxizität und Funktionsstörungen

Der Vagusnerv kann aber auch durch negative psychische oder physische Erlebnisse wie Missbrauch, Vernachlässigung und Kindheitstraumata in seiner Funktion gestört werden. Eine von dem amerikanischen Krankenversicherungsunternehmen Kaiser Permanente und der amerikanischen Seuchenschutzbehörde Centers for Disease Control and Prevention entwickelte Befragung zu belastenden Kindheitslebnissen (ein Fragebogen namens Adverse Childhood Experiences, kurz: ACE) hat ergeben, dass Traumata und Stress in der frühen Kindheit – beispielsweise familiäre Probleme wie Scheidung, häusliche Gewalt, Inhaftierung oder Alkohol- und Drogenprobleme der Eltern – zu einer Überaktivierung der Stressreaktion des Vagusnervs führen. Diese überschießende Stressreaktion erhöht das Risiko für die Entstehung von chronischen Gesundheitsproblemen, aber auch emotionalen und sozialen Problemen wie Depressionen, häuslicher Gewalt und Suizid im Erwachsenenalter.

Stress

Bei Stress aktiviert der Vagusnerv den sympathischen »Überlebens«-Zustand des Nervensystems: Das Herz schlägt schneller, um mehr Blut in die Extremitäten zu pumpen, die Atemfrequenz erhöht sich und die Pupillen erweitern sich – lauter Reaktionen, die uns vorübergehend in einen Zustand laserscharfer Konzentration versetzen, damit wir die Gefahrensituation besser überwinden können. Sobald die Gefahr vorüber ist, kehrt Ihr Körper wieder in einen ausgeglichenen parasympathischen Ruhe- und Verdauungszustand zurück, in dem Sie sich ausruhen, erholen und regenerieren können.

Chronischer oder lang anhaltender Stress hält Sie im sympathischen Zustand gefangen und beeinträchtigt Ihren Vagotonus (die Fähigkeit des Vagusnervs, zwischen parasympathischem und sympathischem Zustand hin und her zu wechseln). Das kann sich auf die Dauer negativ auf Ihre Gesundheit auswirken. Die Hormone, die während der Stressreaktion ausgeschüttet werden (beispielsweise Cortisol), können Ihren Körper schädigen, zur Entstehung systemischer Entzündungen beitragen und Ihre Immunreaktion hemmen.

Verletzungen

Der Vagusnerv ist ein sehr langer Nerv, der sich durch viele Körperregionen hindurchzieht; und er kann an den verschiedensten Stellen geschädigt werden. Jede physische Verletzung kann Druck auf diesen Nerv ausüben und ihn reizen – nicht nur schwere Verletzungen (zum Beispiel, wenn der Vagusnerv während einer Operation durchtrennt wird): Schon eine leichte Kompression dieses Nervs durch ein Schleudertrauma, eine ungünstige Körperhaltung oder ein muskuläres Ungleichgewicht kann zu falschem »Feuern« und damit zu einer Überstimulation oder Desensibilisierung des Vagusnervs führen.

Traumata

Seelische Traumata – zum Beispiel aufgrund von Trauer, Verlust, Unfällen, Naturkatastrophen und verbaler oder physischer Gewalt – können sich ebenfalls negativ auf den Vagusnerv auswirken. In Zeiten erhöhten Stresses gibt der Vagusnerv Ihrem Gehirn das Signal, Erinnerungen, die für Ihr Überleben wichtig sind, möglichst schnell zu speichern. Ihr Unterbewusstsein kann nicht zwischen Erinnerungen und Zukunftsängsten unterscheiden. Ebenso wenig kann Ihr Körper zwischen körperlichem und emotionalem oder antizipatorischem Stress differenzieren: Er erkennt also keinen Unterschied zwischen physischen Belastungen und einem seelischen Trauma oder dem wiederholten geistigen Durchspielen überlebenswichtiger Erinnerungen. (Durch dieses wiederholte Rekapitulieren von Ereignissen versucht das Gehirn, potenzielle Stressfaktoren, die in einer imaginären Zukunft auftreten könnten, gedanklich vorwegzunehmen; dieses Phänomen kommt bei posttraumatischen Belastungsstörungen [PTBS] häufig vor.)

In seinem Buch *Warum Zebras keine Migräne kriegen* macht Robert M. Sapolsky sich Gedanken über dieses Thema und konstatiert, dass »wir manchmal klug genug sind, etwas kommen zu sehen, und dass schon allein diese Erwartung bei uns eine Stressreaktion auslöst, die so stark ist, als ob das Ereignis tatsächlich eingetreten wäre. Stress kann also nicht nur als Reaktion auf negative physische oder psychische Ereignisse, sondern auch in Erwartung derselben entstehen.« Diese Traumaschleife kann dazu führen, dass der Vagusnerv als Reaktion auf lebensbedrohliche Situationen in einer Art Scheintod erstarrt: Wenn jemand, der schon einmal mit einer Waffe bedroht worden ist und diese Situation nur knapp überlebt hat, eine Fehlzündung eines Autos hört, hält er diese Geräusche vielleicht für Schüsse und ist plötzlich wie gelähmt. Die Fähigkeit, sich aus diesem Zustand der Erstarrung zu befreien und die optimale Vagusnervfunktion zu aktivieren, ist ein wichtiger Schritt zur Wiederherstellung der emotionalen Gesundheit von PTBS-Patienten.

Bei einer PTBS kann jeder Reiz dazu führen, dass statt des angemessenen Orientierungsreflexes (der unmittelbaren Reaktion auf eine Veränderung in der Umgebung) die traumatische Erstarrungsreaktion aktiviert wird, wenn diese Veränderung nicht plötzlich genug erfolgt, um einen Schreckreflex auszulösen.

Traumata können auch zu einer toxischen Belastung des Vagusnervs beitragen, sodass man in einen Zustand der Erstarrung verfällt. Stress veranlasst Ihren Körper dazu, verschiedene Überlebensoptionen zu bewerten, nach Prioritäten zu ordnen und sich dann für eine davon zu entscheiden:

Kämpfen: Wenn Sie, genauer gesagt Ihr Gehirn, der Ansicht sind, die Gefahr möglicherweise bewältigen zu können, schaltet Ihr Körper in den »Kampf«-Modus. Ihr sympathisches Nervensystem setzt dann Hormone wie beispielsweise Adrenalin frei, die Sie auf den Kampf vorbereiten.

Flucht: Wenn die Gefahr zu groß ist, sodass Sie glauben, nicht damit fertigwerden zu können, bereitet Ihr Körper Sie auf die Flucht vor. Er lässt Blut und andere Ressourcen in Ihre Muskeln und Gliedmaßen fließen und schaltet alle Funktionen ab, die für Ihr unmittelbares Überleben keine wichtige Rolle spielen (beispielsweise Verdauung, Entgiftung, Immunabwehr, Fortpflanzung und rationales Denken), damit Sie Ihre ganze Energie nutzen können, um der Gefahr zu entkommen.

Erstarren: Wenn Sie den gefährlichen Gegner weder besiegen noch gefahrlos vor ihm davonlaufen können, verfällt Ihr Körper in eine Erstarrungsreaktion, bei der er sich gewissermaßen selbst lähmt. Dann sind Sie vielleicht vorübergehend bewegungsunfähig, benommen, »wie weggetreten« oder es kommt Ihnen so vor, als hätten Sie Ihren Körper verlassen. In diesem Zustand schüttet Ihr Körper keine Hormone aus, die Ihnen beim Kampf oder bei der Flucht helfen können, sondern chemische Substanzen, die Schmerzen und die Intensität einer geistigen, körperlichen oder emotionalen Verletzung betäuben. Nur so können Sie dieses grauenhafte Erlebnis überstehen und das Trauma überleben. Wenn Sie eine gefährliche Person oder Situation nicht zum Verschwinden bringen können, ist es besser, selbst zu »verschwinden«: Das heißt, Sie blenden die Situation, die so beängstigend ist, dass Sie sie nicht verarbeiten können, einfach aus. Diese Erstarrungsreaktion tritt zum Beispiel oft bei Kindesmissbrauch auf. Wie die Ergebnisse der oben erwähnten Umfrage zu belastenden Kindheitserlebnissen gezeigt haben, führt Stress in der Kindheit oft zu gesundheitlichen Problemen im späteren Leben. Man geht davon aus, dass ein Kindheitstrauma das Opfer in einer Erstarrungsreaktion gefangen halten und zu einer Funktionsstörung des Vagusnervs führen kann – und das hat lebenslange negative gesundheitliche Folgen. In diesem Zustand der Erstarrung kann man seine Energie nicht auf natürliche Weise abreagieren. Das führt dazu, dass die Energie und die damit einhergehenden ängstlichen oder panischen Gedanken und Gefühle in Ihrem Körper gefangen bleiben. So verharren Gehirn und Nervensystem in einem Zustand ständiger hoher Alarmbereitschaft und das schadet Ihrem Vagusnerv.

Alle drei Reaktionen – Kampf, Flucht oder Erstarrung – versetzen Ihr Nervensystem in einen Zustand aufs Höchste gesteigerter Energie. Durch Kampf oder Flucht kann das Nervensystem diese Energie abreagieren und in einen normalen Zustand zurückkehren.

In der Natur schütteln Tiere sich oft oder es laufen rhythmische, wellenförmige Muskelkontraktionen durch ihren Körper, wenn sie aus einer Erstarrungsreaktion herauskommen. Menschen dagegen unterdrücken das Zittern, das dazu beitragen würde, die Energie der Erstarrungsreaktion abzubauen, häufig, sodass ihr sympathisches Nervensystem aktiviert bleibt. Wenn Ihr Körper in einer Erstarrungsreaktion feststeckt, kann das zu lähmenden Symptomen wie Panikattacken, Zwangs- oder Vermeidungsverhalten, Phobien, Benommenheit, dem Gefühl, »wie betäubt« zu sein, oder anderen Angstzuständen führen.

Ein gesunder Vagusnerv signalisiert Ihnen, dass Sie in Sicherheit sind, sich entspannen können und dass Ihr Körper sich jetzt voll und ganz auf seinen Heilungsprozess konzentrieren kann. Wenn Sie dagegen in einer Traumaschleife oder Erstarrungsreaktion gefangen sind, fühlen Sie sich ständig bedroht und nichts auf der Welt scheint ungefährlich zu sein – nicht einmal die Menschen, die Sie lieben. Wenn Sie sich mitten in diesem Erstarrungsmodus befinden, können Sie nicht mit anderen Menschen in Kontakt treten, zumindest nicht ohne dabei eine gewisse Angst zu verspüren.

Als meine Kinder noch klein waren, gab eine Vorschullehrerin mir den Rat, »zuerst Kontakt zu ihnen aufzubauen, bevor wir sie zur Rede stellen«: Das heißt, wenn die Kinder sich schlecht benommen hatten, sollten wir sie nicht im Eifer des Gefechts disziplinieren (also nicht, solange sie sich im »Kampf, Flucht oder Erstarrung«-Zustand befanden), sondern lieber erst einmal durch körperliche Berührung oder liebevolle Worte mit ihnen in Kontakt treten. Dieser Kontakt flößte meinen Kindern tatsächlich ein Gefühl der Sicherheit ein, sodass sie aus ihrem Zustand der Angst und Erstarrung in einen aufnahmefähigeren parasympathischen Zustand überwechselten, in dem sie meine Kritik aufnehmen konnten.

Wenn Ihr Körper sich in einem Ausnahmezustand befindet, schaltet er sämtliche Funktionen ab, die er für sein unmittelbares Überleben nicht braucht – einschließlich der Fähigkeit, zu anderen Menschen in Beziehung zu treten. An der Größe der Pupillen erkennt man, wann jemand sich in diesem sympathischen Ausnahmezustand befindet und für jede Kontaktaufnahme unzugänglich ist. Wenn Sie unter Stress stehen, regt Ihr sympathisches Nervensystem Ihre Pupillen nämlich dazu an, sich zu erweitern (das heißt, der schwarze Kreis in der Mitte des Auges wird größer): Auf diese Weise gelangt mehr Licht hinein, was Ihr Sehvermögen (vor allem die Fähigkeit des scharfen Sehens) verbessert und Ihre Überlebenschancen erhöht. Gleichzeitig schützt Sie das vor visuellen Ablenkungen, die Ihre sicherheitsorientierte Konzentration stören könnten. Sobald Sie sich wieder sicher fühlen, verengen sich Ihre Pupillen (das heißt, der schwarze Kreis wird kleiner). Also achten Sie auf die Pupillengröße Ihrer Mitmenschen und auf ihre Fähigkeit, Blickkontakt herzustellen! Daran können Sie erkennen, wie sicher diese Menschen sich zurzeit in ihrem Leben fühlen und wie offen sie für eine Kontaktaufnahme sind. Wenn ein Mensch, den Sie lieben, beispielsweise erweiterte Pupillen hat, sollten Sie ein kontroverses Thema lieber erst später ansprechen, sobald seine Pupillen wieder kleiner werden. Deshalb ist Blickkontakt so wichtig, um unser Gefühl der Verbundenheit mit anderen Menschen zu stärken und unseren Vagusnerv zu heilen.

Durch Riechen an ätherischen Ölen aus der Erstarrungsreaktion befreien

Die Erstarrungsreaktion kann einen Zustand der Dissoziation (Bewältigungsmechanismus, traumatische Erlebnisse nicht ins Bewusstsein zu integrieren) auslösen, sodass Sie keinen Schmerz empfinden. Außerdem kann sie dazu führen, dass Sie den Kontakt zu Ihren fünf Sinnen (auch zu Ihrem Geruchssinn) verlieren. Der Geruchssinn und ätherische Öle können Ihnen helfen, aus dieser Erstarrungsreaktion herauszukommen und Ihre Umwelt wieder wahrzunehmen.

Wenn Sie Ihr Nervensystem mit ätherischen Ölen – vor allem mit Zitrusölen wie Orange und Bergamotte – beruhigen, wird es Ihnen leichterfallen, in Ihrem Körper und im Jetzt und Hier präsent zu sein. Dieses Gefühl der Sicherheit und des Im-Körper-Seins kann künftigen Erstarrungsreaktionen vorbeugen. Wenn Sie noch einen Schritt weiter gehen und Ihren Vagusnerv mit ätherischen Ölen stimulieren, können Sie die überschüssige Energie abreagieren, sich aus dem Erstarrungszustand befreien und Ihren Vagusnerv heilen.

Stimulation des Vagusnervs

Bei meinem früheren Arbeitgeber galt im Hinblick auf angesammelte Urlaubstage eine »Use it or lose it«-Politik. Ihr Vagusnerv funktioniert genauso: Wenn Sie ihn nicht benutzen und einen sogenannten Vagotonus (also die Fähigkeit, zwischen parasympathischem und sympathischem Nervensystem hin und her zu schalten) entwickeln, funktioniert er nicht mehr so gut und kann unter Umständen sogar verkümmern. Das ist so ähnlich wie mit Ihrer Muskulatur: Wenn man einen Muskel nicht benutzt, wird er mit der Zeit immer schwächer und verkümmert irgendwann. Stress, Giftstoffe und Traumata halten Ihren Vagusnervschalter im Aus-Modus.

Eine wichtige Strategie zur Stärkung des Vagusnervs besteht darin, ihn zu stimulieren. Dadurch aktivieren Sie die Kommunikation zwischen Körper und Gehirn und lösen die Ausschüttung verschiedener chemischer Botenstoffe aus. Diese Neurotransmitter verbessern die Kommunikation zwischen sämtlichen Organsystemen, die mit Ihrem Vagusnerv in Verbindung stehen.

Geräte zur Stimulation des Vagusnervs

Der Vagusnerv verläuft in der Nähe der Halsschlagader (Karotis) und der Halsvene. Im 19. Jahrhundert beobachteten Neurologen, dass epileptische Anfälle sich durch Ausübung von Druck auf die Halsschlagader stoppen ließen. Das regte Wissenschaftler zu bahnbrechenden Untersuchungen an, die schließlich zur Entwicklung eines batteriebetriebenen Geräts geführt haben. Dieses Gerät wird ähnlich wie ein Herzschrittmacher operativ unter die Haut implantiert, um den Vagusnerv zu stimulieren.

Durch einen kleinen Schnitt an der linken Seite des Halses wird ein dünner Draht unter die Haut geführt, der das Gerät mit dem Vagusnerv verbindet. Sobald das Gerät aktiviert wird, sendet es über den Vagusnerv elektrische Signale an den Hirnstamm, der dann wiederum Signale an bestimmte Hirnregionen schickt. Diese elektrische Stimulation des Vagusnervs wurde inzwischen schon zur Behandlung von Epilepsie, Depressionen, multipler Sklerose, Migräne und Alzheimer-Demenz eingesetzt. Die amerikanische Gesundheitsbehörde Food and Drug Administration hat die Vagusnervstimulation im Jahr 1997 zur Behandlung der Epilepsie und im Jahr 2005 zur Behandlung von Depressionen zugelassen.

Vagotonus

Wenn Sie Ihren Vagusnerv stimulieren, stärken Sie dadurch seine Widerstandsfähigkeit: Das heißt, der Nerv wird gesünder und reaktionsfähiger. So kann Ihr Körper sich nach einer Stressbelastung schneller erholen. Diese Ausgeglichenheit und Widerstandsfähigkeit des Vagusnervs bezeichnet man als Vagotonus.

Bei einem starken Vagotonus können die Signale Ihres Gehirns und Ihres Körpers besser empfangen werden, sodass Sie sich schneller wieder entspannen und erholen. Dieser Zustand geht mit einer höheren Stressresistenz, kürzeren Erholungszeiten und einer besseren geistigen und emotionalen Gesundheit einher: Das heißt, man kann sich dann besser konzentrieren, hat ein besseres Gedächtnis, und auch die Stimmung hebt sich. Außerdem fällt es Ihrem Körper bei einem starken Vagotonus leichter, seinen Blutzuckerspiegel zu regulieren, Entzündungsprozesse zum Abklingen zu bringen und einem Abbau Ihrer geistigen Fähigkeiten vorzubeugen.

Bei einem schwachen Vagotonus funktioniert diese Regulation nicht so gut; der Vagusnerv ist dann weniger ausgeglichen und widerstandsfähig, was zu überschießenden Entzündungsprozessen und Krankheiten führen kann.

Vagusnervstimulation bei Entzündungen

Im Jahr 2012 stellte der New Yorker Neurochirurg Kevin Tracey fest, dass Geräte zur Stimulation des Vagusnervs die Schmerzen und die systemische Entzündung bei einer Arthritis deutlich reduzieren. Seine Untersuchungen ergaben, dass Entzündungen in Körpergeweben direkt vom Gehirn gesteuert werden, wobei der Vagusnerv als An- und Ausschalter dient – ein Phänomen, das Tracey als »Entzündungsreflex« bezeichnete. Durch eine Stimulation des Vagusnervs gingen auch Entzündungsprozesse in anderen Körperregionen zurück, weil die Produktion entzündungsfördernder chemischer Botenstoffe eingedämmt wurde.

Andere Forscher untersuchen nun, wie man die Vagusnervstimulation zur Bekämpfung von anderen entzündlichen Erkrankungen wie ADS/ADHS, Asthma, Ekzemen, Angstzuständen, Diabetes, Kopfschmerzen, Müdigkeit, Schmerzen, Blähungen, Völlegefühl, Reizdarmsyndrom, Stimmungsschwankungen, Gehirnnebel und Autoimmunkrankheiten einsetzen kann.

Wie wird der Vagotonus gemessen?

Der Vagotonus wird anhand der Veränderungen der Herzfrequenz während der Atmung – der sogenannten Herzfrequenzvariabilität (HFV) – gemessen. Bei einem gesunden Vagotonus steigt die Herzfrequenz beim Einatmen leicht an und nimmt beim Ausatmen etwas ab. Atem- und Meditationstechniken funktionieren deshalb so gut, weil die HFV sich dadurch verbessert.

Jedes Mal, wenn Sie einatmen, schlägt Ihr Herz schneller, um den Fluss des mit Sauerstoff angereicherten Blutes durch den Körper zu beschleunigen. Beim Ausatmen verlangsamt sich der Herzschlag wieder. Mit einem Gerät kann man den Unterschied in der Herzfrequenz zwischen Ein- und Ausatmung messen, um den Vagotonus zu beurteilen; diese Untersuchung bezeichnet man als Elektrokardiogramm (EKG). Je größer der Unterschied zwischen Ihrer Herzfrequenz bei der Ein- und Ausatmung ist, umso stärker ist Ihr Vagotonus.

Anwendung ätherischer Öle zur Stimulation des Vagusnervs

Ich rate zwar davon ab, ätherische Öle direkt in den Gehörgang einzubringen, doch die äußerliche Anwendung anregender ätherischer Öle am Mastoidknochen hinter dem Ohrläppchen ist eine unglaublich einfache, natürliche, nichtinvasive Methode zur Stimulation des Vagusnervs.

In seinem Buch *Aktivieren Sie Ihren Vagusnerv* beschreibt Dr. Navaz Habib, wie man die Haut rund ums Ohr stimulieren kann, um eine optimale Signalübermittlung zwischen Körper und Gehirn zu ermöglichen. Das ist der am leichtesten zugängliche Punkt auf der Haut zur Stimulation Ihres Vagusnervs.

Ätherische Öle haben sowohl olfaktorische (den Geruchssinn betreffende) als auch transdermale (die Haut durchdringende) Eigenschaften. Zum Beispiel weiß man inzwischen, dass die Inhalation ätherischer Öle wie Lavendel oder Bergamotte die Herzfrequenzvariabilität verbessert, was auf eine Stärkung des Vagotonus hindeutet. Und nicht nur das: Topisch angewendete ätherische Öle können die Blut-Hirn-Schranke überwinden, auf diese Weise die Signalübermittlung durch den Vagusnerv anregen und Ihre kognitiven Fähigkeiten verbessern.

Sie können aber auch Bereiche Ihres Körpers aktivieren, die vom Vagusnerv innerviert (durchzogen) werden: beispielsweise Hals, Gesichtsmuskeln, Herz, Lunge und Gallenblase. Mit allen Maßnahmen, die die Aktivität dieser Körperregionen stimulieren, kann man aufgrund der Geist-Körper-Feedbackschleife gleichzeitig auch die Funktion des Vagusnervs beeinflussen. Zum Beispiel verläuft der Vagusnerv durch das Zwerchfell und wird bei jedem Ein- und Ausatmen stimuliert.

Unterschiede zwischen den Anwendungspunkten

Je nach Anwendungspunkt führt das Aufbringen ätherischer Öle zu unterschiedlichen Ergebnissen. Sie können Ihre Behandlungserfolge deutlich verbessern, indem Sie die Öle gezielt auf bestimmte Heilungspunkte auftragen, die man als Akupunktur- oder Reflexpunkte bezeichnet und die mit bestimmten Organsystemen oder Hirnregionen korrelieren. Akupunkturpunkte hinter dem Ohr und im Halsbereich eignen sich besonders gut für eine Stimulation des Vagusnervs. Eine neuroanatomische Untersuchung zum Thema Akupunkturpunkte hat gezeigt, dass man diesen Nerv über die untere Hälfte der Rückseite des Ohrs am besten stimulieren kann.

Untersuchungen zum Thema Akupunktur und Vagusnervstimulation (VNS) haben gezeigt, dass man durch eine Stimulation des Vagusnervs und/oder seiner Äste über Akupunkturpunkte in der Kopf- und Halsregion, die anatomisch nah an den Vagusnervenbahnen liegen (wo die VNS-Elektrode implantiert wird), gute Behandlungserfolge erzielen kann.

Kombination von ätherischen Ölen mit Akupunktur

Laut Peter Holmes, dem Mitbegründer der Aroma-Akupunktur, stimulieren ätherische Öle die Akupunkturpunkte und können eine ebenso starke elektromagnetische Wirkung haben wie Akupunkturnadeln. Holmes trägt ätherische Öle an bestimmten Akupunkturpunkten auf, statt diese mit Nadeln zu stimulieren. Er hat festgestellt, dass ätherische Öle und Nadeln die Akupunkturpunkte in ähnlicher Weise stimulieren, ätherische Öle aber gleichzeitig auch die Energie dieser Punkte verstärken.

Die Anwendung ätherischer Öle an bestimmten Akupunkturpunkten verstärkt den Nutzen beider Behandlungsmethoden; dadurch lässt sich eine bessere therapeutische Wirkung erzielen als mit einer dieser beiden Methoden allein. Außerdem kann man durch eine Stimulation des Vagusnerv-Reflexpunkts die energetischen Signale imitieren, die der Vagusnerv aussendet, und auf diese Weise schnell mit anderen Körper- und Hirnregionen in Kommunikation treten.

KAPITEL
2

SCHRITT 2

Den Schlaf verbessern und das Gehirn entgiften

Ebenso wie andere Organe muss auch Ihr Gehirn sich regelmäßig reinigen, um Zelltrümmer, Stoffwechselabfälle und Giftstoffe zu beseitigen, die sich dort angesammelt haben. Diese Entgiftungsarbeit kann nur während des Schlafs stattfinden.

Schlaf, zirkadianer Rhythmus und Melatonin

Erholsamer Schlaf ist für Ihre Gesundheit sehr wichtig. Das bedeutet, dass Sie mindestens acht Stunden pro Nacht schlafen, sich nach dem Aufwachen ausgeruht fühlen und sich auch an Ihre Träume erinnern sollten.

Ihre Fähigkeit einzuschlafen hängt mit dem Schlaf-wach-Zyklus zusammen, den man auch als zirkadianen Rhythmus bezeichnet. Die Zirbeldrüse, die in der Mitte Ihres Gehirns sitzt, schüttet abends und nachts Melatonin aus – ein Hormon, das Sie auf den Schlaf vorbereitet und gleichzeitig Körper und Gehirn entgiftet. Ein Melatoninmangel geht fast immer mit chronischen Erkrankungen einher, denn ohne Melatonin kann Ihr Gehirn sich nicht entgiften, regenerieren und heilen. Bei Patienten mit neurodegenerativen Erkrankungen wie Alzheimer oder Parkinson ist die Melatoninausschüttung häufig zu gering.

Mit ätherischen Ölen können Sie Ihre Zirbeldrüse heilen und Ihre natürliche Melatoninausschüttung anregen. Das hilft dem Gehirn, sich zu entgiften und auch weiterhin genügend Melatonin zu produzieren.

Was ist Melatonin?

Melatonin ist unser körpereigenes Schlafhormon – es reguliert Ihren zirkadianen Rhythmus und hilft Ihnen auf diese Weise, vom Wach- in den Schlafzustand überzuwechseln. Die Zirbeldrüse beginnt das Hormon bei Sonnenuntergang auszuschütten. Den Höhepunkt ihrer Melatoninausschüttung erreicht sie am späten Abend – ein Signal für Sie, dass es jetzt Zeit zum Schlafen ist. Der Melatoninspiegel schwankt im Jahresverlauf, da die Länge der Nächte die Dauer der Melatoninausschüttung beeinflusst.

Melatonin trägt nachweislich zu einem gesunden Schlaf bei, indem es die Schlaflatenz (Zeitdauer bis zum Einschlafen) verkürzt, die Schlafeffizienz (den prozentualen Anteil der Bettzeit, den wir schlafend verbringen) erhöht und die Gesamtschlafdauer verlängert. Melatonin hat sowohl eine hypnotische (schlafanstoßende) als auch eine sedierende (beruhigende, angstlösende) Wirkung und unterstützt auf diese Weise unseren natürlichen Schlaf-wach-Zyklus.

Unser Melatoninspiegel verändert sich im Lauf des Lebens. Die meisten Säuglinge haben bis zum Alter von drei Monaten keinen konstanten Melatoninspiegel; daher ist das Schlafverhalten von Neugeborenen oft sehr unterschiedlich. In der Pubertät verändert sich das Melatoninmuster erneut. Während die meisten Erwachsenen etwa um 22 Uhr mit der Melatoninproduktion beginnen, schütten Jugendliche das Schlafhormon erst zu einem späteren Zeitpunkt aus: Daher schlafen sie abends oft auch erst relativ spät ein und fühlen sich am nächsten Morgen »groggy«. Im Alter nimmt die Melatoninproduktion ab, was mit einer Zunahme der Häufigkeit chronischer Krankheiten korreliert.

Melatonin wird in erster Linie von der Zirbeldrüse produziert und ausgeschüttet, aber auch im Darm aus der Aminosäure Tryptophan und dem Neurotransmitter Serotonin gebildet. Da Melatonin fettlöslich ist, kann es leicht durchs Gehirn fließen und in die Zellen diffundieren, um sie vor Schäden zu schützen.

Nahrungsergänzungsmittel einnehmen oder lieber die Melatoninausschüttung anregen?

Da Melatonin ein körpereigenes Hormon ist, sollte man mit der Einnahme von Melatoninpräparaten vorsichtig sein. Nicht alle diese Präparate können die Blut-Hirn-Schranke überwinden. Immer wieder zeigt sich, dass ätherische Öle und liposomale Melatoninpräparate den Schlaf besser fördern als Melatonin in Tablettenform.

Die Wirksamkeit ätherischer Öle bei der Anregung der Melatoninproduktion könnte teilweise darauf zurückzuführen sein, dass Melatonin in Pflanzen gebildet wird und als Antioxidans die Pflanzenzellen schützt. Beim Menschen erfüllt Melatonin eine ähnliche antioxidative Funktion und wird zur Behandlung verschiedener gesundheitlicher Probleme und Erkrankungen (beispielsweise Ein- und Durchschlafstörungen, Alzheimer-Krankheit und Depressionen) eingesetzt.

Melatonin fördert den Schlaf

Wissenschaftlichen Untersuchungen zufolge ist die Einnahme von Melatonin eine wirksame Behandlungsmethode für einige der folgenden Schlafprobleme:

Ein- und Durchschlafstörungen (Insomnien): Dagegen hilft Melatonin, indem es die Einschlafzeit verkürzt und die Gesamtschlafdauer, die Schlafqualität und die Wachheit bei Tage verbessert.

Jetlag: Melatonin kann Jetlag-Symptomen vorbeugen und sie lindern; außerdem fördert das Hormon die Wachheit (vor allem bei Reisen in Richtung Osten), da es den zirkadianen Rhythmus Ihres Körpers wiederherstellt und Ihnen bei der Anpassung an die Ortszeit hilft.

Schichtarbeitersyndrom: Melatonin könnte auch die Qualität und Dauer des Tagesschlafs bei Menschen verbessern, die gezwungen sind, ihrem Beruf außerhalb unserer gewohnten Arbeitszeit (von morgens bis abends) nachzugehen.

Schlaf-wach-Rhythmusstörungen: Melatonin hilft nachweislich gegen Schlafstörungen, sowohl bei Erwachsenen als auch bei Kindern.

Verzögertes Schlafphasensyndrom: Melatonin kann zur Wiederherstellung eines normalen Schlaf-wach-Rhythmus beitragen, zum Beispiel, wenn die Schlafphase verzögert ist, sodass man abends später einschläft und morgens später aufwacht. Melatonin kann sowohl den Beginn der Schlafphase vorverlegen als auch die Zeitdauer bis zum Einschlafen verkürzen.

Andere positive Auswirkungen des Schlafhormons auf die Gesundheit

Melatonin ist ein echter Superstar unter den Hormonen, denn es verhilft Ihnen zu ausreichend Schlaf und sorgt auf diese Weise dafür, dass Ihr Gehirn sich entgiften kann. Aber das ist noch lange nicht alles, was dieser erstaunliche biochemische Botenstoff für die Gesunderhaltung Ihres Körpers tut: Als Antioxidans ist Melatonin ein äußerst wirksamer »Radikalfänger«, der alle Zellen Ihres Körpers entgiftet. Dieser Prozess findet in vielen Körperregionen statt, vor allem in Augen, Knochenmark, Gehirn und den Verdauungs- und Fortpflanzungsorganen. Melatonin schützt das Hirngewebe, indem es Gehirnschäden repariert und das Nervensystem vor neurodegenerativen Erkrankungen wie Alzheimer, Parkinson, Amyotropher Lateralsklerose (ALS) und sogar vor heftigen Migräneanfällen bewahrt. Das Hormon erfüllt viele wichtige Funktionen im Körper:

Es trägt zum antioxidativen Schutz bei: Melatonin schützt Zellen und Gewebe, indem es an Substanzen bindet, die Zellschäden verursachen, und diese neutralisiert. Freie Radikale sind Moleküle, denen Elektronen fehlen, wodurch sie instabil werden. Deshalb »stehlen« sie Elektronen von anderen Molekülen und schädigen dadurch die Zellen. Antioxidantien wirken wie ein natürlicher »Aus-Schalter« für diese freien Radikale, indem sie einige ihrer eigenen Elektronen an sie abgeben und die schädliche Kettenreaktion dadurch unterbrechen. Melatonin ist unser wirksamstes körpereigenes Antioxidans (es hat eine doppelt so starke antioxidative Wirkung wie Vitamin E) und hilft bei der Regulation und Reparatur von Zellschäden.

Verbessert die Immunfunktion: Melatonin regt das Immunsystem an, indem es gesunde Zellen unterstützt und die Entstehung kranker Zellen (beispielsweise Krebszellen) verhindert. Außerdem verlangsamt Melatonin nachweislich das Fortschreiten von Krebserkrankungen und lindert die Nebenwirkungen von Krebstherapien.

Trägt zur Entgiftung bei: Melatonin hilft dem Gehirn bei der Entgiftung von Schadstoffen unterschiedlicher Art wie Chemikalien, Viren, Bakterien, Mykotoxinen (aus Schimmelpilzen), Parasiten und deren toxischen Nebenprodukten, aber auch von Schwermetallen (beispielsweise Quecksilber, Blei, Aluminium und Kadmium) und sogar von Fluorid, das die Zirbeldrüse in ihrer Funktion beeinträchtigen kann. Wenn unsere Zirbeldrüse genügend Melatonin ausschüttet, bindet dieses Hormon Schwermetalle und schwächt deren Toxizität, also ihre giftige und somit schädliche Wirkung ab. Die »gesäuberten« Zellen können nun wieder richtig und uneingeschränkt arbeiten.

Unterstützt die Funktion der Gallenblase: In der Gallenblase ist Melatonin in besonders hoher Konzentration enthalten. Das Schlafhormon hat viele positive Wirkungen auf die Gallenblase; zum Beispiel wandelt es Cholesterin in Galle um und verbessert die Beweglichkeit von Gallensteinen.

Aktiviert die Regeneration des Gehirns: Wissenschaftlichen Untersuchungen zufolge aktiviert Melatonin Eiweiße im Gehirn, die die Nervenzellen regenerieren.

Wirkt sich positiv auf die Gesundheit von Herz und Kreislauf aus: Wissenschaftliche Untersuchungen zeigen, dass Melatonin einen positiven Einfluss auf die Herz-Kreislauf-Gesundheit (beispielsweise Herz und Blutdruck) hat.

Stärkt die Blut-Hirn-Schranke: Wissenschaftler haben festgestellt, dass Melatonin die Schranke zwischen Blutkreislauf und Gehirn stärkt, sodass nur lebenswichtige Nährstoffe, aber keine schädlichen Substanzen ins Gehirn gelangen können.

Hat eine neuroprotektive Wirkung: Ein gesunder Melatoninspiegel trägt dazu bei, dem Abbau unserer geistigen Fähigkeiten im Alter vorzubeugen beziehungsweise ihn einzudämmen. Man geht davon aus, dass das Schlafhormon die Gehirnzellen vor einem Eiweiß namens Beta-Amyloid schützt, das vermutlich zur Entstehung der Alzheimer-Krankheit beiträgt. Melatonin hat eine so starke neuroprotektive Wirkung, dass die Verabreichung dieses Hormons an Schlaganfallpatienten die Schädigung des Gehirngewebes eindämmen und negative Folgen wie beispielsweise Verhaltensdefizite und sogar den Tod verhindern kann.

Trägt zum Abbau von Entzündungsprozessen bei: Die antioxidative Wirkung von Melatonin dämmt die Zerstörung von Geweben und die Schädigung von Organen durch Entzündungsprozesse ein. Melatonin beugt nachweislich der Hochregulierung entzündungsfördernder Zytokine vor oder schwächt diese ab, was Hirnschwellungen und das Absterben von Gehirnzellen eindämmen kann.

Wirkt sich positiv auf die Mitochondrienfunktion aus: Melatonin ist ein wirksamer Schutz vor Toxinen, die die Mitochondrien (Energiezentren unserer Zellen) angreifen, und trägt dazu bei, die volle Funktionsfähigkeit der Zellen wiederherzustellen.

Lindert Migräneattacken: Eine von der American Academy of Neurology in der Fachzeitschrift *Neurology* veröffentlichte wissenschaftliche Untersuchung deutet darauf hin, dass Melatonin dank seiner entzündungshemmenden Wirkung die Häufigkeit und den Schweregrad von Migräneanfällen verringert. Bei über zwei Dritteln der Studienteilnehmer nahmen Anzahl, Intensität und Dauer der Kopfschmerzattacken pro Monat um mindestens 50 Prozent ab.

Bringt Tinnitus-Symptome zum Abklingen: Melatonin kann gegen Tinnitus-Symptome helfen. Bei dieser Krankheit leiden die Patienten unter einem ständigen Klingeln in den Ohren. Eine von Ärzten im *Journal of Physiology and Pharmacology* veröffentlichte wissenschaftliche Untersuchung hat gezeigt, dass Melatonin Tinnitus-Symptome 150-mal wirksamer lindert als Medikamente, die eigens zur Behandlung dieser Beschwerden entwickelt worden sind.

Lindert Depressionen: Da Melatonin zur Regulation des zirkadianen Rhythmus beiträgt, kann es im Herbst und Winter, wenn die Tage kürzer werden, die Symptome einer

Winterdepression abschwächen. Laut einer in der Zeitschrift *Psychiatry* veröffentlichten wissenschaftlichen Untersuchung über die saisonal abhängige Depression (SAD; der wissenschaftliche Name für die Winterdepression) reduzierte Melatonin sogar die Symptome therapieresistenter Depressionen um 20 Prozent.

Wirkt sich positiv auf die Gesundheit der Augen und die Sehkraft aus: Fällt Licht in die Augen ein, wird dieses Signal über den Sehnerv an die Zirbeldrüse im Gehirn weitergeleitet, die daraufhin Melatonin bildet und ausschüttet. Die Augen setzen also bei Lichteinwirkung eine Melatoninausschüttung in Gang. Melatonin wiederum trägt zum Schutz der Netzhaut bei und senkt das Risiko für Augenerkrankungen wie grüner Star *(Glaukom)*. Ein niedriger Melatoninspiegel in der frühen Entwicklung kann zur Entstehung von Sehproblemen beitragen.

Stabilisiert den Blutdruck: Wissenschaftlichen Untersuchungen zufolge senkt Melatonin den nächtlichen Blutdruck signifikant, jedoch ohne dabei die Herzfrequenz zu verändern.

Sorgt für einen ausgewogenen Blutzuckerspiegel: Diabetes und diabetische Neuropathien gehen mit niedrigen Melatoninspiegeln einher. Melatonin verbessert die Leberfunktion (was dazu beiträgt, den Blutzuckerspiegel im Gleichgewicht zu halten) und schützt die Zellen vor Insulinresistenz und Diabetes.

Sorgt für einen gesunden Darm: In Kombination mit dem Hormon Prolaktin trägt Melatonin dazu bei, die Darmflora ins Gleichgewicht zu bringen und die Darmschleimhaut zu regenerieren, und sorgt auf diese Weise für eine gesunde Darmfunktion.

Schützt den Magen, indem es gegen Magengeschwüre und gastroösophageale Refluxkrankheit (GERD) hilft: Melatonin kann zur Abheilung von Magengeschwüren und Linderung von Sodbrennen beitragen. Das Schlafhormon stärkt den unteren Speiseröhrenschließmuskel, dieser hilft, den Rückfluss von Magensäure in die Speiseröhre zu begrenzen, und wirkt so Magengeschwüren und GERD entgegen.

Reguliert den Hormonhaushalt: Das Schlafhormon steuert die Körpertemperatur und die weiblichen Fortpflanzungshormone, indem es die Ausschüttung bestimmter Hormone aus der Hypophyse hemmt. Ein gesunder Melatoninspiegel wirkt sich positiv auf die Fruchtbarkeit, die Gesundheit der Eierstöcke und auf die Qualität und Produktion der Eizellen aus. Außerdem erhöht Melatonin den Spiegel des Wachstumshormons Somatotropin, das zur Gewichtsabnahme und Zellregeneration beiträgt.

Wirkt sich positiv auf Patienten mit Autismus aus: Autistische Kinder haben abnormale Melatoninwege und unterdurchschnittlich niedrige physiologische Melatoninspiegel. Durch eine Erhöhung der Melatoninproduktion verbessert sich ihre Fähigkeit zur Entgiftung von Metallen wie beispielsweise Aluminium, was ihren Gesundheitszustand und ihre Stimmung erheblich verbessern kann.

Verlangsamt Haarausfall: Klinische Studien über die äußerliche Anwendung von Melatonin haben gezeigt, dass alters- und krankheitsbedingter Haarausfall (beispielsweise Alopezie und Dermatitis) dadurch deutlich zurückgeht. Die Anwendung von Melatonin verbesserte auch den Zustand und die Beschaffenheit der Haare und regte in einigen Fällen sogar neuen Haarwuchs an.

Wie Melatonin das Gehirn reinigt

Ohne Zellbestandteile namens Lysosomen würde das Abfallentsorgungssystem Ihrer Zellen nicht funktionieren. Diese Lysosomen enthalten Enzyme, die Abfälle und sonstige unerwünschte Stoffe abbauen. Ohne Sulfat (eine Schwefelverbindung, die bei der Beseitigung von Zelltrümmern hilft) können die Lysosomen ihre wichtige Aufräumarbeit nicht leisten.

Ihre Zirbeldrüse produziert abends Melatonin, und dieses Melatonin liefert während des Schlafs Sulfat zur Beseitigung von Zelltrümmern an verschiedene Hirnregionen. Sulfat trägt auch dazu bei, die fettliebenden Melatoninmoleküle wasserlöslicher zu machen, sodass sie im Liquor durch das Gehirn fließen können.

Dr. Stephanie Seneff, leitende Wissenschaftlerin am Computer Science and Artificial Intelligence Laboratory des Massachussetts Institute of Technology (MIT), führt viele neurologische Erkrankungen auf eine unzureichende Versorgung mit Sulfat zurück. Bei einem Mangel an Sulfat im Gehirn können Schwermetalle und andere Giftstoffe nicht so gut ausgeschwemmt werden, was zu einer Ansammlung von Zelltrümmern führt. Toxische Metalle und Glyphosat (ein Herbizid) beeinträchtigen die Sulfatsynthese, und diese negativen Auswirkungen summieren sich im Lauf der Zeit.

Zirkadiane Rhythmen und der Schlaf-wach-Zyklus

Der zirkadiane Rhythmus ist der Zyklus, der Ihrem Körper vorgibt, wann er schlafen, aufwachen und essen soll. Alle Abläufe in Ihrem Körper – vom Schlaf bis hin zur Verdauung und Entgiftung – folgen einem sich rhythmisch wiederholenden Muster, das auf dem 24-Stunden-Zyklus beruht. Ihr zirkadianer Rhythmus reguliert die Signale, die dafür sorgen, dass Sie zur richtigen Zeit müde werden, schlafen, aufwachen und sich jeden Tag zur selben Zeit wach fühlen.

Diese innere Uhr reguliert wichtige Organe und Systeme – beispielsweise Herz, Lunge, Immunsystem und Stoffwechsel – und auch unsere Gehirnwellenaktivität, Hormonproduktion, Zellregeneration und DNA-Reparatur.

In den Stunden des Tages, in denen diese Fähigkeiten voraussichtlich gebraucht werden, verstärkt Ihr Körper seine Reaktionen auf Reize (beispielsweise Stoffwechsel und Selbstverteidigungsfunktionen) und regelt sie während der Ruhephasen wieder herunter. In der aktiven Phase des Tages sind Gallensäuren, Nährstofftransporter und Energiestoffwechsel aktiver. Umgekehrt laufen in der Ruhephase Entgiftungsprozesse ab. Dieses Phänomen erklärt, warum manche körperlichen und geistigen Aktivitäten uns zu bestimmten Tageszeiten leichterzufallen scheinen, und kann auch Einfluss darauf haben, welche Zeiten für den Verzehr von Mahlzeiten oder die Einnahme von Nahrungsergänzungsmitteln am günstigsten sind.

Störungen des zirkadianen Rhythmus

Folgende Symptome können darauf hindeuten, dass Ihr zirkadianer Rhythmus aus dem Gleichgewicht geraten ist:

- Ein- oder Durchschlafschwierigkeiten
- Probleme, morgens richtig wach zu werden
- kein Gefühl des Erholtseins nach dem Schlaf
- verzögerte Erholung nach körperlicher Aktivität
- Energieabfall zwischen 16:00 und 19:00 Uhr
- Kopfschmerzen, die nur zu bestimmten Tageszeiten auftreten

Schichtarbeit, Flugreisen über mehrere Zeitzonen, nächtliches Aufbleiben und künstliches Licht können den natürlichen zirkadianen Rhythmus unseres Körpers stören, unseren Schlaf-, Wach- und Verdauungsapparat durcheinanderbringen und unter anderem das Risiko für folgende gesundheitliche Probleme erhöhen:

- Allergien
- Asthma
- Herz-Kreislauf-Erkrankungen
- Bluthochdruck
- Ein- und Durchschlafstörungen
- Verdauungs- oder Stoffwechselstörungen
- Angststörungen und Depressionen
- Schlaganfall

Ein gesunder zirkadianer Rhythmus und ein ausreichender Melatoninspiegel lassen sich nicht von heute auf morgen wiederherstellen; aber das Warten lohnt sich. Zirkadiane Rhythmusstörungen verkürzen die Lebenserwartung; und mit zunehmendem Alter wird man empfindlicher für solche Probleme.

Welche Rolle spielt die Zirbeldrüse für Ihre Gesundheit?

Die Zirbeldrüse ist eine erbsengroße, tannenzapfenförmige endokrine Drüse, die sich auf Augenhöhe in der Mitte Ihres Gehirns befindet. Als »Chefregulator« spielt die Zirbeldrüse für sämtliche Körperfunktionen – Fortpflanzung, exekutive Funktionen, Wachstum, Körpertemperatur, Blutdruck, motorische Aktivitäten, Schlaf, Stimmung, Hormonregulation, Immunsystem und Langlebigkeit – eine wichtige Rolle.

Die Zirbeldrüse beeinflusst auch die Ausschüttung von verschiedenen chemischen Botenstoffen, zum Beispiel Neurotransmittern, Endorphinen, Hormonen und Dimethyltryptamin (DMT), einem Katalysator für höhere Bewusstseinszustände und Intuition, dem die Zirbeldrüse ihre Bezeichnung »drittes Auge« verdankt.

Wenn die Netzhaut des Auges Dunkelheit wahrnimmt, signalisiert sie der Zirbeldrüse, Melatonin auszuschütten und unseren Körper auf den Schlaf vorzubereiten. Bei der Sektion von Zirbeldrüsen hat sich gezeigt, dass diese Drüsen einen Fotorezeptor (eine Struktur, die durch Licht aktiviert wird) aufweisen.

Die Zirbeldrüse ist der empfindlichste Bereich Ihres Gehirns: Sämtliche Giftstoffe, Stressfaktoren und elektromagnetische Felder, die auf Sie einwirken, stören diese Drüse sehr stark in ihrer Funktion, was wiederum die Melatoninproduktion und somit auch Ihren Gesundheitszustand beeinträchtigt. Die Zirbeldrüse reagiert so empfindlich auf Chemikalien, dass man sogar die Hypothese aufgestellt hat, die Exposition gegenüber unseren heutigen Giftstoffen könnte sie zum Schrumpfen gebracht haben: Bei indischen Meistern aus der vedischen Zeit soll die Zirbeldrüse noch so groß wie eine Zitrone gewesen sein – heute hat sie die Größe einer kleinen Erbse. Zu den Symptomen einer geschädigten Zirbeldrüse gehören:

- psychische Probleme (vor allem in Abhängigkeit von der Jahreszeit)
- Depressionen
- Angststörungen
- Stimmungsprobleme wie Verfolgungswahn, Pessimismus und Wut
- Neurologische Erkrankungen wie beispielsweise Demenz, Epilepsie und Parkinson-Krankheit
- hormonelle Probleme (zum Beispiel Veränderungen der Fruchtbarkeit, des Menstruationszyklus und des Eisprungs)
- Störungen des zirkadianen Rhythmus (beispielsweise zu viel oder zu wenig Schlaf, Unruhegefühle oder Aktivitätsdrang mitten in der Nacht und Müdigkeit zu ungewöhnlichen Zeiten)
- sich nicht an seine Träume erinnern können
- Neigung zu übermäßigem Analysieren
- Kopfschmerzen, Übelkeit und Erbrechen
- Probleme mit dem Orientierungssinn (oder sich »wie weggetreten« fühlen)
- Probleme mit der Gewichtsabnahme

Umweltgifte können der Zirbeldrüse schaden

Die Blut-Hirn-Schranke schützt zwar den größten Teil unseres Gehirns, aber leider nicht die Zirbeldrüse. Diese Drüse wird sehr stark durchblutet (fast so stark wie unsere Nieren) und das macht sie anfällig für die unten beschriebenen Umweltgifte. Eine Kombination aus diesen Umweltgiften schädigt die Zirbeldrüse, wodurch ein synergistischer negativer Effekt entsteht.

Aluminium: Dieses Metall, das in vielen Lebensmitteln, Medikamenten, Körperpflegeprodukten und auch in manchen Impfstoffen enthalten ist, hat eine toxische Wirkung auf unser Gehirn. Es kann die Zirbeldrüse schädigen, ihre Fähigkeit zur Melatoninproduktion beeinträchtigen und zur Entstehung von degenerativen Erkrankungen wie Alzheimer, Parkinson oder Amyotropher Lateralsklerose (ALS) beitragen. Aluminium

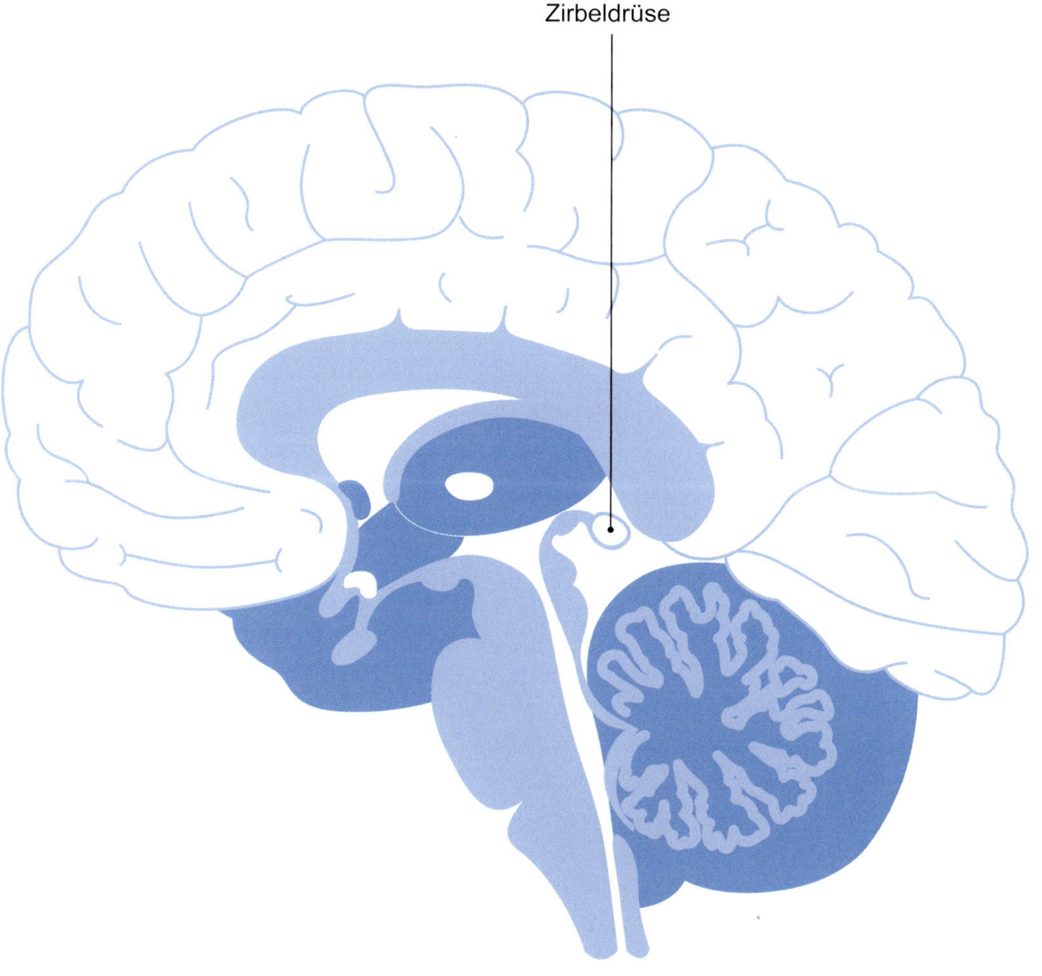

Die etwa erbsengroße Drüse liegt im Mittelhirn.

beeinträchtigt die Zirbeldrüse in ihrer Fähigkeit zur Entgiftung und Ausscheidung von Metallen. So entsteht ein Teufelskreis, durch den Metalle leichter ins Gehirn gelangen können. Bei einem ausreichend hohen Melatoninspiegel bindet das Melatonin an Schwermetalle und reduziert deren Toxizität, indem es zu ihrer Ausscheidung beiträgt.

Fluorid: Das in Trinkwasser und Zahnpasta enthaltene Fluorid ist ein toxisches chemisches Nebenprodukt verschiedener Produktionsketten. Dabei handelt es sich um ein fettlösliches Neurotoxin, das sich in der Zirbeldrüse anreichert und eine harte Schale aus Phosphatkristallen rund um diese Drüse bildet. So kommt es zu einer Verkalkung der Zirbeldrüse, die die Melatoninproduktion beeinträchtigt und den Alterungsprozess und die Entstehung neurodegenerativer Erkrankungen beschleunigt. Schätzungen zufolge könnten bis zu 60 Prozent der Bevölkerung an einer solchen Zirbeldrüsenverkalkung leiden.

Glyphosat: Dieser im Herbizid »Roundup« enthaltene Wirkstoff steht im Verdacht, den Melatoninspiegel zu senken. Man geht davon aus, dass Glyphosat die Melatoninsynthese unterdrückt, indem es die Darmflora schädigt und zu einem Mangel an Melatoninvorläufern wie Tryptophan und Serotonin im Körper führt. Außerdem verstärkt Glyphosat die Toxizität von Aluminium, indem es sich an dieses Metall anlagert und es gewissermaßen mit einer Hülle umgibt, sodass Aluminium, das mit der Nahrung in unseren Körper gelangt, die Darmbarriere umgeht und von unserem Organismus leichter aufgenommen werden kann. Glyphosat verstärkt auch die Kalziumaufnahme, sodass Aluminium in Ihre Zellen eindringen kann, indem es Kalzium imitiert. Auf diese Weise führt das Aluminium zu einem Kalziumverlust aus den Knochen und trägt zur Verkalkung der Zirbeldrüse bei.

Elektromagnetische Felder (EMF): Die Exposition gegenüber EMF kann sich negativ auf die Funktion der Zirbeldrüse auswirken und die Melatoninausschüttung unterdrücken. Man geht davon aus, dass die Zirbeldrüse EMF als Licht wahrnimmt, was dazu führen kann, dass sie ihre Melatoninproduktion zurückfährt. Melatonin schützt nachweislich vor EMF und regt die Zirbeldrüse dazu an, mehr Melatonin zu produzieren, das wiederum vor Schäden durch elektromagnetische Felder schützt.

Wie wirkt sich Stress auf die Zirbeldrüse aus?

Das Schlafhormon Melatonin steht in einer antagonistischen Beziehung zum Stresshormon Cortisol, das zur Regulation der Wachheit beiträgt. Das heißt, diese beiden Hormone sind Gegenspieler: Wenn der Cortisolspiegel hoch ist, ist der Melatoninspiegel niedrig. Tagsüber ist das völlig in Ordnung; doch wenn der Cortisolspiegel nachts zu hoch ansteigt, blockiert er die Melatoninproduktion und das erschwert wiederum das Einschlafen. Es bedarf also eines ausgeglichenen Wechselspiels der beiden Hormone.

Chronischer oder länger anhaltender Stress führt zu einer Überproduktion von Cortisol durch die Nebennieren. Dadurch gerät der natürliche Cortisol-Melatonin-Rhythmus des Körpers durcheinander. Der Cortisolspiegel sollte morgens nach dem Aufwachen am höchsten sein und im Lauf des Tages allmählich absinken, damit Sie vor dem Schlafengehen müde werden und einschlafen können. Wenn Sie nachts zu aktiv sind (vor allem als Reaktion auf Angst oder stressige Gedanken) und morgens nur langsam »in die Gänge kommen«, liegt bei Ihnen ein umgekehrtes Cortisolmuster vor.

Mangel an Sonnenlicht bei Tage oder zu große Helligkeit in der Nacht, eine ungesunde Ernährung oder unzureichende Nährstoffaufnahme können die Zirbeldrüse in ihrer Fähigkeit zur Melatoninproduktion beeinträchtigen. Um Ihren Körper wieder ins Gleichgewicht zu bringen, ist es wichtig, die Zirbeldrüse zu entgiften und zu heilen.

Heilung der Zirbeldrüse und Wiederherstellung des zirkadianen Rhythmus durch ätherische Öle

Manche Menschen nehmen Melatoninpräparate ein, um besser zu schlafen. Das kann zwar kurzfristig helfen, trägt aber nicht zur Heilung der Zirbeldrüse bei, die ihr Melatonin eigentlich selbst herstellen sollte. Mit ätherischen Ölen können Sie der Zirbeldrüse helfen, zu ihrer angeborenen Intelligenz zurückzufinden und auf natürlichem Weg wieder mehr Melatonin auszuschütten. Eine Aktivierung der Zirbeldrüse durch ätherische Öle kann dazu beitragen, Schäden durch Fluoride und andere Umweltgifte vorzubeugen oder diese vielleicht sogar wieder rückgängig zu machen.

Durch Inhalation oder topische beziehungsweise transdermale Verabreichung ätherischer Öle kann man die Zirbeldrüse aktivieren und zur Melatoninproduktion anregen; das ist besser, als Melatonin einzunehmen. Die richtigen Öle können zu einer natürlichen Melatoninausschüttung beitragen und die Funktionsfähigkeit der Zirbeldrüse wiederherstellen. Dank dieser Heilung der Zirbeldrüse werden Sie wieder tiefer schlafen; und Sie werden auch wieder träumen und sich an Ihre Träume erinnern können. Auch Ihre alte Gedächtnisleistung kehrt zurück; Sie bekommen wieder einen klareren Kopf und können bessere Entscheidungen treffen. Wenn Ihr Melatoninspiegel hoch genug ist und dieses Hormon in Ihrem Körper zu zirkulieren beginnt, nimmt Ihre Fähigkeit zur Entgiftung und zur Selbstheilung von chronischen Krankheiten zu, und Ihr Alterungsprozess verlangsamt sich.

Entgiftung des Gehirns

Unser Gehirn entgiftet sich während des Schlafs, und zwar mithilfe des glymphatischen Systems – jenes Abfallsystems, mit dessen Hilfe das Gehirn Giftstoffe beseitigt und sich gesund erhält. Jede Nacht fängt Ihr Gehirn während des Tiefschlafs buchstäblich an zu schrumpfen und schafft auf diese Weise mehr Platz, damit die Gehirn-Rückenmarks-Flüssigkeit (Liquor) ungehindert durch das Gehirn fließen und es durchspülen kann. Zusammen mit den Gift- und Abfallstoffen verlässt die Flüssigkeit das Gehirn dann über die Lymphgefäße im Hals und gelangt über das Blut in Leber, Gallenblase und Darm, bis sie schließlich ausgeschieden wird.

Giftstoffe werden durch den Hals abtransportiert

Gleichzeitig transportiert das Lymphsystem in Kooperation mit dem Blutkreislauf aber auch Nährstoffe zum Gehirn, um die durch Giftstoffe entstandenen Schäden zu reparieren. Dieses System dämmt neurodegenerative Prozesse und Erkrankungen ein und ist einer der am meisten unterschätzten, aber lebenswichtigen Mechanismen Ihres Körpers.

Nur leider handelt es sich dabei um ein sehr empfindliches System, das leicht gestört und durcheinandergebracht werden kann. Wenn es in einer seiner Funktionen beeinträchtigt oder überlastet ist, sammeln sich im Gehirn Stoffwechselabfälle an, die zur Entstehung neurodegenerativer Erkrankungen beitragen. So geht man beispielsweise davon aus, dass eine Ansammlung von Beta-Amyloiden zur Entstehung der Alzheimer-Krankheit beiträgt, weil die überschüssigen Beta-Amyloide verklumpen und Plaques bilden, die sich zwischen den Gehirnzellen ablagern und sie in ihrer Kommunikation und Funktion stören.

Maßnahmen zur Entgiftung des Gehirns sind daher so ziemlich das Wichtigste und Wirkungsvollste, was Sie für Ihre ganzheitliche Gesundheit tun können. Das bedeutet zum einen, dass Sie für einen optimalen Schlaf sorgen müssen, damit Ihr Gehirn nachts ausreichend Zeit hat, um schrumpfen und gründlich durchgespült werden zu können. Außerdem sollten Sie dafür sorgen, dass der Ausleitungskanal für die Giftstoffe – also Ihr Hals- und Nackenbereich – gut durchgängig ist, damit diese Toxine auch aus dem Gehirn abtransportiert und ausgeleitet werden können. Die Ausscheidungswege und -organe Ihres Körpers (Blut, Leber, Gallenblase und Darm) müssen ebenfalls offen sein, um einen Rückstau von Flüssigkeit zu vermeiden, der Giftstoffe daran hindern würde, den Körper zu verlassen.

Sie können sich Ihren Körper wie ein hydraulisches System vorstellen, in dem gestautes Gewebe stromabwärts (zum Beispiel in der Leber oder im Darm) einen optimalen Fluss stromaufwärts verhindert. Durch diese Blockade kann darüber liegende Materie (vom Gehirn nach unten) nicht abgetragen werden. Genauer gesagt: Verstopfte Lymphgefäße im Hals oder weiter unten im Körper können den Abfluss von Giftstoffen aus dem Gehirn behindern.

Stellen Sie sich Tausende von Fans vor, die nach einer Sportveranstaltung oder einem Konzert versuchen, mit ihren Autos den Parkplatz zu verlassen. Wenn bloß ein Auto in der Nähe der Ausfahrt (zum Beispiel aufgrund einer leeren Batterie oder irgendeines anderen Problems) stehen bleibt, kommen alle anderen Autos hinter ihm ebenfalls zum Stillstand, sodass ein Rückstau entsteht. Das Gleiche passiert auch in Ihrem Körper: Wenn Sie unter Verstopfung leiden und daher keine Giftstoffe aus Ihrem Darm ausscheiden können, staut sich der Giftstofffluss durch Gallenblase, Leber und Lymphsystem durch den gesamten Körper bis ins Gehirn zurück.

Öffnung der Ausleitungsbahnen mithilfe ätherischer Öle

Die in ätherischen Ölen enthaltenen Substanzen tragen durch den Transport von lebenswichtigen Flüssigkeiten und Energie zur Gesunderhaltung der Pflanzen bei: Zum Beispiel transportieren sie Wasser von den Wurzeln zu den Blättern. In unserem Körper erfüllen ätherische Öle ähnliche Funktionen, indem sie dazu beitragen, Energie zu transportieren, Giftstoffe und Krankheitserreger (beispielsweise Viren und Schwermetalle) aus dem Organismus auszuschwemmen und Stauungen vorzubeugen. Ätherische Öle können helfen, die Abflusskanäle – beispielsweise in Ihrem Lymph- und Kreislaufsystem – zu öffnen, um den Fluss von Energie und den Transport von Giftstoffen durch das Blut in die Entgiftungsorgane zu verbessern, von wo aus sie dann aus dem Körper ausgeschieden werden können.

Laut einem Bericht in der Zeitschrift *Science* vergrößern bestimmte Anästhetika oder Substanzen, die die Schmerzempfindlichkeit verringern, die Zwischenräume zwischen den Gehirnzellen, sodass leichter Flüssigkeit hindurchgelangen und das Gehirn reinigen kann. Ätherische Öle wie Gewürznelke, Eukalyptus, Lavendel, Fenchel, schwarzer Pfeffer und Pfefferminze haben sedierende und betäubende Eigenschaften. Beispielsweise ließ sich die Narkoseeinleitungszeit durch Verabreichung von Nelkenöl, das einen hohen Gehalt an Eugenol hat, erheblich verkürzen. Auch Fenchon, ein Inhaltsstoff von Fenchelöl, und Linalool, ein Inhaltsstoff von Lavendelöl, haben eine akute lokale schmerzlindernde Wirkung.

Wie unser Gehirn sich entgiftet

Das Gehirn verfügt über zwei Hauptentgiftungsmethoden: Melatonin (Seite 67) und das glymphatische System, das Abfälle und Zellmüll wie beispielsweise Beta-Amyloide auf physischem Weg aus dem Gehirn beseitigt. Das ist sehr wichtig, denn bei Beta-Amyloiden handelt es sich um Eiweiße, die zur Entstehung der Alzheimer-Krankheit beitragen.

Das glymphatische System

Dieses Abfallbeseitigungssystem unseres Gehirns wurde im Jahr 2012 entdeckt. Der Name »glymphatisch« leitet sich von den Gliazellen (Immunzellen unseres Gehirns) her, die die Gehirn-Rückenmarks-Flüssigkeit in Kooperation mit dem Lymphsystem durch das Gehirngewebe transportieren. Dadurch werden die Gehirnzellen durchgespült und Abfälle über die Lymphgefäße, die parallel zum Vagusnerv verlaufen, den Hals hinunter- und aus dem Körper hinaustransportiert.

Das glymphatische System dient aber nicht nur zum Abtransport von Abfallstoffen aus dem Gehirn, sondern trägt auch dazu bei, Nährstoffe im Gehirn zu verteilen und Hormone wie beispielsweise Noradrenalin, die zu einer gesunden kognitiven Funktion beitragen, zirkulieren zu lassen.

Während des Schlafs schrumpft Ihr Gehirn, damit die vom Lymphsystem gesteuerte reinigende Flüssigkeit mehr Platz hat, um sich durch die Bahnen im und rund um das Gehirn zu bewegen und den Abtransport von Gift- und Abfallstoffen zu beschleunigen. Allerdings muss Ihr Gehirn sich im Tiefschlaf befinden, um sich von sämtlichen Denkprozessen loslösen und diesen glymphatischen Reinigungsprozess ermöglichen zu können. Im Wachzustand ist das Gehirn zu aktiv; und ohne völliges geistiges Abschalten kann keine gründliche Reinigung stattfinden.

Mit zunehmendem Alter kann das glymphatische System überlastet werden und sich verlangsamen. Das führt zu einer Ansammlung von Stoffwechselabfällen zwischen den Gehirnzellen; und diese Abfälle tragen zur Entstehung von Entzündungsprozessen und neurodegenerativen Erkrankungen bei. Eine gesunde glymphatische Funktion kann dem Abbau unserer kognitiven Fähigkeiten vorbeugen oder bereits entstandene Schäden sogar wieder reparieren. Um das zu erreichen, müssen Sie erstens für einen optimalen Schlaf sorgen, damit Ihr Gehirn nachts schrumpfen und durchgespült werden kann. Außerdem sollten Sie dafür sorgen, dass der Ausleitungskanal für Giftstoffe – Ihr Hals – nicht verstopft ist.

Stauungen im Halsbereich behindern den Abfluss von Giftstoffen

Der Hals ist der entscheidende Knotenpunkt, an dem das Gehirn mit dem Körper in Verbindung steht. Sauerstoff, Nährstoffe und Signale fließen über Nerven, Lymphe, Blutgefäße und Rückenmark – die allesamt durch den Hals verlaufen – zwischen Gehirn und Körper hin und her (Seite 85).

Eine Stauung im Hals behindert sämtliche Bewegungen – Gesundes kann nicht ins Gehirn hinein- und Ungesundes nicht aus dem Gehirn hinaustransportiert werden. Jede Entzündung in Vagusnerv, Lymphknoten, Blutgefäßen oder Halsmuskulatur blockiert Bewegungen in den anderen Systemen, sodass die Lymphflüssigkeit nicht aus dem Gehirn abfließen kann. Auch frisches, sauerstoffreiches Blut kann nur dann ins Gehirn gelangen, wenn Blut und Lymphe ungehindert fließen.

Ein gestauter Lymph- oder Blutfluss im Nacken führt zu einer Flüssigkeitsansammlung und zum Aufbau von Druck im Gehirn. Wenn Giftstoffe mobilisiert werden, das Gehirn anschließend aber nicht verlassen können, zirkulieren sie im Gehirn und setzen sich schließlich irgendwo fest, wo sie weitere Entzündungen und Schäden verursachen können. Das trägt zu Beschwerden wie Kopfschmerzen, Müdigkeit, Gehirnnebel, Schwindel, Tinnitus, verschwommenem Sehen und Stimmungsschwankungen wie beispielsweise Ängsten und Depressionen bei.

Der Spezialist für chronische Krankheiten Dr. Dietrich Klinghardt begann bei seinen Patienten Ultraschalluntersuchungen des Halses durchzuführen und stellte einen eindeutigen Zusammenhang zwischen chronischen Erkrankungen und Entzündungen in Vagusnerv, Lymphgewebe und Blutgefäßen fest. Daher machte er es zu seiner obersten Priorität, die Abflusskanäle im Hals mithilfe von ätherischen Ölen und anderen äußerlich anzuwendenden Mitteln wie Rizinusöl und CBD-Öl zu öffnen. Daraufhin stellte er einen drastischen Rückgang der Entzündungsprozesse in diesen Abflussbahnen (einschließlich des Vagusnervs) fest, wodurch sich der Gesundheitszustand seiner Patienten deutlich verbesserte.

Wie bereits in meinen Ausführungen zur Gesundheit des Vagusnervs (Seite 51) erwähnt, ist es wichtig, für eine optimale Funktion der Halsregion zu sorgen, um den Lymphabfluss aus Ihrem Gehirn, seine Entgiftung und seine Versorgung mit Sauerstoff, Nährstoffen und Nervensignalen zu verbessern. Die Beseitigung von Stauungen im Halsbereich verbessert den Lymphfluss und fördert die Durchblutung. So kann man für einen gesunden Abtransport von Flüssigkeiten und Giftstoffen aus den Nasennebenhöhlen und Mandeln sorgen.

Wie funktioniert das glymphatische System?

Um zu verstehen, was das glymphatische System aus dem Gleichgewicht bringen kann, müssen Sie zunächst einmal wissen, wie Gehirnzellen und Lymphsystem zusammen das Abfallentsorgungssystem Ihres Gehirns bilden.

Gliazellen sind die Immunzellen des Gehirns, die unsere Nervenzellen schützen, ernähren und isolieren und bei der Entsorgung von Abfallstoffen mithelfen. Auf bestimmten Gliazellen – den Astrozyten – sitzen Rezeptoren. Diese sogenannten Aquaporin-4-Kanäle erleichtern die Bewegung von Flüssigkeiten im Gehirn und den Abtransport von Abfallstoffen. Aquaporine tragen dazu bei, den Wasserfluss in die Zellen und aus den Zellen zu regulieren, und ermöglichen eine drei- bis zehnfache Zunahme der Wasserdurchlässigkeit im Vergleich zur einfachen Diffusion.

Die Lymphe ist eine farblose Flüssigkeit, die im Körper zirkuliert und überschüssige Flüssigkeiten und Abfallstoffe aus den Zellzwischenräumen (Interstitium) abtransportiert. Diese Abfallstoffe fließen parallel zu den Arterien den Hals hinunter in ein Netz aus Kanälen, das sogenannte Lymphsystem, wo Bakterien und andere Krankheitserreger neutralisiert und beseitigt werden.

Diese beiden Systeme – Gliazellen und Lymphsystem – sind gemeinsam dafür zuständig, die Flüssigkeit im Gehirn in Bewegung zu halten und die Zirkulation von Nährstoffen und Neurotransmittern, die für eine gesunde Gehirnfunktion und ein gutes Gedächtnis wichtig sind, in Gang zu halten.

Verbesserung des Lymphflusses

Das Lymphsystem dient gewissermaßen als Kläranlage unseres Körpers und erfüllt enorm wichtige Entgiftungs- und Immunfunktionen. Es saugt überschüssige Flüssigkeiten, Gift- beziehungsweise Schadstoffe sowie Abfallprodukte aus den Zellen und Zellzwischenräumen ab und transportiert sie über verschiedene Lymphbahnen und -knoten in den Blutkreislauf, von wo aus sie in die Leber fließen können. Um optimal arbeiten zu können, müssen diese Bahnen frei gehalten werden.

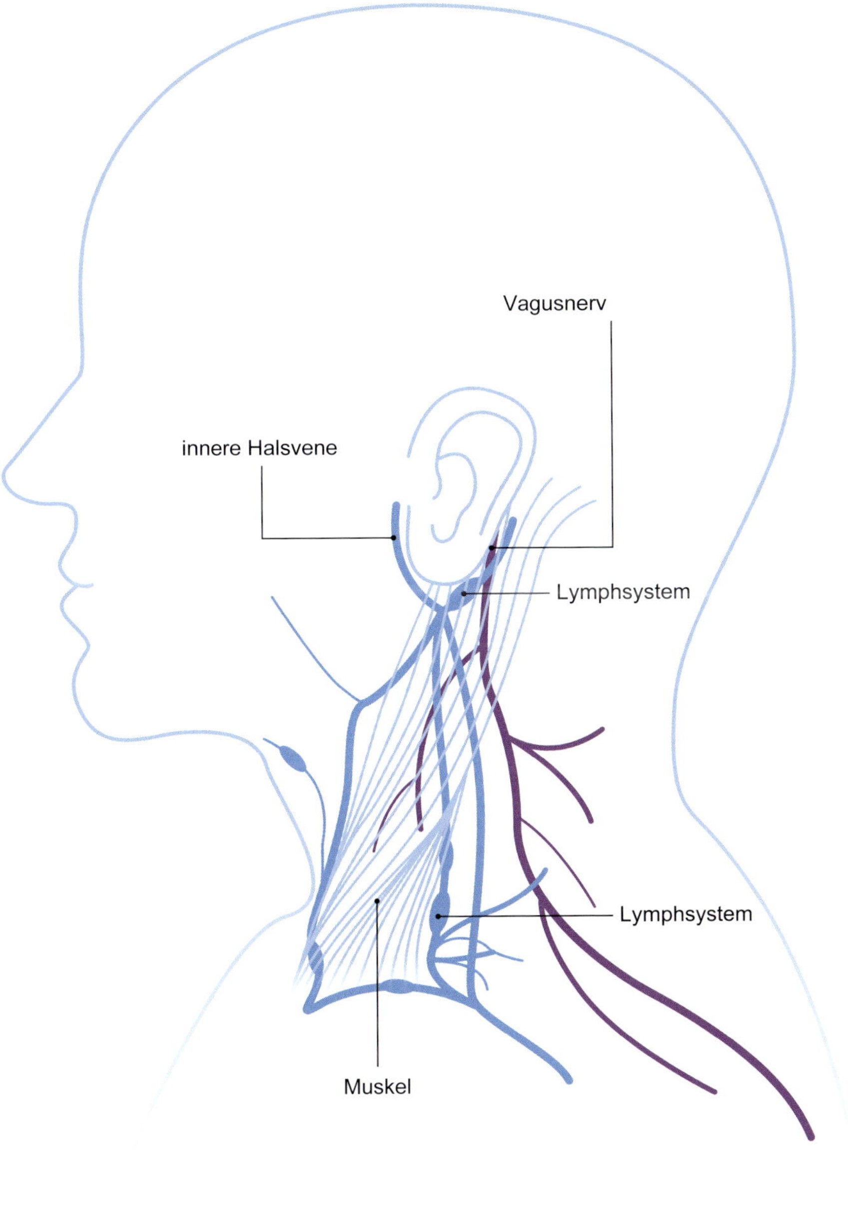

Stauungen im Halsbereich behindern den Abfluss von Giftstoffen.

Das Lymphsystem zieht sich durch Ihren ganzen Körper hindurch und transportiert die Lymphe – eine der Infektionsbekämpfung dienende Flüssigkeit – über ein ausgedehntes Netz aus Lymphgefäßen durch Gewebe und Organe. Diese Lymphgefäße sind von Lymphknoten (in Mandeln, Leisten, Milz und Achselhöhlen) durchzogen, in denen die Giftstoffe aus der Lymphe herausgefiltert werden. Ihr Lymphsystem fungiert als Vorfilter für die Leber und dient dazu, einer Verstopfung und Überlastung dieses wichtigen Entgiftungsorgans vorzubeugen. Bei Infektionen müssen Ihre Lymphknoten mehr Arbeit leisten: Jetzt müssen sie Viren und Bakterien aus der Lymphe herausfiltern, was zu Schwellungen der Lymphknoten führen kann. Das Lymphsystem trägt auch dazu bei, Nährstoffe, Sauerstoff, Hormone und andere heilende Substanzen in sämtliche Zellen Ihres Körpers zu transportieren.

Das Lymphsystem kann verstopft werden, sodass der Lymphfluss stagniert und sich Giftstoffe in dem System ansammeln. Denn im Gegensatz zu Ihrem Herz-Kreislauf-System besitzt Ihr Lymphsystem keine zentrale Pumpe – die Lymphe gerät nur dann in Bewegung, wenn die Muskeln die Lymphgefäße zusammenpressen. Bei Bewegungsmangel stagniert das Lymphsystem, sodass sich übermäßig viele Abfall- und Giftstoffe darin ansammeln. Diese Stagnation kann durch Übersäuerung, übermäßigen Verzehr von tierischem Eiweiß und Gluten, Infektionen, Giftstoffe oder Verklebungen des Bindegewebes (beispielsweise Narben) verursacht werden.

Je mehr Sie den Lymphfluss fördern, umso schneller können Giftstoffe aus Ihrem Körper abtransportiert werden. Versuche, den Körper zu entgiften, obwohl das Lymphsystem gestaut ist, führen oft zu Unwohlsein und sogenannten Heilungsreaktionen – negativen Reaktionen auf den Entgiftungsprozess, die sich in Symptomen wie Kopf- und Muskelschmerzen, Hautausschlägen und Angstzuständen äußern. Andere Symptome einer Lymphstauung sind Müdigkeit und Abgeschlagenheit, Gehirnnebel, geschwollene Lymphknoten oder Mandeln, häufige Erkältungen, Grippe, Halsschmerzen, verstopfte Nasennebenhöhlen, Verstopfung und Gewichtszunahme.

Mithilfe ätherischer Öle kann man den Lymphfluss und die Zirkulation der Gewebsflüssigkeit anregen und verstärken. Vor allem Pfefferminze und Grüne Minze sind für ihre kühlenden und entzündungshemmenden Eigenschaften bekannt, die sich positiv auf den Lymphfluss auswirken – vor allem in Kombination mit Saunagängen, Trockenbürstenmassagen und Trampolinspringen.

Verbesserung der Durchblutung

Das glymphatische System bewegt sich entlang der Arterien, und Flüssigkeit und Giftstoffe aus diesem System werden entlang der Halsvenen abgeleitet. Ihr Kreislaufsystem steuert auch den Blutfluss ins Gehirn und aus dem Gehirn heraus, wobei die rhythmische Ausdehnung und Kontraktion der Venen und Arterien dazu beiträgt, dass die Flüssigkeit aus dem Gehirn abfließt. Ein zu langsamer oder blockierter Blutfluss durch die Venen oder Arterien kann den Abfluss von Giftstoffen behindern.

Wenn Venen und Arterien zu eng, zu schlaff, vernarbt oder missgebildet sind, wird der Blutfluss dadurch behindert: So entsteht Druck in den Gefäßen, und Giftstoffe können nicht aus dem Gehirn abfließen. Beispielsweise führen Erkrankungen wie Bluthochdruck dazu, dass die Blutgefäße ihre Elastizität verlieren und mit der Zeit immer steifer werden. Das regelmäßige Pulsieren der Arterienwände ist der Motor, der das glymphatische System antreibt; eine Versteifung dieser Blutgefäße behindert das glymphatische System in seiner Funktion. Wissenschaftlichen Untersuchungen zufolge hindert eine durch Bluthochdruck verursachte Versteifung der Arterien den Abtransport von großen Molekülen – beispielsweise Beta-Amyloiden – aus dem Gehirn. Das könnte eine Erklärung für den Zusammenhang zwischen erhöhtem Blutdruck und kognitivem Abbau beziehungsweise Demenz sein.

Infektionen vorbeugen

Ihre Venen können aber auch zur Zielscheibe für Infektionen werden. Entzündungen in den Halsvenen, die durch Infektionen im Halsbereich entstehen, können den Blutfluss zum und vom Gehirn behindern. Dadurch staut sich das Blut in Gehirn und Rückenmark, wodurch sich Druck aufbauen und zu Entzündungen führen kann.

Einer Hypothese zufolge könnten Viren oder Parasiten sich im Endothel (der Auskleidung) der Halsvene und des Venensystems festsetzen und Stauungen verursachen. Dr. Klinghardt meint dazu: »Wenn ich ein Insekt auf Nahrungssuche wäre, würde ich mich in der Nähe des nährstoffreichsten Blutes im Körper postieren, und das kommt aus dem Gehirn.« Solche Infektionen kann man mithilfe der folgenden vier Schritte und durch Anwendung ätherischer Öle bekämpfen:

Ihren Vagusnerv gesund erhalten: Der Vagusnerv verläuft an beiden Seiten des Halses (Seite 39) und Infektionen in diesem Bereich können auf den Nerv übergreifen und zu Entzündungen führen, die den Flüssigkeitstransport durch die Lymphbahnen des Halses beeinträchtigen. Durch Auftragen einer Kombination aus Nelken- und Limettenöl auf den Vagusnerv kann man die Infektion zum Abklingen bringen und den Lymphabfluss verbessern.

Für einen ungehinderten Abfluss von Sekret aus den Nasennebenhöhlen und Mandeln sorgen: Infektionen im Halsbereich (beispielsweise in Nasennebenhöhlen und Mandeln) können zu Rachenentzündungen führen, sodass Giftstoffe, die man schluckt, nicht mehr richtig durch den Rachen abfließen können. Wenn die Nasennebenhöhlen verstopft sind oder das Sekret nicht richtig daraus abfließen kann, kann der dadurch entstehende Druck zu Entzündungen und Stauungen führen, die oft mit Halsschmerzen einhergehen.

In ähnlicher Weise fließen sämtliche Abfälle, die das Gehirn verlassen, durch die Mandeln, die Dr. Klinghardt als »Toilette des Gehirns« bezeichnet. Wenn Ihre Mandeln verstopft oder infiziert sind, können sie das Lymphsystem blockieren wie ein Damm, sodass das glymphatische System Ihr Gehirn nicht mehr richtig entgiften kann, weil die Abflussmöglichkeit fehlt. Die Mandeln sitzen auch in unmittelbarer Nähe des Vagusnervs und können diesen daher ebenfalls infizieren.

Giftstoffe aus der Mundhöhle beseitigen: Ölziehen ist eine sehr wirksame Methode, um Giftstoffe und Bakterien buchstäblich aus dem Mund »herauszuziehen«, denn das Fett in dem Öl zieht die stark fetthaltigen Zellmembranen der Bakterien an wie ein starker Magnet. Bakterien, die sich in kleinen Rissen Ihres Zahnfleischs und in oder zwischen Ihren Zähnen verbergen, werden aus ihren Verstecken gesaugt und in dem Öl gebunden.

Ölziehen reinigt den Mund ebenso wirksam, wie schmutziges Geschirr sich durch Spülmittel säubern lässt. Wenn Sie einen bis zwei Teelöffel Speiseöl (zum Beispiel Kokos- oder Sesamöl) – ähnlich wie Mundwasser –10 bis 20 Minuten lang im Mund hin und her bewegen und um Zähne und Zahnfleisch herumschwenken oder einfach im Mund halten, werden diese Giftstoffe und Bakterien aus der Mundhöhle herausgesaugt und -gespült. Je länger Sie das Öl durch den Mund bewegen, umso mehr Krankheitserreger werden aus der Mundhöhle herausgezogen, also achten Sie darauf, nichts von dem Öl zu schlucken! Spucken Sie es nach der angegebenen Zeit wieder aus (Das Öl sollte nicht im Abfluss, sondern im Restmüll entsorgt werden.)

Sie können diese Technik noch weiter optimieren, indem Sie ätherische Öle wie Nelken-, Zimt- oder Pfefferminzöl in Ihr Ölziehprogramm einbauen. Nelkenöl enthält zum Beispiel den Wirkstoff Eugenol, der Schmerzen und Entzündungen auf natürliche Weise lindert und betäubt. Eine im *Journal of Dentistry* veröffentlichte wissenschaftliche Untersuchung hat gezeigt, dass Eugenol Schmerzen, Entzündungen und Infektionen wirksamer lindert als eine schmerzstillende Zahnpasta.

Katie Wells von *Wellness Mama,* einer Website zu Themen rund um gesundes Leben, empfiehlt, Kaugummis mit ätherischen Ölen selbst herzustellen, indem man 125 Milliliter geschmolzenes Kokosöl mit 30 Tropfen ätherischer Öle vermischt, dann in Silikonformen im Gefrierfach aushärten lässt und sie täglich konsumiert. Sie können ein solches gehärtetes Ölbonbon 15 Minuten lang im Mund halten und das Öl dann ausspucken, ohne etwas davon zu verschlucken.

Ihre Wirbelsäule gerade halten: Um den Zu- und Abfluss von Flüssigkeiten ins Gehirn und aus dem Gehirn zu optimieren, ist eine gute Haltung Ihrer Halswirbelsäule sehr wichtig. Verletzungen wie Schleudertrauma, Gehirnerschütterung oder Schädel-Hirn-Trauma können den Lymphabfluss stören und auch andere gesundheitliche Probleme verursachen, da das Rückenmark die Hauptverbindung zwischen Gehirn und peripherem Nervensystem darstellt.

Auch strukturelle Probleme – beispielsweise Schmerzen im Kiefergelenk oder Kieferfehlstellungen bei Erkrankungen wie dem Kiefergelenksyndrom (CMD-Syndrom, craniomandibuläre Dysfunktion) – können den Lymphabfluss stören. Durch die Kaubewegungen des Kiefers wird die Lymphflüssigkeit bei jedem Schlucken aufs Neue in Bewegung gesetzt. Wenn Sie nachts mit den Zähnen knirschen oder die Zähne zusammenbeißen, versucht Ihr Körper auf diese Weise, den Lymphabfluss während des Schlafs anzuregen.

Eine angespannte Nackenmuskulatur kann nicht nur die Blutgefäße im Hals einengen, was den Blutfluss zum Gehirn behindert, sondern auch Druck auf die Nerven ausüben und auf diese Weise die Signalübertragung beeinträchtigen.

Ätherische Ölmischungen wie beispielsweise die Ölmischung für eine bessere Körperhaltung (Seite 237) kann man nach chiropraktischen Behandlungen auftragen, um den Korrektureffekt zu unterstützen und aufrechtzuerhalten. (Diese Mischung wird auch als »Chiropraktiker in der Flasche« bezeichnet.)

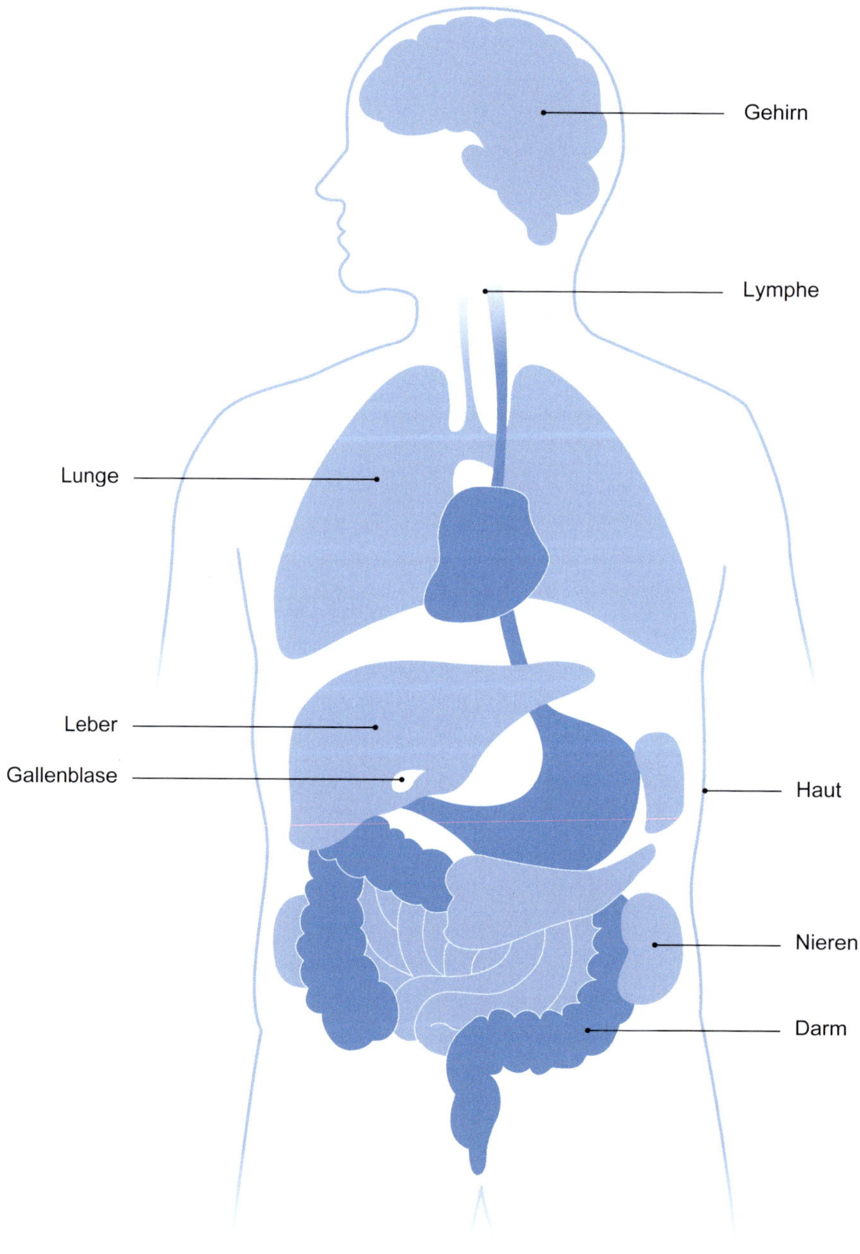

Die Entgiftungsorgane des Körpers

Entgiftung des Gehirns und Entwässerung des Körpers

Flüssigkeiten fließen vom Gehirn durch den Körper nach unten, ähnlich wie ein Bach, der in einen größeren Fluss und schließlich in den Ozean einmündet. Solange der Wasserweg offen ist und nicht durch Baumstämme oder Sedimente blockiert wird, kann das Wasser ungehindert fließen. Doch wenn dieser Fluss blockiert ist, staut sich das Wasser, kann die umliegende Landschaft überfluten und Schäden anrichten.

Sobald die aus dem Gehirn abfließenden Giftstoffe durch die Lymphbahnen im Hals transportiert worden sind, müssen sie weiter stromabwärts durch Blut, Leber, Gallenblase fließen und dann mit der Galle durch den Darm transportiert und über den Stuhl ausgeschieden werden. Solange die Giftstoffe in die richtige Richtung fließen und nirgends auf Stauungen treffen, stellt ihre Ausscheidung kein Problem dar.

Doch Stauungen in den Entgiftungswegen – beispielsweise eine Leberstauung oder ein stagnierender Gallenfluss – behindern die Ausscheidung von Giftstoffen. Dadurch gelangen diese Toxine in den Blutkreislauf zurück, von wo aus sie dann über andere Entgiftungswege (Haut oder Nieren) ausgeschieden werden. Das führt zu Hautunreinheiten, Schorfen und Ausschlägen, häufigem Wasserlassen und Schmerzen im unteren Rückenbereich.

Was sind Giftstoffe?

Zu den Giftstoffen (Toxinen) gehören sämtliche Substanzen, die unseren Körper reizen oder ihm schaden, zum Beispiel unverdaute Nahrungsmittel (wie Fette oder Eiweiße), überschüssige Hormone (wie beispielsweise Östrogen), eine übermäßige Candida-Besiedelung oder andere Verdauungsprobleme. Giftstoffe können die Funktionsfähigkeit der Zellen einschränken; daher speichert der Körper sie in unserem Fettgewebe, damit sie keinen Schaden anrichten können.

Zu den Symptomen einer Giftstoffüberlastung unseres Körpers gehören Müdigkeit, Verstopfung, Blähungen, Mundgeruch, häufige Infektionen, Hormonstörungen, Stimmungsschwankungen, Depressionen, Hautprobleme, Durchblutungsstörungen und Schleimansammlungen.

Ätherische Öle besitzen spezifische Eigenschaften, die den Entgiftungsprozess unterstützen. Mit den richtigen ätherischen Ölmischungen können Sie:

- Etwas für eine gesunde Organfunktion und mehr Vitalität tun
- Die Funktion der wichtigsten Ausscheidungswege verbessern, indem Sie den Körper in seiner Fähigkeit unterstützen, seine Gewebe zu reinigen und Abfallstoffe auszuscheiden
- Entzündungsprozesse eindämmen
- Ihre weißen Blutkörperchen stimulieren, damit sie den Körper besser bei der Beseitigung von Giftstoffen unterstützen können

Öffnung der Entgiftungswege mithilfe ätherischer Öle

Die Entgiftungswege transportieren Giftstoffe aus dem Körper heraus. All diese Wege – Harn- und Atemwege, Verdauungs-, Haut-, Kreislauf- und Lymphsystem – müssen durchgängig sein und einen optimalen Fluss ermöglichen, bevor Ihr Körper anfangen kann, Giftstoffe zu mobilisieren oder Krankheitserreger abzutöten. Denn wenn die Entgiftungswege blockiert sind oder der Fluss darin stagniert, werden die mobilisierten Giftstoffe wahrscheinlich wieder in Ihren Körper aufgenommen, und Sie fühlen sich noch elender – als ob Sie Grippe hätten. Dieses Phänomen bezeichnet man oft als »Entgiftungsreaktion« oder »Heilungskrise«; doch in Wirklichkeit bedeutet es, dass die Giftstoffe den Körper nicht verlassen können. In diesem Fall müssen Sie Ihren Entgiftungsprozess unterbrechen und zunächst einmal die Entgiftungswege öffnen.

Ätherische Öle können diese Entgiftungskanäle besonders wirksam öffnen und in ihrer Funktion optimieren. Diese Öle wirken so sanft und schonend, dass man sie topisch auftragen kann, um ein möglicherweise ohnehin schon geschwächtes Verdauungssystem nicht noch mehr zu belasten. Ätherische Öle leiten lebenswichtige Flüssigkeiten und Energie durch die Pflanzen und tragen auf diese Weise zu ihrer Gesunderhaltung bei. In Ihrem Körper erfüllen die Öle ähnliche Funktionen: Sie bringen Flüssigkeiten zum Zirkulieren und beugen Stauungen vor.

Durch äußerliche Anwendung ätherischer Öle an bestimmten Hautpunkten können Sie den Energiefluss in Ihrem Körper direkt und schnell beeinflussen. Da die Moleküle dieser Öle so klein sind, können sie leicht in die Organe aufgenommen werden, wo sie dafür sorgen, dass Gallenflüssigkeit und Giftstoffe in die richtige Richtung fließen.

Unterstützung der Leberfunktion

Die Leber ist das Entgiftungsorgan Ihres Körpers: Sie filtert Giftstoffe aus dem Blut heraus und neutralisiert sie, damit sie anschließend ausgeschieden werden können.

Ätherische Öle, die die Leber in ihrer Funktion stärken, besitzen sogenannte hepatische Eigenschaften. Das Lebergewebe ist von Gallengängen und Blutgefäßen durchzogen und besteht aus vielen Leberzellen, die verschiedene Stoffwechselfunktionen ausüben. Durch eine Vitalisierung Ihrer Leber können Sie die Entgiftungsleistung und die Selbstheilungskräfte dieses Organs drastisch verbessern. Zu den ätherischen Ölen, die die Leber stimulieren und tonisieren, gehören Karottensamen, Echte und Römische Kamille, Zypresse, Grapefruit, Ingwer, Immortelle, Wacholder, Zitrone, Pfefferminze, Rosmarin, Grüne Minze und Kurkuma (nähere Informationen dazu finden Sie auf Seite 207).

Schleimlösende Öle für die Lunge

Es ist bekannt, dass ätherische Öle schleimlösende Eigenschaften besitzen: Sie tragen dazu bei, Schleim aus dem Körper herauszutransportieren und unterstützen so die Entgiftung der Atemwege. Zu diesen ätherischen Ölen gehören Basilikum, Zeder, Muskatellersalbei, Zypresse, Eukalyptus, Weihrauch, Ysop, Majoran, Myrrhe, Myrte, Kiefer, Römische Kamille, Rosmarin und Sandelholz.

Abführende Öle für Ihren Darm

Auch der Darm ist ein wichtiges Entgiftungsorgan: Er trägt dazu bei, Giftstoffe über den Stuhl aus dem Körper auszuscheiden. Ätherische Öle mit abführenden Eigenschaften regen den Stuhlgang an und fördern die Entgiftung des Darms. Zu diesen Ölen gehören eine Mischung aus Gewürznelke und Limette sowie Fenchel, Ingwer, Pfefferminze, Rosmarin und Grüne Minze.

Schweißtreibende Öle für Ihre Haut

Es gibt aber auch ätherische Öle, die das Schwitzen und somit die Entgiftung über die Haut fördern. Zu diesen schweißtreibenden ätherischen Ölen gehören Engelwurz, Zimt, Kardamom, Gewürznelke, Eukalyptus, Echte Kamille, Ingwer, Immortelle, Pfefferminze, Rosmarin, Grüne Minze, Thymian und Schafgarbe.

Diuretische Öle für die Nieren

Zu den ätherischen Ölen, die eine harntreibende (diuretische) Wirkung haben und somit die Ausscheidung von Giftstoffen über die Nieren fördern, gehören schwarzer Pfeffer, Fenchel, Geranie, Grapefruit, Wacholder, Zitrone, Mandarine und Orange.

Menstruationsfördernde Öle für Ihre Gebärmutter

Mittel, die die Menstruation anregen, bezeichnet man in der medizinischen Fachsprache als Emmenagoga. Zu den ätherischen Ölen, die sich positiv auf eine gesunde Monatsblutung auswirken und mit dem Menstruationsblut Giftstoffe aus dem Körper hinaustransportieren, gehören Engelwurz, Basilikum, Zimt, Muskatellersalbei, Echte und Römische Kamille, Fenchel, Ingwer, Jasmin, Wacholder, Lavendel, Majoran, Myrrhe, Pfefferminze, Rose und Rosmarin.

Öle zur Förderung der Gallenblasenfunktion

Ätherische Öle wie Blauer Rainfarn und Schwarzkümmel können einen gesunden Gallenfluss fördern und Gallenstauungen entgegenwirken.

Öle zur Anregung des Lymphflusses

Zu den ätherischen Ölen, die das Lymphsystem in seiner entgiftenden Wirkung unterstützen, gehören Engelwurz, Zypresse, Fenchel, Weihrauch, Geranie, Grapefruit, Wacholder, Zitrone, Palmarosa, Pfefferminze, Grüne Minze, Mönchspfeffer und Ylang-Ylang. Vor allem die kühlenden Eigenschaften der Minze tragen zur Anregung des Lymphflusses bei. Rizinusöl fördert den Lymphfluss ebenfalls und kann in Kombination mit ätherischen Ölen auf die Leberregion, seitlich am Hals oder auf die Fußsohlen aufgetragen werden.

Blutreinigende Öle

Ätherische Öle können aber auch einen wichtigen Beitrag zur Reinigung und Entgiftung Ihres Blutes leisten, indem sie die weißen Blutkörperchen dazu anregen, Stoffwechselabfälle und Giftstoffe aus dem Körper zu beseitigen. Der als *Autophagie* bezeichnete Prozess der Beseitigung beschädigter Zellen trägt zur Entstehung neuer, gesunder Zellen bei. Er unterstützt das Lymphsystem bei der Ausscheidung von Giftstoffen und dämmt Entzündungsprozesse ein, die durch Umweltreizstoffe, Toxine und Krankheitserreger ausgelöst werden. Außerdem spielt er eine wichtige Rolle bei der Zellkommunikation, indem er Ihre Zellen so umprogrammiert, dass sie wieder gesunden. Wissenschaftlichen Untersuchungen zufolge trägt ätherisches Bergamottöl zur Aktivierung der Autophagie in Leber und Gehirn bei. Weitere ätherische Öle mit blutreinigenden Eigenschaften sind Zypresse, Fenchel, Grapefruit, Wacholder, Zitrone und Rosmarin.

Öle zur Aktivierung des autonomen Nervensystems

Die Stimulation des Parasympathikus trägt gleichzeitig auch dazu bei, den Gallenfluss – und damit die Ausscheidung von Giftstoffen – zu unterstützen. Wenn der Gallenfluss sich verlangsamt oder stagniert, gerät der Darm in einen Zustand der sogenannten Dysbiose, in dem eine ungesunde Darmflora vorherrscht; in diesem Zustand leidet man häufig unter Verstopfung. Die Giftstoffe dieser ungesunden Bakterien blockieren dann auch die Entgiftungswege in der Leber. Durch eine Aktivierung des Parasympathikus kann man Entzündungsprozesse zum Abklingen bringen, die die Entgiftung behindern können; außerdem wird dadurch der Aufbau einer gesunden Darmflora gefördert, die bei der Aufspaltung und Ausscheidung von Giftstoffen hilft.

Öle zur Eindämmung von Entzündungsprozessen

Ätherische Öle können auch Entzündungen in Körper und Gehirn zum Abklingen bringen. Dadurch werden Stauungen im Gewebe beseitigt und Giftstoffe schneller aus dem Körper abtransportiert. Vor allem Ingweröl hat nachweislich eine entzündungshemmende Wirkung. Andere ätherische Öle, die zur Linderung von Entzündungen beitragen, sind Mischungen aus Gewürznelke und Limette oder aus Dill, Weihrauch, Ingwer, Grapefruit, Estragon und Ylang-Ylang.

Die besonderen Eigenschaften bestimmter ätherischer Öle treten zu verschiedenen Organsystemen in Resonanz, öffnen Entgiftungswege und regen die Kommunikation zwischen Gehirn, Leber, Gallenblase und Darm an, um für eine gut funktionierende Ausscheidung zu sorgen.

Die Leber

Die Leber hilft Ihnen beim »Management« Ihrer Energie, indem sie je nach Bedarf Blutzucker speichert oder freisetzt und bei der Verdauung von Nahrung und Assimilation von Nährstoffen mitwirkt. Sie produziert Gallenflüssigkeit, die Fette aufspaltet, damit diese vom Körper aufgenommen werden können, und Abfallstoffe über den Darm aus dem Körper hinaustransportiert, sodass sie mit dem Stuhl ausgeschieden werden können. Außerdem synthetisiert Ihre Leber Aminosäuren und trägt zum Knochen- und Muskelwachstum bei.

Ein Übermaß an Stress und Giftstoffen kann die Leber überfordern, sodass sie dieses Übermaß an Belastung nicht mehr bewältigen kann. Die Folge: Sie ermüdet. Wenn die Leber zu träge wird und Schadstoffe nicht mehr verarbeiten und ausscheiden kann, sammeln sich diese Stoffe im Körper an, tragen zu einer systemischen Toxizität und chronischen Entzündungsprozessen bei und erschöpfen Ihre Nährstoffreserven.

Um Ihre Leber zu entgiften, müssen Sie normalerweise Ihre Ernährung umstellen: Sie sollten dann keine Lebensmittel mehr zu sich nehmen, die die Leber nur schwer verarbeiten kann (beispielsweise Zucker, Koffein, Milch- und Getreideprodukte und verarbeitete Lebensmittel). Dieser Entgiftungsprozess lässt Ihr Verdauungssystem und Ihre Leber zur Ruhe kommen und gibt ihnen Zeit, das Übermaß an Giftstoffen auszuscheiden. Denn wenn Sie weniger toxische Nahrungsmittel in Ihren Körper aufnehmen, kann Ihre Leber den Rückstand an Giftstoffen »abarbeiten«. Ätherische Öle können ein wirksames Mittel sein, um Ihre Entgiftungswege zu öffnen und die Leber zu entgiften, zu stärken, zu stimulieren und zu regenerieren.

Anzeichen für eine überlastete Leber

Ihre Leber besitzt keine Schmerzrezeptoren; daher ist es gar nicht so einfach, zu erkennen, wann sie Probleme hat und Hilfe braucht. Da die Leber an so vielen verschiedenen Körperfunktionen beteiligt ist, zeigen sich die Symptome einer Überlastung dieses Organs oft in anderen Bereichen, zum Beispiel:

Übermäßige Müdigkeit: Wenn die Leber unter Stress steht, äußert sich das oft durch Müdigkeit und Abgeschlagenheit. Die Leber ist für die Regulation Ihres Blutzuckerspiegels verantwortlich; und dieser Zucker gibt Ihnen Energie und hilft gegen Müdigkeit. Eine überlastete Leber kann den Blutzuckerspiegel nicht mehr so gut regulieren, was zu Müdigkeit und wiederum zu Heißhunger auf Zucker führt.

Aus dem Gleichgewicht geratener Östrogenspiegel oder prämenstruelles Syndrom (PMS): Die Leber trägt auch zum Ausgleich Ihres Hormonspiegels bei, indem sie beispielsweise überschüssiges Östrogen abbaut und ausscheidet. Wenn die Leber in ihrer Funktion beeinträchtigt ist, kann es sein, dass dieses überschüssige Östrogen wieder in den Körper aufgenommen wird. Das führt zu Symptomen wie PMS, Spannungsgefühl in den Brüsten, übermäßig starken Monatsblutungen, Stimmungsschwankungen und Gewichtszunahme.

Völlegefühl und Blähungen: Eine gestörte Leberfunktion kann den Gallenfluss zum Darm beeinträchtigen. Dadurch wird das Gleichgewicht der »guten« Darmbakterien gestört und es siedeln sich zu viele ungesunde Bakterien im Darm an. Das trägt zu Verstopfung bei, sodass Giftstoffe nicht mehr richtig ausgeschieden werden können, was wiederum zu Blähungen und Völlegefühl führt.

Unfähigkeit zur Verarbeitung von Schwermetallen: Wenn die Entgiftungswege der Leber gestört sind, können sich Schwermetalle im Körper ansammeln.

Allergien und Chemikaliensensibilität: Ihre Leber baut überschüssiges Histamin ab. Doch wenn die Leber zu träge wird, kann sich Histamin im Körper ansammeln und zu Beschwerden wie beispielsweise einer erhöhten Empfindlichkeit gegenüber Gerüchen oder bestimmten Lebensmitteln und Chemikalien beitragen. Wissenschaftlichen Untersuchungen zufolge haben Menschen mit gestörtem Gallenfluss deutlich höhere Histaminwerte im Blut.

Juckreiz: Bei einer Schädigung der Leber kann die Galle nicht mehr richtig fließen. Dann scheidet der Körper Giftstoffe über die Haut aus, was zu Juckreiz führt.

Blutergüsse und Blutungen: Man bekommt leichter Blutergüsse, weil die Leber nach Verletzungen nicht mehr genügend Eiweiße für die Blutgerinnung bilden kann. Die Leber produziert mehrere Gerinnungsfaktoren, die sie bei einer Schädigung nicht mehr in ausreichendem Maß herstellen kann.

Schwellungen: Kann die Leber ihre Aufgaben nicht mehr richtig erfüllen, so können Wasseransammlungen in Bauch und Beinen entstehen.

Gestörter Schlaf: Während des Schlafs filtert die Leber schädliche Substanzen aus dem Blut heraus, wobei ihre Aktivität zwischen ein und drei Uhr morgens (vor allem um drei) besonders hoch ist. Wenn Sie öfters um diese Zeit aufwachen, kann das auf eine Überlastung Ihrer Leber hindeuten.

Unerwünschte Reaktionen auf Nahrungsmittel oder Medikamente: In seinem Buch *Toxine – Die unsichtbare Gefahr* stellt Dr. Joseph Pizzorno eine interessante Hypothese auf: Jede unerwünschte Reaktion auf ein Lebensmittel, Medikament oder Toxin könnte darauf hindeuten, dass Ihre Leber mehr Unterstützung benötigt. Dazu gehören zum Beispiel Reaktionen auf sulfithaltige Lebensmittelzusatzstoffe (aus Fertigsoßen, Wein oder Trockenobst), Koffeinunverträglichkeit, intensiver Geruch des Urins nach dem Verzehr von Spargel oder Übelkeit nach dem Verzehr von Knoblauch.

Der Leber zugeordnete Emotionen

Ihre Leber speichert »emotionale Gifte« und setzt diese auch wieder frei. Solche Emotionen können sich folgendermaßen äußern:

- Reizbarkeit oder Ungeduld
- Unangemessener Ärger bis hin zu Wutausbrüchen
- Überreagieren, aus der Haut fahren oder etwas nicht loslassen können
- Gefühl, nicht gehört zu werden; sich nicht geliebt oder nicht anerkannt fühlen; Unfähigkeit, sich selbst und anderen Menschen gegenüber ehrlich zu sein
- Groll, Frustration oder Bitterkeit
- Voreingenommenheit; übertrieben kritische Haltung; an allem etwas auszusetzen haben oder sich ständig beschweren
- Gefühl, alles unter Kontrolle haben zu müssen; dominantes, herrschsüchtiges Verhalten

Die Gallenblase

Die Gallenblase ist für die Speicherung, Freisetzung und Konzentration der Galle zuständig, einer in der Leber gebildeten Flüssigkeit, die der Körper benötigt, um Fett abzubauen und Giftstoffe sowie verbrauchte Hormone auszuscheiden. Im Idealfall gibt die Gallenblase diese Gallenflüssigkeit in den Dünndarm ab, wo sie Fette aufspaltet, damit diese vom Körper aufgenommen werden können, bevor die Galle zusammen mit Giftstoffen über den Stuhl ausgeschieden wird. Leider können chronischer Stress, übermäßige Giftstoffbelastung, Hormone und eine zu fettarme oder zu fettreiche Ernährung dazu führen, dass die Galle dick und zähflüssig wird; und dann stagniert sie und kann nicht mehr so gut in den Dünndarm hinein- und aus dem Körper herausfließen.

Wenn Giftstoffe nicht ausgeschieden werden, kann es passieren, dass der Körper sie wieder aufnimmt, was die Giftstoffbelastung des Organismus noch mehr erhöht und zu einem unausgewogenen Hormonhaushalt und Problemen mit der Gallenblase beiträgt. Häufige Symptome eines stagnierenden Gallenflusses sind Reisekrankheit, leichte Kopfschmerzen über den Augen, Schmerzen zwischen den Schulterblättern und Anzeichen einer schlechten Fettverdauung (beispielsweise zu trockene Haut und Haare, auf der Wasseroberfläche schwimmende Stühle, Durchfälle und/oder grünlicher Stuhl).

Schwarzkümmelöl wirkt sich besonders positiv auf die Gallenblase aus und trägt zur Wiederherstellung eines gesunden Gallenflusses bei, denn einer seiner Inhaltsstoffe – die Stearinsäure – ist ein hervorragender Emulgator, der Wasser und Öl aneinanderbindet.

Das Lymphsystem

Das Lymphsystem ergänzt den Blutkreislauf und transportiert Abfallstoffe aus den Zellen und Zellzwischenräumen ins Blut, wo sie verarbeitet und ausgeschieden werden können (nähere Informationen dazu finden Sie auf Seite 84). Ätherische Öle wie Grüne Minze und Pfefferminze gehören zu den besten Mitteln, um den Lymphfluss und die Zirkulation der Gewebeflüssigkeit anzuregen, zu verstärken und somit die Reinigungsarbeit des Lymphsystems zu unterstützen (Seite 203).

Der Darm

Der Darm spielt für die Entgiftung und die Gesundheit Ihres Immunsystems eine wichtige Rolle. Er bildet eine physische Barriere, sodass keine Krankheitserreger in den Körper eindringen können, und bietet gesunden Darmbakterien, die zur Aufrechterhaltung eines ausgewogenen Darmmilieus beitragen, eine gute Lebensgrundlage.

Ob im Rahmen der Verdauung ein normaler Entgiftungsprozess stattfindet oder nicht, hängt von der Unversehrtheit der gastrointestinalen Membran und der Ausgewogenheit des bakteriellen und chemischen Milieus ab: Eine unausgewogene Darmflora und Verletzungen der Darmwände können dazu führen, dass unverdaute Nahrung und andere Schadstoffe ins Blut gelangen. Auch ein regelmäßiger und gesunder Stuhlgang trägt zur Beseitigung von Giftstoffen aus dem Körper bei. Bei einer unzureichenden Ausscheidung von Abfallstoffen werden toxische Substanzen häufig wieder in den Körper aufgenommen – ein Prozess, den man als Retoxifikation bezeichnet. (Nähere Informationen darüber, wie Sie Ihre Darmbarriere gesund erhalten können, finden Sie auf Seite 218).

Die Haut

Die Haut ist Ihr größtes Organ und ein wichtiger Entgiftungsweg. Ihr Körper scheidet tagtäglich bis zu einem Pfund Abfallprodukte über die Haut aus. Auch Ihre Schweißdrüsen sind ein wichtiger Entgiftungskanal, der dazu beiträgt, Leber und Nieren bei ihrer Entgiftungstätigkeit zu entlasten.

Hautreaktionen wie Akne, Rosazea, Schuppenflechte, Hautausschläge oder trockene, juckende Haut sind oft ein Anzeichen dafür, dass Leber und Nieren mehr Giftstoffe verarbeiten müssen, als sie verkraften können. Wenn Ihre Leber nicht in der Lage ist, diese vielen Giftstoffe zu entsorgen, beginnen Ihre Poren sie auszuschwitzen.

Entgiftungsbad

Meine Lieblingsmethode zur Ausleitung von Giftstoffen durch Schwitzen ist ein Entgiftungsbad (das vollständige Rezept finden Sie auf Seite 209) mit Bittersalz, Natron und ein paar Tropfen Lavendel- oder Nelkenöl. Die Inhaltsstoffe der Gewürznelke ziehen Giftstoffe aus der Haut und entlasten auf diese Weise Leber, Gallenblase und Nieren. Aber denken Sie daran: Öl und Wasser vertragen sich nicht! Vermischen Sie die Öle daher zuerst mit dem Bittersalz, damit sie sich gut im Wasser verteilen. Baden Sie nach Möglichkeit mindestens 20 Minuten lang so heiß, wie Sie es vertragen, und gönnen Sie sich am besten drei- bis viermal pro Woche ein solches Entgiftungsbad.

Die Schwitztherapie hat ihre Wurzeln in den Schwitzhütten der amerikanischen Ureinwohner, den skandinavischen Saunen und den römischen und türkischen Bädern. Neuere wissenschaftliche Untersuchungen bestätigen, dass dieses Schwitzen tatsächlich Vorteile bringt: Im Schweiß konnten nach starker körperlicher Anstrengung Giftstoffe wie beispielsweise Schwermetalle nachgewiesen werden. Auch fettlösliche Giftstoffe – zum Beispiel endokrine Disruptoren (Umweltgifte) wie Bisphenol A (BPA) – können über den Schweiß aus dem Körper ausgeschieden werden. Dieser Entgiftungsprozess über die Haut kann andere Entgiftungsorgane wie Leber und Nieren entlasten. Das ist vor allem für die Nieren wichtig, da sie sehr empfindlich sind und durch Überlastung leicht geschädigt werden können.

Die Nieren

Die Nieren – zwei bohnenförmige Organe – spielen eine wichtige Rolle bei der Entgiftung, indem sie das Blut filtern, sodass die Abfallstoffe anschließend durch Wasserlassen aus dem Körper herausgeleitet werden können. Wenn Ihre Leber überlastet ist, übernehmen die Nieren ihre Aufgabe.

Die Nieren regulieren auch Flüssigkeitshaushalt, Blutdruck (durch Aufrechterhaltung eines ausgewogenen Salz- und Wasserhaushalts) und das Säure-Basen-Gleichgewicht oder den pH-Wert des Körpers (durch selektives Herausfiltern oder Zurückhalten verschiedener Mineralstoffe und Elektrolyte). Außerdem sind sie für das Volumen, die

Zusammensetzung und den Druck der Flüssigkeiten in allen Zellen zuständig. Das Blut fließt mit höchstem Druck durch die Nieren, damit Giftstoffe herausgefiltert und Nährstoffe dorthin gebracht werden können, wo der Körper sie braucht.

Wenn Ihre Nieren überlastet sind, können Symptome wie Kreuzschmerzen, häufigerer Harndrang, Schwellungen rund um die Augen und im Bereich der Füße und Knöchel auftreten.

Wenn Haut und Nieren es nicht schaffen, die Leber bei ihrer Entgiftungsarbeit zu entlasten, lagert Ihr Körper Giftstoffe in Fettzellen ein, damit diese Toxine nicht in wichtige Organe wie beispielsweise das Gehirn zurückfließen. Dadurch kann es zu Gewichtszunahme, Müdigkeit und Gehirnnebel kommen. Der Körper tut sein Möglichstes, um die Giftstoffe aus dem Blutkreislauf herauszuziehen und auf diese Weise lebenswichtige Organe zu schützen; notfalls legt er zu diesem Zweck eben auch ein paar Pfunde zu.

KAPITEL
3

SCHRITT 3

Ihrem Gehirn die Energie liefern, die es für seine Heilung braucht

Genau wie ein Auto braucht auch Ihr Gehirn Treibstoff, um gut zu funktionieren. Dieser Treibstoff besteht aus Sauerstoff, Glukose (Blutzucker) und Stimulation. Das Gehirn benötigt eine ausreichende Versorgung mit Sauerstoff und nährstoffreichem Blut; daher enthält es das dichteste Netz aus Blutgefäßen, die Sauerstoff durch den Körper transportieren. Obwohl das Gewicht Ihres Gehirns noch nicht einmal zwei Prozent Ihres gesamten Körpergewichts ausmacht, verbraucht es ungefähr 20 Prozent der Sauerstoffzufuhr Ihres Körpers. Aufgrund dieses hohen Sauerstoffbedarfs kann das Gehirn bei unzureichender Sauerstoffversorgung leicht Schaden nehmen.

Der Blutkreislauf

Sind Ihre Füße so kalt, dass Sie im Bett Socken tragen müssen? Leiden Sie manchmal unter Gedächtnislücken oder Gehirnnebel? Vielleicht sind Ihnen auch schon Krampfadern oder ein gelegentliches Kribbeln an Händen oder Füßen aufgefallen. All das können Anzeichen für eine schlechte Durchblutung oder einen Mangel an Nährstoffen in Händen, Füßen und Gehirn sein.

Ihr Kreislaufsystem besteht aus Herz, Blut, Arterien und Venen. Ein gesunder Kreislauf ist für die Versorgung des Gehirns mit sauerstoff- und nährstoffreichem Blut sehr wichtig, wobei er gleichzeitig Gift- und Abfallstoffe zu Nieren und Leber transportiert, von wo aus sie anschließend ausgeschieden werden. Es gibt eine ganz einfache Möglichkeit, um festzustellen, wie gesund Ihr Kreislaufsystem ist: Sie brauchen nur die Temperatur Ihres Körpers mit der Temperatur Ihrer äußersten Extremitäten (Finger und Zehen) und Ihrer Nasenspitze zu vergleichen. Ätherische Öle können Ihren Kreislauf unterstützen, indem sie Herzfrequenzvariabilität, Durchblutung und Blutdruck gesund erhalten.

Verbesserung des Blutflusses zu Ihrem Gehirn

Das Kreislaufsystem steuert den Blutfluss zum und aus dem Gehirn. Wenn Ihre Gehirnzellen nicht ausreichend mit sauerstoffreichem Blut versorgt werden, sterben sie ab; doch das Blut muss gegen die Schwerkraft fließen, um Ihr Gehirn zu erreichen.

Weitere Faktoren, die eine gesunde Durchblutung des Gehirns erschweren können, sind zu hoher oder zu niedriger Blutdruck oder Blutzucker, Rauchen, Alkoholismus, chronische Entzündungen, Schilddrüsenunterfunktion, Diabetes, Blutarmut (Anämie), ständiger Stress und fortgeschrittenes Alter.

Da das Gehirn keine Schmerzrezeptoren besitzt, äußern sich die Symptome einer unzureichenden Durchblutung und Sauerstoffversorgung oft in Form von geistiger Erschöpfung (beispielsweise Konzentrationsschwierigkeiten, Gedächtnisschwäche und Depressionen). Zu den Symptomen einer schlechten Durchblutung des Körpers gehören kalte Hände und Füße und ein kaltes Gesicht, brüchige Nägel, dünner werdendes Haar und Erektionsstörungen – lauter Anzeichen dafür, dass wahrscheinlich auch die Durchblutung Ihres Gehirns beeinträchtigt ist. Weitere typische Symptome hierfür sind Kopfschmerzen, Schwindel, Benommenheit und Schlafstörungen. Eine unzureichende Durchblutung des Gehirns kann zu den verschiedensten Problemen und Erkrankungen führen, unter anderem:

- Kognitive Dysfunktion und Gehirnnebel
- Chronisches Erschöpfungssyndrom (CFS)
- Demenz
- Parkinson-Krankheit
- Alzheimer-Krankheit
- Depressionen
- Posttraumatische Belastungsstörung (PTBS)
- Angstzustände
- Zwangsstörungen (OCD, *Obsessive Compulsive Disorder*)
- Panikstörung
- Gehirntrauma
- Borreliose

Die heilende Kraft des Sauerstoffs

Sauerstoff beschleunigt Heilungsprozesse in Ihrem Körper. Die Erhöhung der Sauerstoffversorgung Ihres Gehirns durch eine bessere Durchblutung kann Stimmung und Energieniveau heben und Ihr Demenzrisiko senken; außerdem bekommt man dadurch auch wieder einen klareren Kopf. Sauerstoff trägt zur Steigerung der Energieproduktion, Eindämmung von Entzündungsprozessen im Gehirn und zu einer Verkürzung der geistigen Reaktionszeit bei. Da ist es eigentlich kein Wunder, dass Arzneimittel zur Verbesserung der Gehirnfunktion häufig die Durchblutung des Gehirns und seine Fähigkeit zur Nutzung von Sauerstoff fördern. Bei jeder Gehirnverletzung – beispielsweise einer Gehirnerschütterung oder einem Hirntrauma – ist eine gute Durchblutung wichtig, um den Heilungsprozess zu fördern.

Verbesserung der Sauerstoffversorgung Ihres Gehirns mit ätherischen Ölen

Ätherische Öle fördern nachweislich den Blutfluss zum Gehirn und regen seine Durchblutung an. Zum Beispiel können sie zur Entspannung und Verbesserung des Gesundheitszustands Ihrer Blutgefäße beitragen (Seite 205 bis 206). Dadurch kann mehr Blut durch die Gefäße fließen, was die Durchblutung und Sauerstoffversorgung des Gehirns verbessert.

Außerdem können sich Ihre Adern mithilfe ätherischer Öle auch besser zusammenziehen, was den Blutfluss anregt. Solche Öle können auch dazu beitragen, dass sich weniger

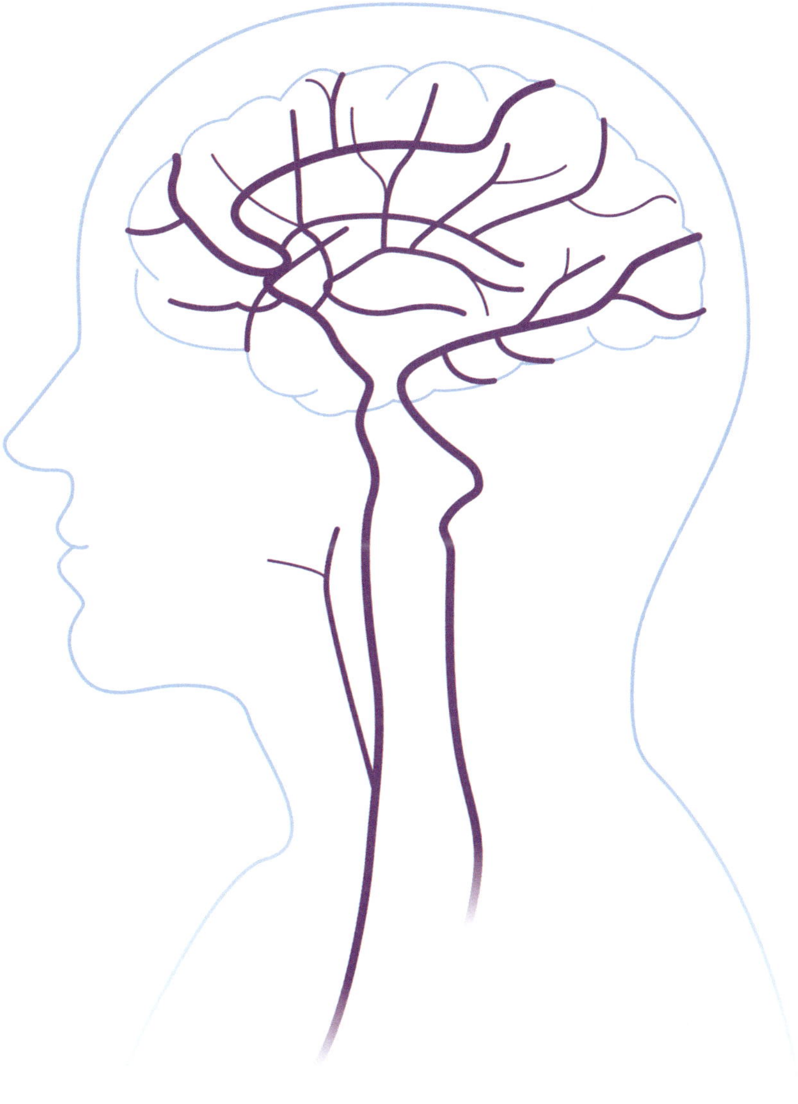

Die Durchblutung Ihres Gehirns: Das Kreislaufsystem steuert den Blutfluss zum und vom Gehirn. Ihre Gehirnzellen benötigen eine ausreichende Versorgung mit sauerstoffreichem Blut.

Positive Wirkungen von schwarzem Pfeffer

Schwarzer Pfeffer und sein Inhaltsstoff Piperin fördern nachweislich die Durchblutung und verbessern auf diese Weise den Blutfluss zum Verdauungssystem, sodass Nährstoffe leichter aufgenommen werden können. Piperin regt die Ausschüttung von Verdauungsenzymen an, erhöht die Verdauungskapazität, verbessert die Aufnahme von Nährstoffen im Darm und verkürzt die Transitzeit der Nahrung durch den Verdauungstrakt ganz erheblich.

Das bedeutet, dass Ihre Zellen Nährstoffe und Heilmittel besser verwerten können, wenn diese Piperin enthalten. Daher setzt man diese Substanz häufig Nahrungsergänzungsmitteln zu, um deren Wirksamkeit zu erhöhen. Der an der Harvard Medical School ausgebildete Wissenschaftler Dr. Datis Kharrazian hat festgestellt, dass die Zugabe von schwarzem Pfeffer zu seinen Nahrungsergänzungsmitteln ihre Resorption um 200 bis 400 Prozent erhöht.

In Tierversuchen verbesserte Piperin die Gehirnfunktion – möglicherweise aufgrund seiner Fähigkeit zur Steigerung der Sauerstoffversorgung des Gehirns. Außerdem hat man festgestellt, dass Piperin die Gedächtnisleistung von Ratten stärkt: Die Nagetiere, denen diese Substanz verabreicht wurde, konnten ein Labyrinth mehrfach auf besonders effiziente Weise durchlaufen. In einer anderen Studie an Nagetieren schien Piperinextrakt die Bildung von Amyloid-Plaques einzudämmen. (Dabei handelt es sich um verklumpte schädliche Eiweißfragmente im Gehirn, die an der Entstehung der Alzheimer-Krankheit beteiligt sind.) Schwarzer Pfeffer hat auch einen hohen Gehalt an Limonen. Dieses Terpen trägt zur Auflösung von Cholesterin bei, das die Gefäße verstopfen und den Blutfluss behindern kann.

Triglyzeride (gehören zu den Nahrungsfetten) an den Gefäßwänden anlagern, die den Blutfluss behindern. Und nicht zuletzt können ätherische Öle die Funktion des Lymphsystems verbessern, das Giftstoffe aus dem Körper ausschwemmt und Entzündungen der Blutgefäße eindämmt. Dadurch verbessert sich die Durchblutung Ihres ganzen Körpers.

Ätherische Öle mit einem hohen Anteil an Sesquiterpenen – beispielsweise schwarzer Pfeffer, Zeder, Weihrauch, Ingwer, Myrrhe, Patschuli, Sandelholz, Narde und Vetiver –

können zu einer besseren Sauerstoffversorgung des Gehirns beitragen. Sesquiterpene sind Kohlenstoffketten, die keine Sauerstoffmoleküle enthalten, aber anscheinend Sauerstoff anziehen. Das könnte ein Grund dafür sein, warum ätherische Öle mit hohem Anteil an Sesquiterpenen den Sauerstoffgehalt im Gehirn erhöhen, wenn man sie inhaliert oder auf die Kopfhaut aufträgt.

Blutzucker

Die Kohlenhydrate aus unserer Nahrung werden verdaut und in Form von Glukose resorbiert. Diese Glukose wird dann durch den Blutkreislauf transportiert und versorgt alle Zellen mit Energie. Der Körper überwacht unseren Blutzuckerspiegel ständig, damit er nicht zu hoch ansteigt oder zu tief absinkt. Das Ziel besteht darin, einen stabilen Zuckerspiegel aufrechtzuerhalten, den wir für eine optimale Funktion unseres Körpers und Gehirns brauchen.

Blutzucker versorgt Ihr Gehirn mit der Energie, ohne die es nicht richtig funktionieren kann. Denn die Nervenzellen (Neuronen) im Gehirn haben einen ungeheuer hohen Energiebedarf. Ihr Gehirn benötigt mehr Energie aus Zucker als andere Organe – bis zu einem Drittel der gesamten Energie, die Ihr Körper produziert!

Daher ist das Gehirn auf eine ständige Zufuhr von Glukose aus dem Blut angewiesen. Nur so kann die geistige Energie und die Signalübertragung im Gehirn aufrechterhalten und ein Untergang von Nervenzellen verhindert werden. Denken, Lern- und Gedächtnisprozesse hängen unmittelbar von Ihrem Glukosespiegel und in der Folge davon ab, wie effizient Ihr Gehirn diesen Zucker nutzt. Beispielsweise werden Neuronen durch den Anstieg und Abfall des Blutzuckerspiegels im Gehirn erregt beziehungsweise gehemmt. Diese Neuronen tragen zur Steuerung Ihres Stoffwechsels und Energieverbrauchs bei. Um Verletzungen zu heilen oder Funktionsstörungen zu beheben, benötigt Ihr Gehirn besonders viel Glukose. Wenn dieser erhöhte Energiebedarf nicht gedeckt werden kann, lässt die Gehirnfunktion nach.

Ein ausgewogener Blutzuckerspiegel verbessert die Gehirnfunktion

Unser Gehirn mit der Energie zu versorgen, die es braucht, um gut zu funktionieren, kann ein heikler Balanceakt sein: Wenn der Blutzuckerspiegel zu niedrig ist, gelangt nicht genügend Glukose ins Gehirn. Dann funktioniert das Gehirn nicht gut; auf die Dauer kann das sogar zu einem Abbau der kognitiven Fähigkeiten führen. Denn wenn nicht genügend Glukose im Gehirn vorhanden ist, können die Neurotransmitter (chemischen Botenstoffe unseres Gehirns) nicht richtig miteinander kommunizieren. Auch wenn die Neuronen ihre Fähigkeit verlieren, Glukose effizient als Brennstoff zu nutzen, beginnen unsere Gehirnzellen zu verkümmern. Bei einem zu niedrigen Blutzuckerspiegel nimmt die Gehirnleistung ab – es ist, als würde man die Batterie des Gehirns ausschalten.

Wenn Ihr Energieniveau ab- oder zunimmt, je nachdem, ob Sie gerade etwas gegessen haben oder nicht, kann das auf einen unausgewogenen Blutzuckerspiegel hindeuten. Wenn Sie nach dem Essen mehr Energie haben und sich besser konzentrieren können, ist Ihr Blutzuckerspiegel wahrscheinlich eher niedrig. Wenn Sie sich nach dem Essen dagegen träge, antriebslos oder müde fühlen, haben Sie wahrscheinlich einen zu hohen Blutzuckerspiegel. Ein instabiler Blutzuckerspiegel kann zu Problemen mit dem Gehirn – beispielsweise Erschöpfung, Schlafstörungen, Angstzustände, Depressionen und Gehirnnebel – führen.

Ebenso können ständige Blutzuckerschwankungen Ihren Körper in chronischen Stress versetzen und sein Entzündungsfeuer anheizen. Zu hoher Blutzucker kann dazu führen, dass der Spiegel Ihres Stresshormons Cortisol permanent zu hoch ist. Das kann wiederum eine vermehrte Produktion von Entzündungsproteinen bewirken, die mit einer verstärkten Immunreaktion einhergehen. Ein zu hoher Cortisolspiegel führt auch zu einer Schädigung und Verkümmerung des Hippocampus, der eine wichtige Rolle für Gehirnfunktion und Gedächtnis spielt. Eine Stabilisierung des Blutzuckerspiegels im Gehirn trägt zur Eindämmung vieler Gehirnprobleme, Autoimmun- und Entzündungsprozesse bei.

Zu niedriger Blutzucker

Wenn Ihr Blutzuckerspiegel zu niedrig ist, wird Ihr Gehirn nicht ausreichend mit Energie versorgt. Dadurch verschlechtern sich Gehirnfunktion und geistige Ausdauer; außerdem wirkt es sich negativ auf Ihre Aufmerksamkeit und Ihre kognitive Funktion aus. Das kann wiederum dazu führen, dass Sie unkonzentriert sind und sich benommen, zitterig oder reizbar fühlen.

Wenn Sie zu lange nichts gegessen haben, kann Ihr Gehirn nicht genügend Energie aufnehmen und somit auch nicht richtig funktionieren. Wenn Sie Mahlzeiten auslassen, weniger essen als sonst oder sich mehr als üblich bewegen, kann Ihr Blutzuckerspiegel dadurch absinken. Wenn Sie zwischen den Mahlzeiten oft hungrig und gereizt sind oder sich nach dem Essen körperlich und geistig wohler fühlen, haben Sie wahrscheinlich einen zu niedrigen Blutzuckerspiegel.

Zu hoher Blutzucker

Ein zu hoher Blutzucker kann Entzündungsreaktionen auslösen, sodass Sie sich träge oder schläfrig fühlen, was wiederum zu Depressionen, Angstzuständen oder Reizbarkeit führt. Der amerikanische Arzt und Kardiologe Dr. Robert Atkins, der vor allem durch seinen Bestseller über die *Atkins-Diät* bekannt geworden ist, beschreibt, wie Zucker den Körper altern lässt und Haut, Nerven, Augen, Gelenke und Arterien schädigt – und zwar sehr viel schneller, als dies normalerweise der Fall ist. Wie Dr. Atkins erklärt, ist Zucker »klebrig«. Wenn überschüssiger Zucker in Ihrem Blut zirkuliert, lagern sich diese klebrigen Glukosemoleküle an Eiweiße an und bilden sogenannte fortgeschrittene Glykationsendprodukte (AGEs), die zur Versteifung und zum Elastizitätsverlust alternder Gewebe beitragen.

Wenn Glukose sich an Stellen eines Proteins anlagert, wo sie nicht hingehört, entsteht eine chemische Kettenreaktion, durch die mehrere dieser Eiweiße sich miteinander verbinden und eine neue Struktur bilden; und dadurch verändert sich auch die Funktion dieser Proteine. Sie können sich vorstellen, was passiert, wenn Sie ein Stück Brot toasten: Es wird hart, weil sich die Zucker unter dem Gluten aneinandergebunden haben – ein weiteres Beispiel für den Prozess der Glykation. Zu einer solchen Verhärtung und Funktionsveränderung kommt es auch bei Ihrem Kollagen, dem flexiblen Bindegewebe, das Ihr Skelett zusammenhält. Wenn die Flexibilität des Kollagens zerstört wird, erschlafft Ihre Haut, und Ihre Organe verhärten sich.

Wenn der Blutzuckerspiegel zu hoch ist, bleibt der Zucker zu lange im Blut, wo er sich an den Innenwänden Ihrer Blutgefäße anlagern, diese schädigen und den Blutfluss zum Gehirn behindern kann. Vor allem aber wird bei einem zu hohen Blutzuckerspiegel zu wenig Stickstoffmonoxid produziert, das zur Erweiterung der Blutgefäße beiträgt. Und nicht zuletzt steigert ein zu hoher Blutzuckerspiegel auch die Produktion von Hormonen, die die Gefäße verengen.

Dieses Phänomen macht sich vor allem bei den kleinsten Arterien bemerkbar: beispielsweise in den Augen, wo es zu Augenschäden führt, und in den Nieren, wo es die Nierenfunktion beeinträchtigt. Ihre Nieren haben die Aufgabe, diese an Zucker gebundenen Eiweiße aus Ihrem Körper auszuscheiden. Doch wenn die Nieren zu viel Glukose ausschwemmen müssen, kann das zu Beschwerden wie häufigem Wasserlassen und übermäßigem Durst führen. Denn Ihr Körper muss den Zucker über den Urin ausscheiden und benötigt daher zusätzliche Flüssigkeit.

AGEs lagern sich auch an Zellmembranen an, wo chemische Signale ausgesendet und empfangen werden, und behindern auf diese Weise die Zellkommunikation. Außerdem binden sie an das »schlechte« Cholesterin (LDL) und schädigen dadurch die Innenwände Ihrer Arterien. Ein zu hoher Blutzuckerspiegel lässt Sie tatsächlich vorzeitig altern, denn AGEs sind ein Indikator für Ihre Lebenserwartung.

Ursachen für einen zu hohen Blutzucker

Lebensmittel mit hohem Zucker- oder Kohlenhydratgehalt treiben den Blutzuckerspiegel in die Höhe. Deshalb sollten Sie mehr gesunde Fette essen und Ihren Körper in seiner Fähigkeit unterstützen, Fette zu verdauen und zu assimilieren. Das kann dazu beitragen, Heißhungerattacken zu unterdrücken und Ihren Blutzuckerspiegel im Gleichgewicht zu halten.

Stress trägt zu einem Anstieg des Blutzuckerspiegels bei, denn Ihr Körper braucht mehr Glukose, um geistigen, emotionalen oder körperlichen Stress zu bewältigen. Dauerhafter Stress erfordert eine ständige Freisetzung von Glukose ins Blut. Das erschöpft Ihre Nebennieren (weil diese dann mehr Cortisol ausschütten, um die Freisetzung von Glukosereserven anzuregen), Ihre Leber (die dann ständig Eiweiß in Glukose umwandeln muss) und Ihre Bauchspeicheldrüse (da diese jetzt mehr von dem Hormon Insulin ausschütten muss, um den Zucker aus dem Blut in die Zellen zu transportieren). Dadurch schießen Ihre Blutzuckerwerte noch mehr in die Höhe.

Umweltgifte blockieren die Rezeptoren an den Zelloberflächen, sodass die Zellen den Zucker aus dem Blut nicht mehr richtig aufnehmen können. In seinem Buch *Toxine – Die unsichtbare Gefahr* weist Dr. Joseph Pizzorno ausdrücklich darauf hin, dass Giftstoffe die Zellmembranen schädigen, sodass diese keine wichtigen Botschaften mehr empfangen können; zum Beispiel nehmen sie es nicht wahr, wenn Insulin den Zellen signalisiert, mehr Zucker aufzunehmen.

Insulin holt Glukose aus dem Blut und transportiert sie in die Zellen. Man kann sich dieses Hormon wie eine Art Schlüssel vorstellen, der den Rezeptor an der Zelloberfläche aufschließt, damit der Zucker in die Zellen hineingelangen kann. Wenn der Blutzuckerspiegel zu hoch ist, schüttet die Bauchspeicheldrüse Insulin aus, um den Zucker aus dem Blut in die Zellen zu transportieren, wo überschüssiger Blutzucker dann in Fett umgewandelt und gespeichert wird. Doch mit der Zeit kann diese Insulinausschüttung Ihre Zellen überfordern, sodass sie nicht mehr richtig darauf reagieren. Das bezeichnet man als Insulinresistenz.

Auswirkungen einer Insulinresistenz

Eine Insulinresistenz ist in etwa so, als wären Sie von Wasser umgeben, könnten es aber nicht trinken: Ihr Blut ist voller Zucker, der jedoch nicht in die Zellen transportiert werden kann. Viele Bakterien, Viren und Pilze ernähren sich gerne von diesem Zuviel an Zucker in Ihrem Blut. Deshalb neigen Diabetiker, die ständig zu hohe Blutzuckerwerte haben, besonders stark zu Infektionen – der überschüssige Zucker im Blut zieht Krankheitserreger an.

Doch trotz dieses Überschusses an Blutzucker beginnen Ihre Zellen bei einer Insulinresistenz zu hungern, weil es ihnen an Energie fehlt. Ihr Körper versucht jetzt immer mehr Insulin zu produzieren, um den Widerstand der Zellen gegen die Aufnahme und Nutzung des Insulins zu überwinden, was jedoch nicht gelingt. Daher zirkuliert nun zu viel Zucker und zu viel Insulin in Ihrem Blut, was zu Entzündungsprozessen und zur Ausschüttung von Hormonen und Neurotransmittern führt, die sich negativ auf Ihr Gehirn auswirken. Außerdem senkt ein zu hoher Insulinspiegel den Spiegel zweier anderer wichtiger Hormone – Glukagon und Wachstumshormon –, die für die Fett- und Zuckerverbrennung und für den Muskelaufbau zuständig sind.

Ein häufiges Symptom von Insulinresistenz besteht darin, dass man nach dem Essen extrem schläfrig wird. Schuld daran sind die Auswirkungen des Zuckerüberschusses und der ständigen Insulinspitzen auf die Neurotransmitter in Ihrem Gehirn, aber auch der hohe Energiebedarf bei der Umwandlung von Zucker in Fett. Wenn das Gehirn gegen Insulin resistent wird, kann es die Glukose nicht mehr richtig zur Energiegewinnung nutzen, sodass Sie unter geistiger und körperlicher Erschöpfung leiden.

Wenn nicht genügend Insulin vorhanden ist, um Körper und Gehirn bei der Verwertung von Glukose zu unterstützen, beginnt Ihr Organismus außerdem Muskelgewebe und Speicherfett abzubauen, um Ihre hungrigen Zellen mit Brennstoff zu versorgen.

Ein unausgewogener Blutzuckerspiegel kann Ihren Neurotransmitterhaushalt – zum Beispiel den Spiegel des Glückshormons Serotonin – durcheinanderbringen, was zur Entstehung depressiver Symptome beiträgt. Außerdem bringt eine Insulinresistenz den Spiegel des Lust- und Belohnungsneurotransmitters Dopamin aus dem Gleichgewicht, was zu Gefühlen von Hoffnungs- und Wertlosigkeit, mangelnder Motivation, Reizbarkeit und Wutausbrüchen führen kann.

Insulinresistenz spielt aber auch für unser Körpergewicht eine wichtige Rolle. Denn wenn Ihre Zellen keine Energie aus Glukose gewinnen können, greifen sie stattdessen auf Ihre Fettspeicher zurück. Dann wird Ihr Körper es Ihnen buchstäblich verbieten, abzunehmen, weil er das Fett als Energiequelle braucht; und daran kann keine noch so kalorienreduzierte Diät etwas ändern, solange Ihre Zellen nicht wieder insulinempfindlicher werden.

Insulinresistenz in Ihrem Gehirn

Ergebnisse neuer wissenschaftlicher Untersuchungen deuten darauf hin, dass Insulinresistenz im Gehirn beginnt. Dort hat man Insulinrezeptoren entdeckt, die unabhängig von dem im Körper zirkulierenden Insulin existieren. Inzwischen geht man davon aus, dass dieses »Gehirninsulin« einen wichtigen Einfluss auf Gehirnfunktion, Stoffwechsel und Körpergewicht hat.

Wenn Ihr Gehirn Insulin nicht richtig nutzen kann, verbleibt zu viel Zucker im Blutkreislauf und schädigt das Gewebe und Kreislaufsystem des Gehirns. Diese Insulinresistenz des Gehirns trägt folglich zu einer Gewichtszunahme bei und kann sogar mitverantwortlich für die Entstehung degenerativer Gehirnerkrankungen sein, weil überschüssiges Insulin das Gehirn in seiner Fähigkeit beeinträchtigt, Amyloid-Plaques auszuscheiden, die wiederum das Alzheimer-Risiko erhöhen.

Der Hypothalamus reguliert die Insulinmenge in Ihrem Körper und Gehirn, indem er den Insulinspiegel des Blutes ständig überwacht und der Bauchspeicheldrüse signalisiert, entweder mehr oder weniger Insulin auszuschütten. Außerdem dient der Hypothalamus als Sättigungszentrum, das Hungergefühl und Nahrungsaufnahme steuert. Insulin reguliert Ihren Appetit über den Hypothalamus, sodass eine Insulinresistenz des Gehirns zu vermehrter Nahrungsaufnahme und Gewichtszunahme führt. Sie kann auch zur Entstehung von Stoffwechselerkrankungen wie beispielsweise Diabetes und von affektiven Störungen und neurodegenerativen Erkrankungen wie Parkinson oder Alzheimer beitragen.

Zusammenhänge zwischen Gehirninsulin und Ihrer Gesundheit

Eine Insulinresistenz des Gehirns kann zur Entstehung gesundheitlicher Probleme führen.

Gewicht: Sie trägt zur Entstehung von Fettleibigkeit bei; denn ein gesunder Insulinspiegel im Gehirn dämmt Hungergefühle ein und regt den Stoffwechsel an. Wissenschaftlichen Untersuchungen zufolge kann man bei Tieren den Appetit zügeln, indem man ihnen Insulininfusionen direkt ins Gehirn verabreicht; denn dieses Insulin beeinflusst den Spiegel verschiedener Hormone, die das Hungergefühl steuern.

Körpertemperatur: Eine Insulinresistenz im Gehirn reduziert die Thermogenese (Verbrennung von Energie zur Aufrechterhaltung der Körpertemperatur); dadurch sinkt der Grundumsatz.

Kognitive Funktion: Insulin spielt für kognitive Verarbeitungsprozesse und für die Gedächtnisbildung eine wichtige Rolle; deshalb leiden Diabetiker oft unter Gedächtnis- und Wahrnehmungsstörungen. Interessanterweise wird die Alzheimer-Krankheit oft als Typ-3-Diabetes bezeichnet.

Entzündungsprozesse: Durch eine Insulinresistenz sammelt sich überschüssiges Insulin im Körper an. Dadurch steigt der Spiegel C-reaktiver Proteine (die mit Entzündungen im Gehirn in Zusammenhang gebracht werden), und es sammeln sich mehr Amyloid-Plaques im Gehirn an (die an der Entstehung der Alzheimer-Krankheit beteiligt sind).

Affektive Störungen: Zu niedrige Insulinspiegel wirken sich auf »Wohlfühl«-Neurotransmitter wie Dopamin und Serotonin aus und verstärken Entzündungsprozesse im Gehirn; beide Faktoren spielen bei der Entstehung von Depressionen eine zentrale Rolle. Wissenschaftliche Untersuchungen zu intranasalem Insulin haben gezeigt, dass eine verbesserte Insulinfunktion im Gehirn mit einer besseren Stimmung, mehr Selbstvertrauen, geringerer Neigung zu Wutausbrüchen und einer Verbesserung der exekutiven Funktionen einhergeht.

Hormonhaushalt: Insulinspitzen erhöhen die Testosteronproduktion; und ein zu hoher Testosteronspiegel stumpft die Insulinrezeptoren der Zellen ab, was zu einem Teufelskreis aus Insulinresistenz und durcheinandergeratenem Hormonhaushalt führt. Bei Frauen wirkt sich zu viel Testosteron auf den Östrogen- und Progesteronspiegel aus und beeinträchtigt Motivation, Antrieb und Stimmung. Bei Männern kann Insulinresistenz zu einem Östrogenüberschuss führen, der die Entstehung von überschüssigem Gewebe in den Brüsten und rund um die Hüften begünstigt.

Intranasale Verabreichung von Insulin ins Gehirn

Da man das Gehirn über den Geruchssinn am besten und schnellsten erreichen kann, sind ätherische Öle der optimale Weg, um den Blutzuckerspiegel in Ihrem Gehirn ins Gleichgewicht zu bringen.

Durch intranasales Insulin – eine nichtinvasive Methode, bei der das Hormon über ein Nasenspray verabreicht wird – kann man den Insulinspiegel im Gehirn erhöhen, um auf diese Weise die Insulinresistenz des Gehirns zu überwinden und die Gehirnfunktion zu verbessern. Da die Geruchsnerven von ihrer Entwicklungsgeschichte her älter sind als das Gehirn, werden sie nicht durch die Blut-Hirn-Schranke abgeschirmt. Genau deshalb werden Narkosemittel über den Geruchskanal verabreicht – weil das der direkteste Weg zum Gehirn ist. Die Inhalation von intranasalem Insulin oder ätherischen Ölen, die die Insulinausschüttung verstärken, kann also den Insulinspiegel in Ihrem Gehirn erhöhen und die Gehirnfunktion verbessern. Inhaliert man ätherische Öle, gelangen deren Inhaltsstoffe direkt in bestimmte Hirnregionen.

Wiederherstellung der Funktion blockierter Insulinrezeptoren mittels ätherischer Öle

Mithilfe ätherischer Öle können Sie Ihre Insulinrezeptoren reinigen, sodass Ihre Insulinsignalwege wieder gut funktionieren. Wissenschaftliche Untersuchungen deuten darauf hin, dass die in Cassia-, Zimt-, Nelken- und Estragonöl enthaltenen Phenylpropanoide an Zellrezeptoren binden und diese dadurch hemmen oder aktivieren können, was dazu führt, dass die Gehirnzellen besser auf Insulin reagieren. Eugenol – ein in Nelkenöl enthaltener Wirkstoff – tritt nachweislich mit Zellrezeptoren in Interaktion und hemmt oder aktiviert Signalkaskaden; so kann dieses Öl Schmerz- und Entzündungssymptome lindern. Neuen wissenschaftlichen Untersuchungen zufolge kann die Inhalation oder topische Anwendung ätherischer Öle wie Oregano oder Myrte sich positiv auf den Blutzuckerspiegel auswirken, da diese Öle die Funktion von Verdauungsenzymen verbessern.

Zimt erhöht die Sensibilität der Insulinrezeptoren

Einer im *Journal of Diabetes Science and Technology* erschienenen wissenschaftlichen Untersuchung zufolge »verbessern bestimmte Inhaltsstoffe von Zimt die Insulinwirkung«. Genauer gesagt erhöht ein flüssiger Zimtextrakt (der in den ätherischen Ölen von Zimt und Cassia enthalten ist) die Insulinempfindlichkeit und hilft gegen Insulinresistenz.

»In flüssigem Zustand wirken Heilpflanzen bei den meisten Patienten schneller und besser – ihre Wirkung ist ungefähr zwei- bis zehnmal schneller und besser als bei getrockneten Heilpflanzen oder Tabletten«, erklärt die Endokrinologin Janet Lang. Die Ergebnisse wissenschaftlicher Untersuchungen bestätigen dies: Sie zeigen, dass »Zimtextrakte im Vergleich zu Heilpflanzen, Gewürzen und medizinischen Extrakten mit insulinähnlichem oder die Insulinwirkung verstärkendem Effekt die Insulinaktivität um mehr als das Zwanzigfache verstärken – mehr als jede andere chemische Substanz, die in vergleichbaren Verdünnungen untersucht worden ist«.

Stimulation des Gehirns und Verbesserung der Konzentration

Nun wissen Sie, welche wichtige Rolle Kreislauf und Blutzucker für die Verbesserung Ihrer Gehirngesundheit spielen. Als Nächstes wollen wir uns überlegen, wie Sie die Mechanismen in Ihrem Gehirn auf strategisch kluge Weise stimulieren können, um Ihre Konzentration und geistige Energie den ganzen Tag über zu verbessern. Egal ob Sie eine wichtige Präsentation für Ihre Chefin oder Ihren Chef erstellen müssen oder viele verschiedene Besorgungen zu erledigen haben: Ihr Gehirn muss stets in Topform sein – und genau dabei können ätherische Öle zur Steigerung der Gehirnleistung Ihnen helfen.

Der präfrontale Kortex

Ihre Konzentrationsfähigkeit wird von Ihrem präfrontalen Kortex gesteuert. Das ist der Teil des Frontallappens, der sich im vorderen Teil des Gehirns gleich hinter Ihrer Stirn befindet – und er erfüllt eine wichtige Aufgabe. Denn die neuronalen Schaltkreise im Frontallappen helfen Ihrem Gehirn, die eingehenden Reize zu ordnen und zu entscheiden, welche Informationen relevant sind und welche ignoriert werden müssen. Nur so können Sie Ihre Bewegungsabläufe steuern, Ihre Impulse kontrollieren, Sprache nutzen, sich auf eine Aufgabe konzentrieren, Entscheidungen treffen und Fehler korrigieren.

Diese Fähigkeit, bestimmte Verhaltensweisen zu unterdrücken, hilft Ihrem Gehirn bei der Konzentration auf wichtige Aufgaben, denn sie verbessert Ihr Denkvermögen und erhöht die Verarbeitungsgeschwindigkeit Ihres Gehirns. Der präfrontale Kortex ist für exekutive Funktionen – beispielsweise Denken, Organisieren, Problemlösung, Gedächtnis, Konzentration und Entscheidungsfindung – zuständig. Ohne diese Hirnregion würde es Ihnen schwerfallen, ein Buch zu Ende zu lesen, an die Bezahlung Ihrer Rechnungen zu denken oder jemanden zurückzurufen.

Und nicht nur das: Wenn der Frontallappen in seiner Funktion beeinträchtigt ist, führt das häufig zu affektiven Störungen wie Depressionen und Verhaltensproblemen wie ADS/ADHS. Depressionen gelten eigentlich als Funktionsstörung des Frontallappens. Wissenschaftlichen Untersuchungen zufolge nehmen Motivation und Wohlbefinden ab, wenn der Frontallappen seltener »feuert«. Deshalb fällt es den meisten depressiven Menschen schwer, sich zu konzentrieren und an Details zu erinnern.

Ein gesunder Frontallappen dagegen ermöglicht es uns, logisch zu denken und Impulse zu unterdrücken. Bei Kindern mit ADS/ADHS ist die Entwicklung des Frontallappens verzögert; daher sind sie nicht in der Lage, spontane Wünsche und Impulse zu unterdrücken. Denken Sie nur einmal daran, wie ein kleines Kind eine Antwort herausschreit, ohne zu warten, bis der Lehrer es dazu aufgefordert hat. Laut einer Untersuchung der McGill University haben Kinder mit ADS/ADHS eine niedrigere Hemmschwelle als Kinder ohne diese Erkrankung und ihr Frontallappen ist weniger stark aktiviert. Ähnliche bildgebende Untersuchungen des Gehirns haben gezeigt, dass der präfrontale Kortex bei ADS- beziehungsweise ADHS-Patienten kleiner ist als bei Menschen ohne diese Störung.

Der präfrontale Kortex trägt auch zur Eindämmung von Stressreaktionen bei, indem er Signale aus der Amygdala – dem Alarmzentrum unseres Gehirns – auf chemischem Weg abschwächt oder hemmt. Wenn die Verbindung zwischen präfrontalem Kortex und

Amygdala zu schwach ist, kann die Intensität dieser Warnsignale nicht vermindert werden, was folglich zu übermäßiger Angst und innerer Anspannung führen kann.

Wenn Sie Ihren präfrontalen Kortex aktivieren, verbessert sich dadurch die Fähigkeit Ihres Gehirns, zu planen, zu organisieren und übergeordnete Zusammenhänge zu erkennen. Wenn der präfrontale Kortex nicht optimal funktioniert, lässt seine Verarbeitungsgeschwindigkeit nach. Außerdem kann es dadurch zu Defiziten bei der Hemmung und Konzentration kommen, und das kann wiederum zu den verschiedensten Problemen führen:

- zu kurze Aufmerksamkeitsspanne
- leichte Ablenkbarkeit
- schlechtes Organisationsvermögen
- Hyperaktivität
- Impulskontrollprobleme
- Schwierigkeiten, aus früheren Fehlern zu lernen
- mangelnde Voraussicht
- »Aufschieberitis«

Durch eine Stärkung Ihres präfrontalen Kortex können Sie auch einen mäßigenden Einfluss auf die impulsiveren, weniger flexiblen Strukturen Ihres limbischen Systems ausüben und Ängste und negative Gedankenkreisläufe leichter überwinden.

Wie schlecht ist Ihr Konzentrationsvermögen?

Achten Sie auf Anzeichen, die darauf hindeuten, dass Ihr präfrontaler Kortex nicht optimal funktioniert, damit Sie ihn mithilfe ätherischer Öle in Schwung bringen können! Haben Sie das Gefühl, dass folgende Eigenschaften auf Sie zutreffen:

- **Sind Sie leicht ablenkbar?** Lassen Sie sich zum Beispiel leicht von Ihrem Telefon oder den sozialen Medien aus dem Konzept bringen?
- **Sind Sie in Gedanken oft ganz woanders?** Fällt es Ihnen schwer, sich über längere Zeit zu konzentrieren, beispielsweise auf langen Autofahrten oder bei geistigen Aufgaben, die eine längere Aufmerksamkeitsspanne erfordern?
- **Haben Sie Aufmerksamkeitsprobleme?** Finden Sie es schwierig, in der Schule, bei Besprechungen oder längeren Gesprächen konzentriert zu bleiben?
- **Sind Sie zu impulsiv?** Fällt es Ihnen schwer, sich zu beherrschen und spontane Impulse oder Wünsche unter Kontrolle zu halten? Neigen Sie dazu, etwas zu sagen, ohne vorher über die Konsequenzen nachzudenken?

- **Sind Sie streitsüchtig?** Vielleicht suchen Sie nach Konflikten, um Ihren zu inaktiven präfrontalen Kortex anzuregen.
- **Sind Sie häufig deprimiert oder übellaunig?** Das könnte daran liegen, dass Ihr präfrontaler Kortex zu inaktiv ist und daher keinen mäßigenden Einfluss auf Ihr gefühlsbetontes limbisches System ausüben kann.
- **Haben Sie kein gutes Organisationsvermögen?** Ihre Wohnung, Ihr Arbeitsplatz, Ihr Auto, Ihr Kleiderschrank – alles ist ein einziges Chaos? Ein typisches Anzeichen für einen zu inaktiven präfrontalen Kortex ist ungeordneter, unerledigter Papierkram.
- **Können Sie nicht »loslassen«?** Gehen Ihnen immer wieder die gleichen Ereignisse und Gedanken im Kopf herum oder haben Sie immer wieder das gleiche Lied in den Ohren?
- **Fehlt es Ihnen an Motivation?** Haben Sie wenig Interesse, Energie oder Begeisterungsfähigkeit, um etwas zu erledigen, oder fällt es Ihnen schwer, Aufgaben überhaupt erst anzupacken?
- **Sind Sie nicht in der Lage, begonnene Aufgaben zu Ende zu führen?** Passiert es Ihnen manchmal, dass Sie ein Projekt anfangen und dann zum nächsten übergehen, ohne das erste abgeschlossen zu haben? Langweilen Sie sich schnell?
- **Fällt Ihnen das Zuhören schwer?** Fehlt es Ihnen an der nötigen Aufmerksamkeitsspanne, um der Person zuzuhören, die gerade spricht? Diese Eigenschaft trägt zu einem Mangel an Einfühlungsvermögen bei.
- **Sind Sie ein unorganisiert?** Das ist ein Zeichen für schlechte exekutive Funktionen. Bei einem zu inaktiven präfrontalen Kortex ist man nicht in der Lage, Projekte zu organisieren, zu planen oder in eine logische Reihenfolge zu bringen, die Details einer Situation oder eines Gesprächs zu überblicken und dabei gleichzeitig die übergeordneten Zusammenhänge im Auge zu behalten. Vielleicht fällt es Ihnen auch schwer, analytisch zu denken oder Entscheidungen zu treffen.

Wie verliert das Gehirn seine Fähigkeit, sich zu konzentrieren?

Chronischer Stress kann einen Schalter im Gehirn umlegen, der die Nervenbahnen zum präfrontalen Kortex hemmt. Dadurch wird der Boden für Angstzustände, Depressionen oder eine posttraumatische Belastungsstörung (PTBS) bereitet. In ähnlicher Weise lenken moderne Technologien unsere Aufmerksamkeit ab und schwächen die Schaltkreise, die das Gehirn braucht, um sich konzentrieren zu können. So wie ein Muskel verkümmert, wenn er zu selten beansprucht wird, schrumpft auch Ihr präfrontaler Kortex bei mangelnder Konzentration. Denn auch für Ihr Gehirn gilt der Grundsatz »Use it or lose it« (entspricht in etwa dem deutschen Sprichwort »Wer rastet, der rostet«). Wenn der präfrontale Kortex nicht regelmäßig genutzt wird, beginnt er zu verkümmern: Die neuronalen Schaltkreise, die für Konzentration, Aufmerksamkeit und die Organisation von Abläufen oder Ideen zuständig sind, werden geschwächt und schließlich völlig abgebaut.

Wenn die Nervenbahnen zu Ihrem präfrontalen Kortex gehemmt sind, müssen Sie diese Verbindungen reaktivieren, um Stress »abzuschalten«. Sie können sie auf manuellem Weg stimulieren, indem Sie ätherische Öle wie Pfefferminze, Rosmarin oder die Konzentrations-Ölmischung (Seite 216) auf Reflexpunkte an der Stirn – beispielsweise an den Schläfen – auftragen. Wenn Sie Ihren präfrontalen Kortex (durch bestimmte Denkmuster, ätherische Öle oder eine Kombination aus beidem) stimulieren, können Sie ihn dazu bringen, neue Nervenbahnen aufzubauen.

Ätherische Öle ermöglichen Ihnen den direktesten Zugang zu Ihrem Frontallappen

Der Riechnerv verläuft durch einen Knochen namens Siebplatte (oberhalb der Nasennebenhöhlen) direkt zum Frontallappen. Ihr Geruchssinn ist der einzige Sinn, der nicht den Thalamus (die Umschaltstelle für sämtliche sensorischen Signale) durchläuft, bevor

Zeigen Sie Panikattacken die Rote Karte!

Angstzustände können durch eine Überaktivität und Dominanz des rechten Frontallappens ausgelöst werden. Die rechte Gehirnhälfte verarbeitet die emotionalen Aspekte des menschlichen Erlebens und befähigt uns zu Einfühlungsvermögen und Mitgefühl; doch wenn diese Hirnhemisphäre überaktiv ist, kann das zu übermäßig intensiven Emotionen, Angstzuständen und innerer Anspannung beitragen.

Der Facharzt für funktionelle Neurologie Dr. Titus Chiu empfiehlt, ätherische Öle wie Lavendel oder Orange durch das linke Nasenloch zu inhalieren, um den linken Frontallappen zu aktivieren und eine Überaktivität des rechten Frontallappens auszugleichen. So entsteht ein harmonisches Gleichgewicht zwischen linker und rechter Gehirnhälfte, das zu einem Gefühl innerer Ruhe führt und Panikattacken zum Abklingen bringt.

Rechte und linke Gehirnhälfte ins Gleichgewicht bringen: Ihre Nasenlöcher bieten Ihnen einen direkten Zugang zu den beiden Gehirnhälften. Durch transdermale Anwendung ätherischer Öle können Sie Ihre beiden Hirnhemisphären gezielt stimulieren und auf diese Weise folgende Unausgewogenheiten in der rechten oder linken Gehirnhälfte ausgleichen:

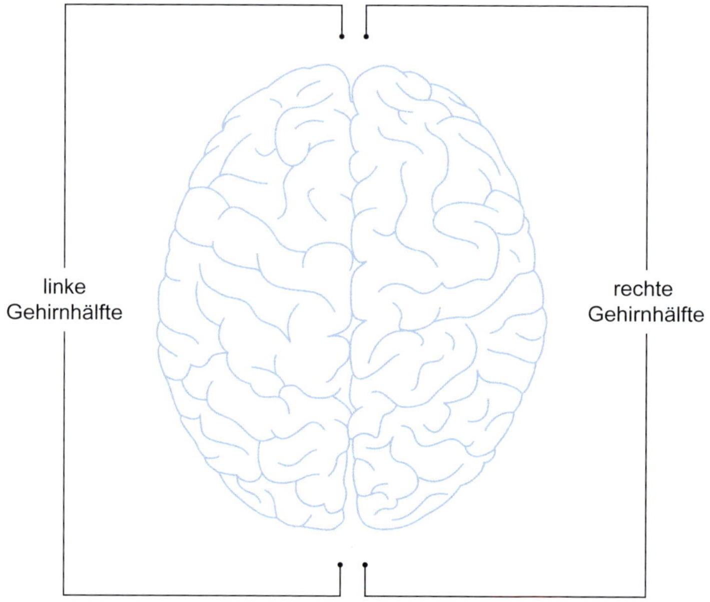

Zu den Anzeichen einer aus dem Gleichgewicht geratenen linken Gehirnhälfte gehören:

- schlechte mathematische Fähigkeiten
- schlechte verbale Fähigkeiten
- Lese- und Rechtschreibschwäche
- feinmotorische Probleme
- auditive Verarbeitungsprobleme
- zu schwache Immunabwehr
- schlechtes Gedächtnis für Details
- Kleinigkeiten entgehen Ihnen
- geringes Selbstwertgefühl
- Mangel an Motivation
- Vermeidung von Aufgaben

Zu den Anzeichen einer aus dem Gleichgewicht geratenen rechten Gehirnhälfte gehören:

- Ungeschicklichkeit/Unbeholfenheit
- Hyperaktivität/Ängstlichkeit
- schlechte nichtverbale Fähigkeiten
- Impulsivität/Unkonzentriertheit
- mangelnde Emotionskontrolle
- zwanghaftes/sich wiederholendes Verhalten
- unreifes Sozialverhalten
- Allergien/Autoimmunprozesse
- Desinteresse an körperlicher Aktivität
- fehlender Blick für die übergeordneten Zusammenhänge
- keinen Blickkontakt halten können
- schlechtes körperliches Raumempfinden

er das Vorderhirn erreicht. Alle anderen Sinnesorgane senden ihre Signale zuerst durch den Thalamus, der sie dann zur geistigen Wahrnehmung an die entsprechenden Hirnregionen weiterleitet.

Ihre Nasenlöcher stehen mit unterschiedlichen Gehirnhälften in Verbindung. Genauer gesagt korrespondiert das rechte Nasenloch mit der rechten und das linke Nasenloch mit der linken Hirnhemisphäre, sodass Sie Ihre rechte und linke Gehirnhälfte getrennt voneinander behandeln können.

Durchblutung und Konzentration

Wenn Sie sich konzentrieren, verstärkt sich die Durchblutung Ihres Gehirns, vor allem im präfrontalen Kortex. Dadurch können Sie sich besser konzentrieren, mit der nötigen geistigen Ausdauer an Aufgaben arbeiten und vorausdenken. Wissenschaftlichen Untersuchungen zufolge nimmt die Durchblutung bei ADS/ADHS-Patienten ab, wenn sie versuchen, sich zu konzentrieren, sodass ihnen diese geistige Ausdauer besonders schwerfällt.

Im Gehirn von ADS/ADHS-Patienten ist die Konzentration des anregenden Neurotransmitters Noradrenalin, der Körper und Gehirn für Aktivitäten mobilisiert, besonders niedrig; das Gleiche gilt für den Spiegel des Nervenbotenstoffs Dopamin, der an der Regulation des Belohnungs- und Lustzentrums des Gehirns beteiligt ist. Viele Medikamente zur Behandlung von ADS/ADHS erhöhen den Dopamin- und Noradrenalinspiegel und tragen auf diese Weise zu einer vermehrten Aktivierung des präfrontalen Kortex bei.

Amygdala-Hijack

Ihre Amygdala erkennt potenzielle Gefahren und löst in solchen Situationen eine erste reflexartige emotionale Reaktion aus. Als Nächstes bewertet der präfrontale Kortex – das Entscheidungszentrum Ihres Gehirns – die Situation und gibt Ihnen anschließend einen Impuls zum Handeln. Er kooperiert mit Ihrem Angstzentrum (der Amygdala), damit Sie Ihre Reaktionen auf potenzielle Gefahren richtig beurteilen und besser steuern können.

Wenn Sie zum Beispiel im Wald spazieren gehen und glauben, auf dem Boden eine Schlange zu sehen, könnte Ihre Amygdala eine sofortige Reaktion auslösen, die Sie zurückspringen lässt. Als Nächstes alarmiert die Amygdala Ihren präfrontalen Kortex, der die Situation bewertet. Stellt dieser fest, dass es sich bei der Schlange in Wirklichkeit um einen Stock handelt, beruhigt sich die Amygdala wieder, und Ihre Panikreaktion lässt nach.

Solange zwischen Ihrem präfrontalen Kortex und Ihrer Amygdala eine starke Verbindung besteht, bleibt Ihre Angstreaktion unter Kontrolle. Doch durch chronischen Stress kann sich dieses Gleichgewicht verschieben: Er beschleunigt den Fluss der elektrischen Signale zu Ihrem Angstzentrum Amygdala und schwächt die Verbindung zwischen der Amygdala und dem hemmenden präfrontalen Kortex. Diese zu schwache Verbindung, die man als »Amygdala-Hijack« (*Hijack* steht für »Entführung oder feindliche Übernahme«) bezeichnet, setzt Ihre Fähigkeit zur Stressbewältigung außer Kraft und bereitet den Boden für Angstzustände, Depressionen und andere Unausgewogenheiten in Ihrem limbischen System.

Wenn Ihr präfrontaler Kortex geschädigt ist oder nicht ausreichend stimuliert wird, fällt Ihnen schon die Planung der kleinsten Aufgabe ungeheuer schwer und Sie leiden permanent unter Angstzuständen. Funktionelle bildgebende Untersuchungen des Gehirns zeigen deutlich, dass eine Aktivierung des präfrontalen Kortex dazu beiträgt, die Reaktivität der Amygdala herunterzuregulieren und emotionales Verhalten unter Kontrolle zu bringen. Eine übermäßige, nicht durch den präfrontalen Kortex unter Kontrolle gehaltene Amygdala-Reaktivität kann sich in Form von Depressionen, Angstzuständen, impulsiver Aggressivität und Persönlichkeitsstörungen äußern. Solche Symptome treten auch häufig bei Menschen auf, die vor Kurzem eine Verletzung des Frontallappens erlitten haben.

Durch häufige Stimulation Ihres präfrontalen Kortex können Sie dafür sorgen, dass die gesunde Verbindung zwischen dieser Gehirnregion und der Amygdala nicht geschwächt wird. Das trägt wiederum dazu bei, Ihre Reaktionen auf Angstreize abzuschwächen und konditionierte Angstreaktionen wie beispielsweise Angststörungen oder eine posttraumatische Belastungsstörung (PTBS) zu heilen.

Die Rolle des präfrontalen Kortex bei ADHS und Depressionen

Eine zu schwache Verbindung zwischen rechtem oder linkem präfrontalem Kortex und Amygdala kann sich auch in Form von ADHS-Symptomen zeigen. Wenn Ihr linker präfrontaler Kortex beispielsweise zu inaktiv ist, während Sie sich auf eine Aufgabe konzentrieren, Ihre Amygdala hingegen überaktiv ist, kann das zu einer Dysregulation des Gehirns, zu ADHS und depressiven Symptomen (beispielsweise Launenhaftigkeit, Reizbarkeit, geringem Selbstwertgefühl und negativen Gedankenkreisläufen) führen. Und nicht nur das: Bei einer depressiven Verstimmung hat man auch plötzlich weniger Interesse an Aktivitäten, die einem früher Spaß gemacht hatten, leidet unter Gefühlen der Hoffnungslosigkeit und neigt dazu, sich in sein Schneckenhaus zurückzuziehen. Das liegt daran, dass die Amygdala Ihre emotionale Verfassung reguliert und darüber entscheidet, wie glücklich oder traurig Sie sind; und das wirkt sich wiederum auf Motivation, Antrieb, Aufmerksamkeit und Ihre Fähigkeit aus, emotionale Beziehungen zu anderen Menschen aufzubauen.

Sie können Ihren linken präfrontalen Kortex stärken, indem Sie ein anregendes ätherisches Öl wie Pfefferminze oder Rosmarin auf die linke Schläfe auftragen oder durch das linke Nasenloch inhalieren. Das kann die Funktion des präfrontalen Kortex stimulieren und einen mäßigenden Einfluss auf die impulsiveren, weniger flexiblen Strukturen der Amygdala ausüben.

Stimulation des präfrontalen Kortex durch ätherische Öle

Durch das Auftragen ätherischer Öle auf Reflexpunkte an Ihrer Stirn können Sie die Durchblutung in diesem Bereich anregen und Ihren präfrontalen Kortex stärken. Dadurch verbessern sich wiederum Gehirnfunktion, Konzentrationsvermögen, Gedächtnis und die Verarbeitungsgeschwindigkeit Ihres Gehirns. Außerdem kann man dadurch einem Abbau der kognitiven Fähigkeiten vorbeugen oder ihn sogar wieder rückgängig machen.

Diese Reflexpunkte entwickeln sich bereits im Mutterleib, um die Durchblutung des ungeborenen Kindes zu fördern, und zwar während der Zeit, in der sich sein Herz entwickelt. Diese Schaltkreise bleiben aber auch nach der vollständigen Entwicklung des Herzens weiter bestehen, um die Durchblutung zu fördern und den Blutfluss zu bestimmten Organen oder Hirnregionen zu aktivieren.

Wenn wir unter Stress stehen, fließt das Blut in den hinteren Teil unseres Gehirns, wo Langzeiterinnerungen gespeichert werden. Wenn wir geeignete ätherische Öle auf diese Punkte an der Stirn auftragen, verlagern sich die Energie und der Blutfluss aus den eher emotionalen Bereichen des Mittelhirns zum präfrontalen Kortex. Das verhilft uns zu mehr geistiger Ruhe und logischem, rationalem Denken. Wissenschaftlichen Untersuchungen zufolge schalten sich diese neurovaskulären (die Blutgefäße von Hirn und Rückenmark betreffend) Punkte als Reaktion auf Stress ab, wie wenn eine Sicherung herausspringt. Durch Auftragen ätherischer Öle auf diese Punkte schalten sie sich wieder ein, und der Blutfluss zum präfrontalen Kortex nimmt zu.

Wenn man die Reflexpunkte an der Innenseite der Augenbrauen, an den Schläfen und am Haaransatz sowohl in der rechten als auch in der linken Stirnhälfte stimuliert, verstärkt sich die Durchblutung in diesem Bereich. Ätherische Öle wie beispielsweise schwarzer Pfeffer steigern die Durchblutung der betreffenden Hirnregionen ebenfalls:

Trägt man die Konzentrations-Ölmischung (Seite 216) auf bestimmte Reflexpunkte auf, kann man die Stimulation der ihnen zugeordneten Gehirnbereiche dadurch verstärken.

Man kann diese Stirnpunkte aber auch manuell stimulieren. Wissenschaftlichen Untersuchungen zufolge nimmt der Stress umso mehr ab, je länger Sie auf diese Punkte drücken. Wenn Sie zusätzlich auch noch ätherische Öle auf die Punkte auftragen, können Sie die Energie wesentlich länger halten. Dadurch verstärkt sich die positive gesundheitliche Wirkung dieser Stimulation.

Viele Therapeuten stellen bei Muskeltests fest, dass diese Stirnpunkte sich oft sogar noch besser für die Anwendung ätherischer Öle eignen als die Organpunkte oder die Ohren. Diese Technik wurde erfolgreich mit kinesiologischen Behandlungsmethoden wie dem »Five Element Meridian Release«- und dem »Emotional Stress Release«-Verfahren kombiniert. (Bei der Kinesiologie handelt es sich um ein sehr populäres Behandlungsverfahren, mit dem man die Körperhaltung, innere Einstellung und Energie eines Patienten ins Gleichgewicht bringen und dadurch Stress und Schmerzen lindern kann.)

Verbesserung von ADS/ADHS-Symptomen durch ätherische Öle

Natürliche Heilmittel wie ätherische Öle können nach Ansicht des verstorbenen Dr. Terry Friedmann gegen ADS/ADHS-Symptome helfen. Eine Mischung aus Zedern-, Weihrauch-, Lavendel- und Vetiveröl (Seite 234) hat sich bei Kindern mit Aufmerksamkeitsdefizit-/Hyperaktivitätsstörung als besonders hilfreich erwiesen: Wenn die kleinen ADS/ADHS-Patienten diese Ölmischung 30 Tage lang dreimal täglich inhalierten, zeigten sie ein besseres Konzentrationsvermögen und ein ruhigeres Verhalten. Und nicht nur das – dadurch verbesserten sich auch ihre Gehirnströme, wie die Wissenschaftler mithilfe eines Elektroenzephalografen feststellten, der elektrische Impulse im Gehirn misst: Diese Ölmischung verlagerte die Gehirnwellen vom unkonzentrierten Theta-Zustand in den geistig wachen, aufmerksamen Beta-Zustand. Nach Anwendung von Vetiveröl waren Verbesserungen im Beta-Theta-Verhältnis festzustellen. Auch den Eltern fielen bei ihren Kindern Verbesserungen im häuslichen Verhalten und in den schulischen Leistungen auf.

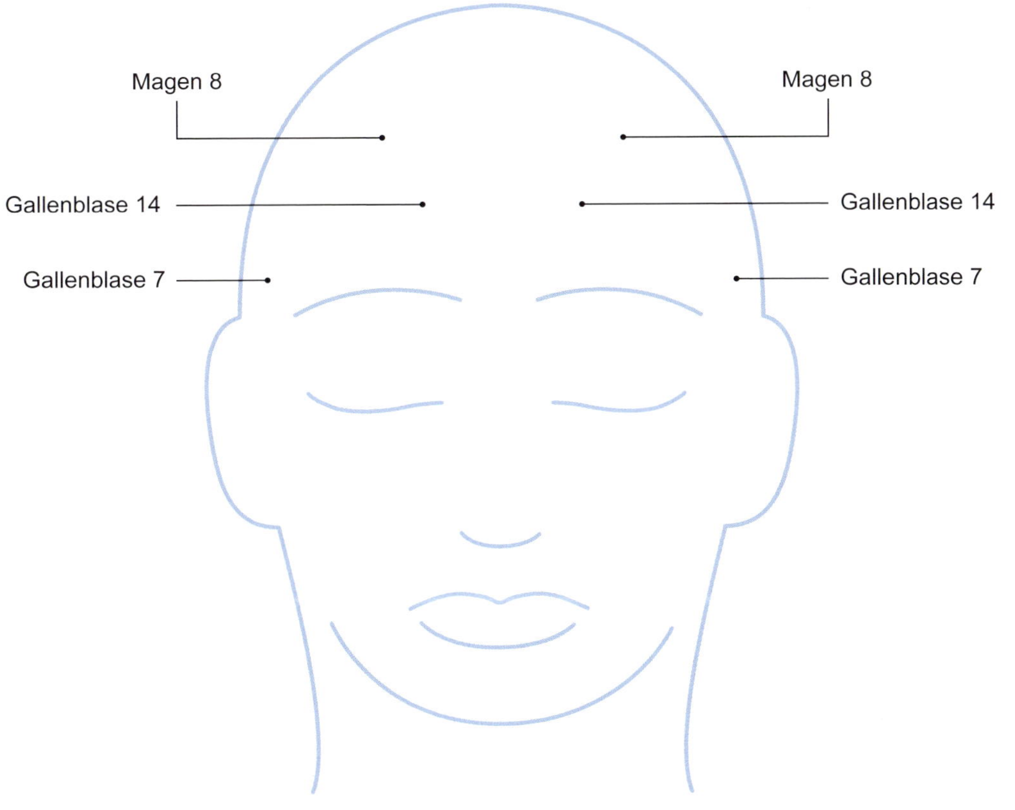

Anwendungspunkte auf der Stirn

Meridiane sind Energiebahnen im Körper, die Ihre Organsysteme ernähren, erhalten und unterstützen. Die Traditionelle Chinesische Medizin (TCM) versucht (entweder mithilfe von Akupunkturnadeln oder ätherischen Ölen) Blockaden im Meridiansystem zu beseitigen, um einem Energiemangel oder -überschuss in bestimmten Körperregionen vorzubeugen, der unsere Gesundheit aus dem Gleichgewicht bringt.

Magen 8: An den beiden Eckpunkten der Stirn in der Nähe des Haaransatzes. Durch Auftragen von Ölen auf diese beiden Punkte kann man Schwindelgefühle und Schmerzen (vor allem Kopfschmerzen und Migräne) lindern.

Gallenblase 14: Auf der Stirn, direkt oberhalb der Augenmitte, einen Fingerbreit über den Augenbrauen in der Vertiefung des Augenbrauenwulstes. Durch Auftragen von Ölen auf diese beiden »mentalen Heilungspunkte« kann man Gedächtnis und Erinnerungsvermögen verbessern, negative Gedanken in positive verwandeln, sein Denken neu programmieren und geistigen Stress abbauen.

Gallenblase 7: Seitlich in der Vertiefung des unteren Schläfenbereichs, einen guten Zentimeter von den Augenbrauen entfernt. Durch Auftragen von Ölen auf diese beiden Punkte kann man Gedächtnis, Konzentrationsvermögen und die geistige Verfassung verbessern. Außerdem hilft es gegen Schwindel und Kopfschmerzen.

KAPITEL
4

SCHRITT 4

Stress abbauen, Ihre Stimmung verbessern und abnehmen

Stress, emotionaler Aufruhr und überflüssige Pfunde können an Ihrer körperlichen und emotionalen Energie zehren. Wenn Ihr Gehirn in einem chronischen Stressmodus festgefahren ist und Sie in Lebensgefahr wähnt, wird es alle verfügbaren Energien und Ressourcen, die sonst für Heilungsprozesse genutzt werden könnten, für Ihr Überleben einsetzen. Das wirkt sich negativ auf Ihr Körpergewicht und Ihre Stimmung aus; beispielsweise kann es zu Depressionen und Angstzuständen führen. Mithilfe ätherischer Öle kann Ihr Gehirn Stressreaktionen leichter überwinden; dadurch werden Energie und Ressourcen frei, die Ihr Körper dann für seinen Heilungsprozess und zum »Abspecken« nutzen kann und dank denen sich außerdem auch Ihre Stimmung verbessern wird.

Stress abbauen

Stress ist die Grundursache aller Krankheiten. Er fährt unsere Verdauung, Entgiftungstätigkeit und Immunfunktion herunter. Außerdem trägt er zur Entstehung systemischer Entzündungen bei, die sich negativ auf den Darm und die Stimmung auswirken, den Blutzuckerspiegel durcheinanderbringen und zu Schlafproblemen und Müdigkeit beitragen können. Und nicht zuletzt sind Stresshormone wie beispielsweise Cortisol schädlich für Körper und Gehirn.

Stress ist Ihre Reaktion auf gefährliche (oder als gefährlich wahrgenommene) Situationen. Bei dem Wort »Stress« denken wir oft an psychische Herausforderungen – zum Beispiel einen stressigen Job, eine belastende Situation oder Beziehungsstress. All diese Faktoren sind zwar eindeutig belastend für den Körper, aber sie sind nicht die einzige Ursache von Stress. Jeder physische, umweltbedingte, physiologische, emotionale oder psychische Reiz, den der Verstand als Bedrohung wahrnimmt, kann ein Stressfaktor sein. Die Stressreaktion, die daraufhin eintritt, versorgt Sie mit der Energie, die Sie zum Überleben brauchen.

Physischer Stress: Alles, was den Körper belastet – beispielsweise Verletzungen, Kopfschmerzen, chronische Entzündungsprozesse, Schmerzen, Narben oder Operationen, Fehlstellungen wie etwa ein zusammengebissener Kiefer, ja sogar körperliche Anstrengung – kann Ihren Organismus unter Stress setzen.

Umweltstress: Umweltgifte wie Schimmel, Pestizide, Herbizide, Umweltverschmutzung, Haushaltschemikalien (zum Beispiel in Hautpflege- und Reinigungsprodukten), Chlor oder Fluorid im Leitungswasser, Lebensmittelzusatzstoffe oder Konservierungsmittel, elektromagnetische Emissionen von Mobiltelefonen, WLAN, Computern, Mobilfunkmasten oder intelligenten Messgeräten – all das kann Ihre Stressbelastung erhöhen.

Physiologischer Stress: Auch natürliche Abläufe im Körper können zu Ihrem Stressniveau beitragen: Leichte Infektionen, Parasiten, Fieber, Nahrungsmittelüberempfindlichkeiten, ein schwankender Blutzuckerspiegel, Vitamin- oder Mineralstoffmangel, eine unausgewogene Darmflora, ein undichter Darm, Verstopfung, Schlafmangel, Dehydrierung, Verdauungs-, Herz-Kreislauf- oder Hautprobleme, Autoimmunprozesse und eine Belastung von Leber oder Nieren durch Giftstoffe – all das kann Ihr kumulatives Stressniveau erhöhen.

Psychischer oder durch äußere Umstände bedingter emotionaler Stress: Negative Erlebnisse wie der Tod eines geliebten Menschen, eine Scheidung, eine Operation, finanzielle Nöte, ungute Beziehungen oder ein ungesundes Arbeitsumfeld und andere Umstände, die ein Gefühl der Hilflosigkeit hervorrufen, können Ihr Stressniveau ebenfalls erhöhen.

Innerlicher emotionaler Stress: Ihr Körper kann eine wahrgenommene emotionale oder in Gedanken vorausgesehene Bedrohung nicht von akutem physischem Stress unterscheiden. Daher mobilisiert er auch bei solchen Bedrohungen eine Stressreaktion: zum Beispiel bei Gedanken der Angst, Wut und Traurigkeit; bei Denkmustern wie Schuldgefühlen oder Eifersucht; und bei Emotionen beziehungsweise emotionalen Reaktionen wie Macht- oder Hilflosigkeit, zu schwachen Grenzen, selbstschädigendem Verhalten, Schock oder Trauma und Gefühlen der Scham, Demütigung, Wertlosigkeit oder des Verratenwerdens.

Wenn mehrere Stressfaktoren zusammenkommen

Stressfaktoren addieren und kumulieren sich. Die Menge und Intensität der Stressoren, denen Sie ausgesetzt sind, aber auch ihre Häufigkeit und Dauer summieren sich zu Ihrer Gesamtstressbelastung. Je mehr Stress zusammenkommt, mit umso höherer Wahrscheinlichkeit sind Sie damit überfordert. Stellen Sie sich zum Vergleich einmal eine volle Tasse Wasser vor: Schon ein einziger zusätzlicher Wassertropfen bringt die Tasse zum Überlaufen. Genauso ist es auch mit dem Stress: Wenn unser Stresseimer voll ist, kann er sehr leicht überlaufen.

Jeder Stressfaktor, den Sie aus Ihrem Leben verbannen, erhöht Ihre Widerstandsfähigkeit. Selbst das Aufräumen Ihres häuslichen Umfelds und das Aussortieren von Gegenständen, die Sie nicht mehr brauchen oder verwenden, kann einen wichtigen Beitrag zum Stressabbau leisten.

Der physiologische Stress, der durch das bloße Funktionieren Ihres Organismus entsteht, macht mindestens 30 Prozent der gesamten Stressbelastung Ihres Körpers aus. Wenn Sie versuchen, Ihre Stressbelastung zu reduzieren, ist es wichtig, auch diese physiologischen Funktionen ins Gleichgewicht zu bringen.

Ein unausgewogener Blutzuckerspiegel kann eine Cortisolreaktion auslösen und dadurch Ihr Stressniveau erhöhen. Ein entzündeter Darm kann undicht werden, sodass schädliche Substanzen (beispielsweise Giftstoffe oder Krankheitserreger) durch die Darmschleimhaut ins Blut gelangen und den Körper belasten. Durch die mangelhafte Aufnahme (Malabsorption) von Nährstoffen erhält Ihr Körper nicht die Vitamine und Mineralstoffe, die er für die chemische Bewältigung von Stressreaktionen benötigt. Wenn Giftstoffe nicht aus dem Körper ausgeschieden werden, gelangen sie wieder ins Blut und werden ebenfalls zu einem Stressfaktor.

Auch die Dauer der Stressbelastung spielt eine Rolle

Kurzfristiger Stress ist ein ganz normaler Bestandteil des Lebens: Er hält uns wach und motiviert und versetzt uns in die Lage, Gefahren aus dem Weg zu gehen. Der Mensch ist dafür geschaffen, Stresssituationen zu erleben, darauf zu reagieren und anschließend wieder ins Gleichgewicht zu kommen. Problematisch ist nur chronischer oder länger andauernder körperlicher, geistiger und emotionaler Stress: Er begünstigt die Entstehung chronischer Entzündungsprozesse und schwächt das Immunsystem. Chronischer Stress führt zu körperlichen Beschwerden wie erhöhtem Blutdruck, Magengeschwüren, Schmerzen, Müdigkeit und Kopfschmerzen, aber auch zu emotionalen Reaktionen wie Ängsten, Depressionen, Panikattacken und Reizbarkeit.

Stress wirkt sich auf drei verschiedene Hirnregionen aus

Stress löst einen Dominoeffekt im Körper aus, der ihn in höchste Alarmbereitschaft versetzt, eine Kampf-oder-Flucht-Reaktion hervorruft und sämtliche verfügbaren Energien und Ressourcen freisetzt, um der wahrgenommenen Bedrohung zu entkommen. Das bezeichnet man als Stressreaktion, und es wirkt sich auf drei verschiedene Hirnregionen aus: das sympathische Nervensystem, die Hypothalamus-Hypophysen-Nebennieren-Achse (HHN) und das limbische System.

Sympathisches Nervensystem

Die erste Verteidigungslinie Ihres Körpers gegen Stress ist der sympathische Zweig des autonomen Nervensystems (Seite 38). Stress aktiviert Ihre Überlebensreaktion, indem er die Ausschüttung von Hormonen wie beispielsweise Adrenalin auslöst und den Blutfluss vom Gehirn zum Herzen, zur Lunge und in die Extremitäten umkanalisiert, damit Sie möglichst schnell vor der Gefahr fliehen können.

HHN-Achsen-Stressreaktion

Stress mobilisiert Energie in Form von Stresshormonen, die über eine in Ihrem endokrinen System ablaufende komplexe Hormonkaskade ausgeschüttet werden. An dieser Hormonkaskade ist eine dreiteilige Kommandokette namens HHN-Achse (Hypothalamus-Hypophysen-Nebennieren-Achse, Seite 131) beteiligt. Diese HHN-Interaktionen bleiben so lange aktiv, bis die ausgeschütteten Hormone den von Ihrem Körper benötigten Spiegel erreicht haben, und werden dann mithilfe einer Reihe chemischer Reaktionen abgeschaltet.

Limbisches System

Das limbische System ist die Emotionszentrale Ihres Gehirns. Es besteht aus einem komplexen System aus Nerven und neuronalen Netzwerken, die als wichtiger Sicherheitsfilter dienen: Sie analysieren und filtern eingehende Reize – beispielsweise Gefühle wie Angst, Wut, Kummer, Verzweiflung oder Hoffnungslosigkeit –, um festzustellen, ob sie eine Bedrohung für Ihr Überleben darstellen.

Hypothalamus

Der Hypothalamus reguliert die Stressreaktionen Ihres Körpers, indem er den Cortisolspiegel in Ihrem Blut kontinuierlich überwacht und die Signale, die an den Körper gesendet werden, dann so modifiziert, dass entweder mehr oder weniger Cortisol produziert wird. (Nähere Informationen darüber, was passiert, wenn Hypothalamus und Hypophyse aus dem Gleichgewicht geraten, finden Sie auf Seite 146.)

Wenn Ihr Hypothalamus das Signal erhält, dass die richtige Cortisolmenge freigesetzt wurde, hemmt er die Signale zur Produktion von weiterem Cortisol. Dieses Phänomen bezeichnet man als negative Feedbackschleife, die allerdings nur dann funktioniert, wenn der Hypothalamus genau die richtige Rückmeldung erhält. Chronischer oder länger anhaltender Stress kann den Hypothalamus überstimulieren und in seiner Fähigkeit zum Empfang klarer Signale beeinträchtigen. Das kann dazu führen, dass der Hypothalamus Ihren Nebennieren immer weiter signalisiert, übermäßig viel Cortisol auszuschütten. Durch diese ständige Cortisolausschüttung werden Stresssignalwege in Ihr Gehirn einprogrammiert. Dadurch nehmen Ihre Stressanfälligkeit und Ihre Neigung zu Angstzuständen, Depressionen, posttraumatischer Belastungsstörung (PTBS) und anderen affektiven Störungen zu.

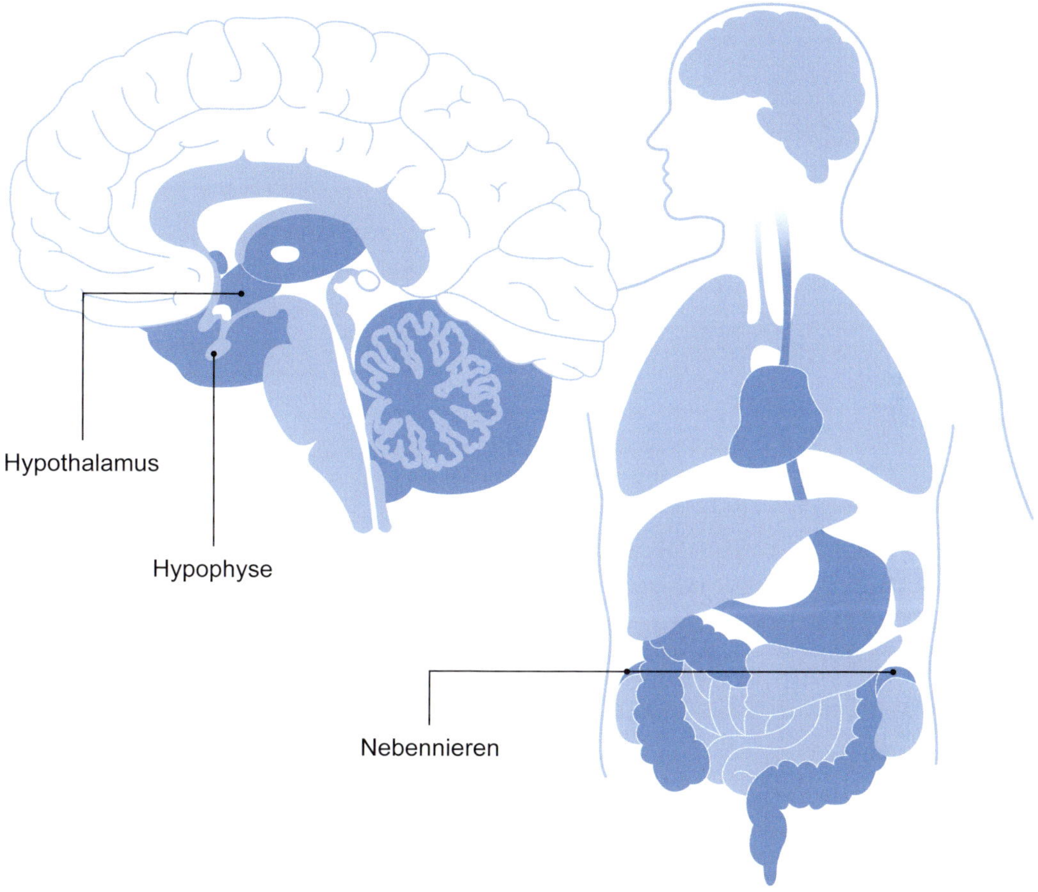

Die Hypothalamus-Hypophysen-Nebennieren-Achse (HHN-Achse oder HPA)

H Der Hypothalamus, eine ungefähr perlengroße Gehirnregion, dient als Steuerungszentrale für neuronale und hormonelle Signale, die das Gehirn vom Körper empfängt oder an ihn sendet. Wenn Ihr Hypothalamus ein Stresssignal erhält, schüttet er das Corticotropin-Releasing-Hormon (CRH) aus, um den Stressreiz an die Hypophyse weiterzuleiten.

H Die Hypophyse – die »Mittelsfrau« Ihres Hormonsystems – empfängt hormonelle Botschaften vom Hypothalamus und »übersetzt« diese in andere Hormone, die an Schilddrüse, Nebennieren und Geschlechtsorgane weitergeleitet werden. Als Reaktion auf entsprechende Trigger durch den Hypothalamus sendet die Hypophyse ein Signal an die Nebennieren, Cortisol zu produzieren.

N Die Nebennieren sind für die Produktion und Ausschüttung des Stresshormons Cortisol zuständig. Die Hauptaufgabe von Cortisol besteht darin, Energie bereitzustellen, damit der Körper Stresssituationen überlebt. So erhöht Cortisol beispielsweise den Blutzuckerspiegel, um dem Körper mehr Energie für Stressreaktionen zu liefern. Eine ständig zu hohe Cortisolausschüttung setzt die Reparatur- und Heilungsprozesse des Körpers außer Kraft.

Eine gesunde Nebennierenfunktion und Stressbewältigungsfähigkeit hängt davon ab, dass Ihr Hypothalamus richtig funktioniert. Ätherische Öle können einen »Neustart« des Hypothalamus bewirken und auf diese Weise zu einer Wiederherstellung seiner gesunden Funktion beitragen (das Rezept für eine Hypothalamus-Ölmischung finden Sie auf Seite 213).

Hypophyse

Wenn der Hypothalamus der Unternehmenschef Ihres Organismus ist, fungiert Ihre Hypophyse eher als Geschäftsführerin. Als Reaktion auf Hormon- und Nervensignale aus dem Hypothalamus sendet die Hypophyse hormonelle Botschaften an andere endokrine Drüsen und signalisiert diesen, ihre jeweiligen Hormone entweder auszuschütten oder zurückzuhalten und auf diese Weise verschiedene physiologische Prozesse (wie Stress, Wachstum, Fortpflanzung, Schilddrüsenfunktion und Wasserhaushalt) zu regulieren.

Wenn Sie etwas für die Gesundheit Ihrer Hypophyse tun möchten, sollten Sie sich ätherisches Weihrauchöl aus Somalia anschaffen, das eine starke entzündungshemmende Wirkung hat. Tragen Sie bis zu fünfmal täglich einen kleinen Klecks auf die Mitte Ihrer Stirn oder auf Ihren Gaumen auf.

Nebennieren

Die Nebennieren sind dreieckige kleine Drüsen, die auf den Nieren aufsitzen und Ihren Körper bei seiner Stressreaktion unterstützen, indem sie die Stresshormone Cortisol und Adrenalin ausschütten. Diese Hormone tragen zur Mobilisation von Ressourcen bei, um in Gefahrensituationen Ihre Überlebenschancen zu verbessern: Sie erhöhen Herzfrequenz und Muskeltonus und sorgen dafür, dass mehr Energie für Ihren Körper bereitgestellt wird. Außerdem kanalisieren sie alle verfügbare Energie entweder in den Kampf gegen den Stressfaktor oder in die Flucht vor der Gefahr und fahren sämtliche Körpervorgänge zurück, die für das unmittelbare Überleben nicht unbedingt notwendig sind, beispielsweise Immunsystem, Verdauung, Entgiftung und Fortpflanzung.

Zwischen Cortisol und Entzündungsprozessen besteht eine zweifache Beziehung, denn dieses Hormon kann sowohl entzündungsfördernd als auch entzündungshemmend wirken – eine Dynamik, die sich im Lauf der Zeit verändert: Kurzfristig bringt Cortisol Entzündungen zum Abklingen und erhöht dadurch Ihre Überlebenschancen. Doch mit der Zeit verringert ein ständig hoher Cortisolspiegel die Cortisolempfindlichkeit Ihrer Gewebe und untergräbt damit die entzündungshemmende Wirkung dieses Hormons.

So werden Ihre Nebennieren widerstandsfähiger

Jede Stressreaktion löst eine Nebennierenreaktion aus. Daher ist es wichtig, Ihre Nebennieren möglichst gesund und belastbar zu erhalten, um Ihr Energieniveau und Ihre Stresstoleranz zu erhöhen. Wenn Ihre Nebennieren mit zu viel Stress zu kämpfen haben, geraten sie entweder in eine Über- oder Unterfunktion und beides geht mit unangenehmen Folgen einher.

Bei einer Überfunktion schalten Ihre Nebennieren in den »Overdrive-Modus« und schütten viel mehr Cortisol aus, als sie sollten. Dadurch kann es unter anderem zu folgenden Symptomen kommen:

- Neigung zu »Nachtaktivität«
- Einschlafstörungen
- Man ist oft überdreht und kann sich nur schwer wieder beruhigen
- Blutdruck über 120/80
- Aufgedrehtsein oder Nervosität nach Kaffeekonsum
- Zusammenbeißen der Zähne oder Zähneknirschen
- Man ist äußerlich ruhig, aber innerlich aufgewühlt
- Anfälligkeit für Arthritis
- Man gerät leicht ins Schwitzen
- Neigung zu verstauchten Knöcheln oder Schienbeinkantensyndrom

Bei einer Unterfunktion dagegen sind die Nebennieren so erschöpft, dass sie als Reaktion auf Stresssituationen keine Hormone mehr produzieren oder ausschütten können – ein Phänomen, das man als Nebennierenschwäche bezeichnet und das unter anderem folgende Symptome hervorruft:

- Morgens nicht richtig »in die Gänge kommen«
- Müdigkeit, die sich durch Schlaf nicht bessert
- Chronische Kreuzschmerzen, die sich bei Müdigkeit verschlimmern
- Schwindelgefühl bei plötzlichem Aufstehen
- Schmerzen nach einer chiropraktischen Korrektur; oder der Körper kehrt nach solchen Behandlungen immer wieder in seine frühere Fehlstellung zurück
- Heißhunger auf salzige Lebensmittel oder übermäßiges Salzen, bevor man eine Speise überhaupt probiert hat
- Gähnen oder Kopfschmerzen am Nachmittag
- Lichtempfindlichkeit, sodass man das Bedürfnis hat, eine Sonnenbrille zu tragen, auch wenn die Sonne nicht scheint

Gegen überaktive oder erschöpfte Nebennieren werden häufig bestimmte Nahrungsergänzungsmittel empfohlen; doch das Hauptziel sollte darin bestehen, Ihre Nebennieren wieder ins Gleichgewicht zu bringen. Dabei können ätherische Öle eine wichtige Rolle spielen.

Die Nebennieren mit ätherischen Ölen wieder ins Gleichgewicht bringen

Ebenso wie adaptogene Heilpflanzen (die dem Körper bei der Anpassung an Stress helfen) können Sie auch ätherische Öle dazu einsetzen, die Nebennieren in ihrer Funktion zu unterstützen, damit diese Ihnen die optimalen Energiereserven für Ihren Heilungsprozess liefern. Pflanzen und ätherische Öle haben eine homöostatische Wirkung: Das heißt, sie zwingen dem Körper keine Veränderungen auf, sondern liefern ihm einfach genau das, was er braucht, um wieder ins Gleichgewicht zu kommen, indem sie die Ausschüttung bestimmter chemischer Botenstoffe anregen oder hemmen.

Das ist für Ihre Nebennieren, die mehrmals am Tag zwischen Über- und Unterfunktion hin und her schalten können, ganz besonders wichtig. Bei einer 24-Stunden-Messung Ihres Cortisolspiegels würden Sie feststellen, dass er manchmal zu hoch und manchmal zu niedrig ist. Im Gegensatz zu Nahrungsergänzungsmitteln, die die Cortisolausschüttung entweder anregen oder hemmen, holen ätherische Öle Ihren Körper dort ab, wo er gerade steht, und bringen ihn ins Gleichgewicht. (Auf Seite 211 erfahren Sie, mit welchen ätherischen Ölen Sie Ihre Nebennieren wieder ins Gleichgewicht bringen können.)

Das limbische System

Man kann sich das limbische System wie ein hochsensibles Sicherheitssystem vorstellen: Es ordnet sämtliche Sinneseindrücke aufgrund früherer Erfahrungen entweder als bedrohlich oder nicht bedrohlich ein. Das limbische System umfasst mehrere Hirnregionen: die Amygdala (die für unsere Emotionen zuständig ist), den Hypothalamus (der das autonome Nervensystem und die Hormone reguliert) und den Gyrus cinguli (der Blutdruck, Herzfrequenz und Aufmerksamkeit steuert). Das limbische System wirkt sich aber auch auf unser Langzeitgedächtnis aus, und zwar über den Hippocampus, der für Emotionen oder Erinnerungen zuständig ist, die durch bestimmte Gerüche ausgelöst werden.

Wenn das limbische System durch Chemikalien, toxische Schimmelpilze, Viren, Infektionen, Entzündungsprozesse, Verletzungen oder Stress geschädigt ist, funktioniert diese Filterfunktion oft nicht mehr so gut: Dann kann es passieren, dass Gehirn und Körper sensorische oder emotionale Reize, die sie normalerweise nicht als Gefahr einstufen würden, anders interpretieren und kodieren und auch anders darauf reagieren.

So stuft ein überempfindliches limbisches System nicht bedrohliche Reize beispielsweise als bedrohlich ein, löst unwillkürliche traumatische Muster aus und trägt zu verzerrten unbewussten Reaktionen, Sinneswahrnehmungen und Schutzreaktionen bei. Mit der Zeit kann diese Übererregbarkeit andere Systeme Ihres Körpers schwächen. Dann kann Ihr Organismus sich nicht mehr so gut ausruhen, erholen, verdauen, seine Stimmung stabilisieren und seine motorischen und kognitiven Funktionen aufrechterhalten; und auch seine Fähigkeit zur Entgiftung und Selbstheilung lässt nach.

Mit anderen Worten: Eine Beeinträchtigung des limbischen Systems kann Ihr Gehirn für negative Stressreaktionen sensibilisieren, die zu chronischem Krankheitsverhalten und anderen Problemen wie beispielsweise chronischer Müdigkeit, Fibromyalgie und multipler Chemikaliensensibilität führen.

Symptome eines beeinträchtigten limbischen Systems

Hier ein paar Anzeichen dafür, dass Ihr limbisches System nicht so gut funktioniert, wie es sollte:

- Gehirnnebel oder mangelndes Konzentrationsvermögen
- Müdigkeit und Energiemangel
- Chronische Gelenk- und/oder Muskelschmerzen
- Gesteigerte Sinneswahrnehmungen (zum Beispiel Geruchs-, Geschmacks-, Licht- oder Geräuschempfindlichkeit oder Elektrosensibilität)
- Überempfindlichkeit gegenüber Parfüms, Haushaltsreinigern, Körperpflegeprodukten oder anderen Chemikalien
- Ängste, Sorgen, Stimmungsschwankungen oder Panikattacken
- Depressionen
- Schlafprobleme
- Nahrungsmittelunverträglichkeiten
- Kopfschmerzen
- Über frühere negative Ereignisse nachgrübeln oder immer nur mit dem Schlimmsten rechnen
- Probleme mit dem Kurzzeitgedächtnis

Heilung des limbischen Systems mithilfe ätherischer Öle

Ätherische Öle können Ihr Gehirn neu vernetzen und Stress abbauen, indem sie Denk und Emotionsmuster durchbrechen, die Stressreaktionen auslösen. Außerdem sorgen sie dafür, dass die für die Wahrnehmung von Bedrohungen zuständigen Nerven Ihres limbischen Systems nicht mehr zu schnell oder zu oft feuern. Diese Umprogrammierung der neuronalen Schaltkreise in Ihrem limbischen System kann Ihre emotionale Resilienz stärken und Ihre Reaktionen auf Stress, Schmerzen, Müdigkeit und unangenehme emotionale Gedanken und Erlebnisse abschwächen.

Unser Geruchssinn steht direkt mit der Amygdala im limbischen System in Verbindung, die Erinnerungen an emotionale Traumata speichert und abruft. Der Geruchssinn hat direkten Zugang zum limbischen System, da diese Hirnregion sich in der Nähe des Riechkolbens befindet; deshalb können Gerüche längst vergessene Erinnerungen und Emotionen mobilisieren. Diese Erinnerungen und Emotionen können Ihre neuronalen Schaltkreise neu vernetzen, sodass Ihr Nervensystem keine überschießenden Gefahrensignale mehr aussendet. Aufgrund ihres direkten Zugangs zu Hirnregionen, die für Emotionen und Gedächtnis zuständig sind, eignen ätherische Öle sich besonders gut dafür, Ihr Bedrohungswahrnehmungssystem neu zu justieren und überschießende Schutzmechanismen, die entweder zu schnell oder zu oft feuern, zu beruhigen (eine Parasympathikus-Ölmischung finden Sie auf Seite 195).

Mit ätherischen Ölen die Stimmung verbessern

Neurotransmitter sind chemische Botenstoffe, die Informationen in Form von elektrischen Signalen zwischen den Zellen in Körper und Gehirn hin und her transportieren. Ihr Gehirn funktioniert am besten, wenn die Botschaften auf möglichst schnelle und einfache Weise übermittelt werden. Wenn diese Neurotransmittersignale in ihrer Stärke und Geschwindigkeit beeinträchtigt sind, wirkt sich das negativ auf Stimmung, Gedächtnis, Lernprozesse, Selbstwertgefühl, innere Anspannung und Motivation aus. Darunter leiden Ihr Befinden und Ihre allgemeine Funktionsfähigkeit.

Neurotransmitter

Das Gehirn reguliert wichtige Körperfunktionen wie Atmung, Herzfrequenz, Muskelbewegungen, Appetit, Verdauung, Stimmung, Konzentration und Schlafarchitektur mithilfe von Neurotransmittern.

Woher kommt die enge Verbindung zwischen Gerüchen und Gefühlen?

Im Jahr 1989 entdeckte Dr. Joseph LeDoux, Professor für Naturwissenschaften an der New York University und Direktor des Emotional Brain Institute, dass die Amygdala bei der Speicherung und beim Abruf von Erinnerungen an emotionale Traumata eine sehr viel wichtigere Rolle spielt als bisher angenommen. Dr. LeDoux hat als Erster erkannt, dass die Amygdala bereits eine emotionale Reaktion auslöst, noch bevor das denkende Gehirn die empfangenen Nervensignale richtig verarbeitet hat. Mit anderen Worten: Emotionale Reaktionen und Erinnerungen können ohne unsere bewusste kognitive Mitwirkung entstehen *und aktiviert werden.*

Die Geruchsforscherin Rachel Herz baute auf diesen Erkenntnissen zur Verarbeitung von Emotionen durch das Gehirn auf. In einem im *Scientific American* erschienenen Artikel mit dem Titel »Do Scents Affect People's Moods or Work Performance?« [»Wirken Gerüche sich auf unsere Stimmung oder Arbeitsleistung aus?«] stellte sie fest, dass »die Riechkolben ein Teil des limbischen Systems sind und direkt mit limbischen Strukturen in Verbindung stehen, die Emotionen (Amygdala) und assoziatives Lernen (Hippocampus) verarbeiten. Kein anderes sensorisches System hat eine so enge Verbindung zu den neuronalen Bereichen, die für Emotionen und assoziatives Lernen zuständig sind; es gibt also eine eindeutige neurologische Erklärung dafür, warum Gerüche emotionale Assoziationen auslösen.« Weiter schreibt Herz: »Durch Gerüche ausgelöste Erinnerungen wecken Emotionen von einer Intensität, die mit den durch Sehen oder Hören ausgelösten Erinnerungen nicht vergleichbar sind.« Da traumatische Erinnerungen sich durch Geräusche nicht so gut auflösen lassen wie durch Gerüche, kann bloßes Reden über Ihre Probleme die diesen zugrunde liegenden Emotionen möglicherweise nicht so wirksam heilen wie aromatische ätherische Öle.

Ein Neurotransmitter wird von der Oberfläche einer Gehirnzelle in einen extrazellulären Raum freigesetzt, der ein Teil der Synapse (Verbindung zwischen zwei Gehirnzellen) ist. Sobald der Neurotransmitter in die Synapse ausgeschüttet wurde, wandert er durch den extrazellulären Raum und bindet an bestimmte Proteine (sogenannte Zellrezeptoren) an der Oberfläche der empfangenden Gehirnzelle. Wenn der Neurotransmitter an diese Rezeptoren andockt, setzt er in der empfangenden Zelle eine Kaskade chemischer Reaktionen in Gang, die das elektrische Signal durch diese Zelle und dann weiter in andere Teile des Gehirns leiten.

Pharmazeutische Medikamente nutzen die gleichen Wege, um emotionalen und psychischen Problemen wie Ängsten oder Depressionen entgegenzuwirken: Auch Arzneimittel wie Barbiturate, Anästhetika, Benzodiazepine, Antidepressiva und Antiepileptika binden an Zellrezeptoren im Gehirn, um Ihre Stimmung (und andere Vorgänge in Körper und Gehirn) positiv zu beeinflussen.

Wie sich ätherische Öle auf Ihren Neurotransmitterhaushalt auswirken

Ätherische Öle stimulieren Ihre Neurotransmitter auf die gleiche Weise. Wenn Sie ein ätherisches Öl inhalieren, sendet es ein Signal an Ihr Geruchssystem und gibt Ihrem Gehirn die Anweisung, die Ausschüttung entsprechender Neurotransmitter – beispielsweise der stimmungsregulierenden Nervenbotenstoffe Serotonin und Dopamin – zu veranlassen. Bestimmte ätherische Öle (zum Beispiel Lavendel) können an Rezeptoren an der Zelloberfläche binden, an die normalerweise der beruhigende Neurotransmitter GABA andockt, um ein Gleichgewicht zwischen Erregung und Hemmung in Ihrem Gehirn herzustellen, das für eine normale Gehirnfunktion und ein gesundes Nervensystem sehr wichtig ist. Außerdem moduliert Linalool (ein Inhaltsstoff von Lavendelöl) nachweislich die Übertragung von GABA im Gehirn, indem es die GABA-Rezeptoren aktiviert und Gehirnsignale blockiert, die Stressreaktionen auslösen. Deshalb wirkt Lavendelöl so beruhigend auf Ihr Nervensystem.

Bestimmte Nahrungsergänzungsmittel – zum Beispiel 5-Hydroxytryptophan (5-HTP) – und Inhaltsstoffe von Lebensmitteln (beispielsweise Cholin) können die Produktion von Neurotransmittern beeinflussen. Tryptophan ist eine Aminosäurevorstufe (beziehungsweise ein Baustein) von Serotonin. Arzneimittel müssen die Blut-Hirn-Schranke überwinden können, um die Neurotransmitterreaktionen Ihres Gehirns modifizieren zu können. Neurotransmitter wie Dopamin und Serotonin verfügen nicht über die nötigen Transportmechanismen, um durch die Blut-Hirn-Schranke hindurchzugelangen, während fettlösliche Moleküle diese Fähigkeit besitzen.

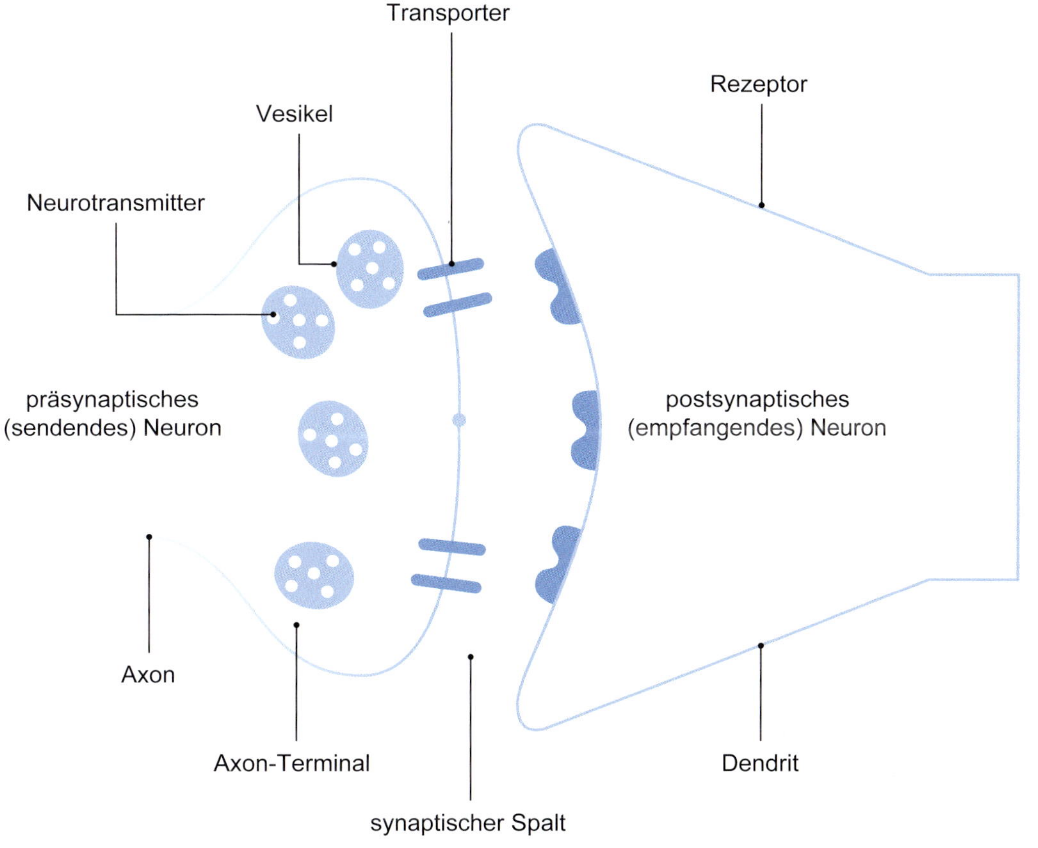

Neurotransmitter: Mithilfe von Neurotransmittern reguliert das Gehirn wichtige Funktionen in Ihrem Körper.

Hemmende und erregende Neurotransmitter

Hemmende *(inhibitorische)* Neurotransmitter verringern die Wirkung eines Nervenimpulses, während erregende *(exzitatorische)* Neurotransmitter sie verstärken. Man kann also einen erregenden Neurotransmitter stimulieren, um sein Energieniveau zu erhöhen und sein Konzentrationsvermögen zu verbessern, oder einen hemmenden Neurotransmitter stimulieren, um Körper und Geist zu beruhigen.

Viele Medikamente, die sich positiv auf Ihre Stimmung und Gehirnfunktion auswirken, funktionieren nach diesem Prinzip: Sie verändern das Gleichgewicht verschiedener Neurotransmitter in Ihrem Gehirn oder kompensieren ein Ungleichgewicht, indem sie entweder die Auswirkungen des betreffenden Neurotransmitters verstärken oder seine Wiederaufnahme verhindern. Betablocker wirken über eine Blockade von Neurotransmitterrezeptoren. Wahrscheinlich haben Sie auch schon einmal von selektiven Serotonin-Wiederaufnahmehemmern (SSRI) gehört, einer Medikamentenklasse, die häufig als Antidepressiva eingesetzt wird: Diese Arzneimittel hemmen nicht nur die Wiederaufnahme des Neurotransmitters Serotonin durch die Nervenzellen, sondern auch seine Bindung an Rezeptoren.

Ätherische Öle wirken auf ähnliche Weise, indem sie erregende und hemmende Neurotransmitter entweder aktivieren oder hemmen. Durch Inhalation geeigneter ätherischer Öle können Sie Signale an Ihr Geruchssystem übermitteln und Ihr Gehirn zur Ausschüttung stimmungsregulierender Neurotransmitter anregen. In einer in der Zeitschrift *Current Drug Targets* erschienenen wissenschaftlichen Arbeit mit dem Titel »Aromatherapy and the Central Nerve System« [»Aromatherapie und das zentrale Nervensystem«] wurde beispielsweise festgestellt, dass der Geruch ätherischer Öle aus Bergamotte, Lavendel und Zitrone das Gehirn zur Ausschüttung von Serotonin und Dopamin angeregt. Eine Mischung aus Basilikum-, Kardamom-, Tulsi-, Pfefferminz- und Rosmarinöl kann den erregenden Neurotransmitter Noradrenalin hemmen (eine Konzentrations-Ölmischung finden Sie auf Seite 216). Ylang-Ylang-Öl regt wiederum die Ausschüttung von Endorphinen an.

Den Neurotransmitterhaushalt mit ätherischen Ölen ins Gleichgewicht bringen

Ätherische Öle können dazu beitragen, Ihren Neurotransmitterhaushalt wieder in ein harmonisches Gleichgewicht zu bringen, indem sie Defizite und Überschüsse der einzelnen Nervenbotenstoffe ausgleichen. So können Sie auf natürliche Weise wieder in eine ausgeglichenere Stimmung kommen. Die Öle können an Zellrezeptoren binden und die Wirkung von Neurotransmittern blockieren, aktivieren oder modulieren.

Adrenalin

Der exzitatorische Neurotransmitter Adrenalin versetzt Ihr Nervensystem in einen Kampf-oder-Flucht-Zustand, wenn Sie in eine stressige oder aufregende Situation geraten. Zu viel Adrenalin kann zu manischem Verhalten, Paranoia, ADS/ADHS, ja sogar zum Herzstillstand führen. Zu wenig Adrenalin verursacht Energiemangel und Depressionen.

Wie man inzwischen weiß, regulieren ätherische Öle – beispielsweise aus schwarzem Pfeffer, Fenchel, Grapefruit, Jasmin und Rose – den Adrenalinspiegel. Die Inhalation von ätherischem Rosenöl trägt beispielsweise dazu bei, die Ausschüttung des erregenden Neurotransmitters Adrenalin zu hemmen: Dadurch sinkt sein Spiegel um ganze 30 Prozent. Im Gegensatz dazu erhöht die Inhalation von schwarzem Pfefferöl den Adrenalinspiegel ganz erheblich.

Noradrenalin

Noradrenalin beeinflusst die Aufmerksamkeit und Reaktionsfähigkeit Ihres Gehirns. Ein Überschuss trägt zu Angstzuständen bei; ein Mangel kann zu psychischen Störungen wie beispielsweise Depressionen führen.

Wissenschaftlichen Untersuchungen zufolge besitzen ätherische Öle angstlösende (anxiolytische) Eigenschaften, die den Noradrenalinspiegel senken und Angstgefühle lindern. Eine 2008 in der Zeitschrift *Psychoneuroendocrinology* erschienene wissenschaftliche Untersuchung mit dem Titel »Olfactory Influences on Mood and Autonomic, Endocrine, and Immune Function« [»Geruchseinflüsse auf die Stimmung und auf die autonome, endokrine und Immunfunktion«] hat eindeutige, konsistente Beweise dafür ergeben, dass die Inhalation von Zitronenöl die Stimmung hebt und die Noradrenalinausschüttung verstärkt.

Dopamin

Der Genuss- und Belohnungsneurotransmitter Dopamin kann sowohl erregend als auch hemmend wirken. Dieser Nervenbotenstoff liefert Ihnen einen Energieschub, macht Sie wach und glücklich und vermittelt Ihnen das Gefühl, Ihr Leben im Griff zu haben. Durch einen zu hohen Dopaminspiegel kann man allerdings übermäßig konkurrenzorientiert, impulsiv oder aggressiv werden. Ein zu niedriger Dopaminspiegel geht wiederum mit Depressionen, Konzentrations- und Antriebsschwäche und allgemeiner Apathie einher. Suchtmittel wie Amphetamine, Kokain und Opiate ahmen die Dopaminreaktion Ihres Körpers nach.

Ätherische Öle mit modulierender Wirkung wie beispielsweise Lavendel, Zitrone, Oregano, Rosmarin und Thymian – inhaliert oder äußerlich verabreicht – können dazu beitragen, den Dopaminspiegel ins Gleichgewicht zu bringen. In einem Artikel aus dem Jahr 2013 schreiben Forscher von der Universität Xiamen (China): »Die meisten wissenschaftlichen Untersuchungen, aber auch klinische Erfahrungen haben gezeigt, dass verschiedene ätherische Öle – beispielsweise Lavendel, Zitrone und Bergamotte – zur Linderung von Stress, Angstzuständen, Depressionen und anderen affektiven Störungen beitragen können. Vor allem die Inhalation ätherischer Öle kann Signale ans Geruchssystem übermitteln und das Gehirn auf diese Weise zur Ausschüttung von Neurotransmittern (beispielsweise Serotonin und Dopamin) anregen, die dann ebenfalls an der Regulation Ihrer Stimmung mitwirken.«

Serotonin

Der Neurotransmitter Serotonin löst Gefühle der Freude, des Wohlbefindens und der Zufriedenheit aus. Er reguliert Stimmung, Schlaf, Gedächtnis, Appetit und soziales Verhalten. Ein ausreichend hoher Serotoninspiegel sorgt für emotionale und soziale Stabilität, während ein niedriger Serotoninspiegel mit verschiedenen (affektiven) Störungen wie Depressionen, Angst- und Essstörungen, PMS, Schlafproblemen und zwanghaftem Denken einhergeht. Die (in den USA) am häufigsten verschriebenen Antidepressiva wie Fluoxetin, Sertralin und Escitalopram erhöhen den Serotoninspiegel im Gehirn. Leider wirken sie nur bei 40 Prozent aller Patienten, die einen Behandlungsversuch damit unternehmen.

Lavendel und sein wichtigster Inhaltsstoff Linalool binden an den Serotonintransporter. Das kann dazu beitragen, dass Serotonin länger im Nervensystem verbleibt (also nicht wiederaufgenommen wird), fördert die Entstehung von Glücksgefühlen, reguliert den Appetit und wirkt sich positiv auf Lern- und Gedächtnisprozesse aus.

Wie Dopamin und Serotonin zusammenwirken

Dopamin und Serotonin sind Substanzen mit ähnlicher chemischer Struktur, die sich gegenseitig ausgleichen. Dopamin löst Gefühle der Freude aus und triggert Ihr Belohnungssystem: Wenn Sie irgendetwas sehen, das Ihnen ein Gefühl der Befriedigung bringen könnte, zwingt dieses Hormon Sie förmlich dazu, diesem »Glücksbringer« nachzujagen. Serotonin dagegen hilft, diesen spontanen Impuls zu überwinden.

Die Inhalation von Zitronenöl trägt zum Abbau von Ängsten bei und erhöht den Serotonin- und Dopaminspiegel. Weitere ätherische Öle, die sich positiv auf die Neurotrans-

Wie hängen Gerüche und Depressionen miteinander zusammen?

Der Geruchssinn steht mit Depressionen in Zusammenhang. Tatsächlich geht ein vermindertes Geruchsempfinden häufig mit klinischen Depressionen einher. Laut einer in der Zeitschrift *Physiology & Behavior* veröffentlichten Studie aus dem Jahr 2007 mit dem Titel »The Effects of Prolonged Rose Odor Inhalation in Two Animal Models of Anxiety« [»Auswirkungen einer längeren Rosenduft-Inhalation in zwei Tiermodellen von Angstzuständen«] bewirkte das Riechen an Rosenöl über längere Zeiträume einen »Anti-Angst-Effekt«, der als ähnlich wie bei »manchen serotonergen Wirkstoffen« (Substanzen, die den Serotoninspiegel erhöhen) beschrieben wurde.

mitter Dopamin und/oder Serotonin auswirken, wenn man sie inhaliert, sind Muskatellersalbei, Zeder, Blauer Eukalyptus *(Eucalyptus globulus)*, Römische Kamille und Orange.

GABA

Der beruhigende Neurotransmitter GABA blockiert Gehirnsignale, die Angstzustände auslösen können, und fährt die erregende und angstauslösende Aktivität Ihres Nervensystems herunter. Er schaltet das Gehirn in einen niedrigeren, ruhigeren Gang und verbessert die Konzentration. GABA baut geistigen und körperlichen Stress und Ängste ab und verbessert die Stimmung und den Schlaf. Es wirkt sich positiv auf das Immunsystem und das endokrine System aus, reguliert den Appetit, verbessert den Stoffwechsel und löst Muskelverspannungen.

Manche Arzneimittel – beispielsweise Barbiturate, Anästhetika, Benzodiazepine, Antidepressiva und Antiepileptika – wirken auf GABA-Rezeptoren im Gehirn. GABA in Form von Nahrungsergänzungsmitteln, aber auch pharmazeutische Medikamente können die Blut-Hirn-Schranke nur schwer überwinden; daher können diese Mittel Ihre GABA-Reaktion nicht so gut modulieren.

GABA-Rezeptoren im Gehirn sind für hemmende Signale (beispielsweise die Hemmung von Schmerzsymptomen) zuständig. Eugenol aus Nelkenöl wird in der Zahnmedizin oft zur Linderung von Schmerzen und Entzündungen eingesetzt, da es mit Zellrezeptoren in Interaktion tritt, die chemische Signale im Gehirn hemmen oder aktivieren.

Linalool – ein Inhaltsstoff von Lavendelöl – blockiert Gehirnsignale, die Ihre Stressreaktion aktivieren und Ihr Nervensystem beruhigen. Linalool ist ein wichtiger Bestandteil von ätherischen Ölen wie Basilikum, Koriander, Korianderkraut und Muskatellersalbei, die dazu beitragen können, GABA-Rezeptoren zu modulieren und den hemmenden Tonus des Nervensystems zu verstärken.

Acetylcholin

Der Neurotransmitter Acetylcholin ist für Herzfrequenz, Atmung, Verdauung, Entgiftung, Gehirnfunktion und Bewegungsabläufe zuständig. Der Vagusnerv setzt Acetylcholin frei, um Schmerzen und Entzündungen zu lindern. Als primärer chemischer Botenstoff zwischen Darm und Gehirn fördert Acetylcholin den Transport von Nahrung durch den Verdauungstrakt. Eine Erhöhung des Acetylcholinspiegels im Gehirn geht häufig mit einer verbesserten kognitiven Funktion einher; auch die exekutiven Funktionen (Planung und Entscheidungsfindung) sowie Gedächtnis, Lernen, Kreativität und Motivation verbessern sich dadurch. Ohne ausreichenden Acetylcholinspiegel im Gehirn verlangsamen sich Ihr Gedächtnis, die Verarbeitungsgeschwindigkeit Ihres Gehirns und Ihr Konzentrationsvermögen. Ein Mangel an Acetylcholin geht oft mit geistigem Abbau und Alzheimer-Demenz einher. Neue Forschungsergebnisse sprechen für den Einsatz von ätherischen Ölen wie Salbei und Thymian als natürliche Behandlungsmethode, um einem Abbau von Acetylcholin im Gehirn vorzubeugen. Außerdem können ätherische Öle »den geistigen Verfall bei Alzheimer-Patienten verzögern und ihre Lebensqualität verbessern«, heißt es in einer wissenschaftlichen Untersuchung mit dem Titel »Essential Oils and Functional Herbs for Healthy Aging« [»Ätherische Öle und Heilpflanzen für einen gesunden Alterungsprozess«], die in einem Artikel in der Zeitschrift *Neural Regeneration Research* veröffentlicht wurde. Eine Mischung aus Nelken- und Limettenöl unterstützt den Vagusnerv bei der Ausschüttung von Acetylcholin (das Rezept für eine Parasympathikus-Ölmischung finden Sie auf Seite 195).

Glutamat

Glutamat oder Glutaminsäure – der »Gedächtnisneurotransmitter« – unterstützt unsere kognitive Funktion sowie Emotionen, sensorische Informationen und die Bewegungskoordination und wirkt in seiner Aktivität eng mit anderen Neurotransmittern zusammen. Zu viel Glutamat kann Nervenzellen und neuronale Netze schädigen (und auf diese Weise zur Entstehung vieler neurologischer Erkrankungen beitragen), während eine zu geringe Glutamaterregung zu Konzentrationsschwierigkeiten oder geistiger Erschöpfung führen kann. Ätherische Öle wie Lavendel können dazu beitragen, dass zum richtigen Zeitpunkt die richtigen Glutamatmengen ausgeschüttet werden.

Endorphine

Endorphine – auch als die »Wohlfühlneurotransmitter« bekannt – sind Opioide, die in gewissen Stresssituationen wie beim Sport oder bei Schmerzen ausgeschüttet werden: Sie lindern das Schmerzempfinden und erzeugen ein Gefühl des Wohlbefindens und der Euphorie. Bestimmte Aromen, Aktivitäten und Lebensmittel können die Produktion von Endorphinen ankurbeln und auf diese Weise Ihre Stimmung heben. Beispielsweise trägt der Duft von Vanille zum Abbau von Ängsten bei. Auch Ylang-Ylang stimuliert die Gehirnregion, in der Endorphine ausgeschüttet werden.

Die Auswirkungen des endokrinen Systems auf Hormonhaushalt und Körpergewicht

Hormone sind chemische Botenstoffe, die Einfluss auf Ihr Denken und Fühlen, Ihre Funktionsfähigkeit und Ihr Aussehen haben.

Ihre endokrinen Drüsen schütten Hormone ins Blut aus, die im ganzen Körper zirkulieren und sämtliche Aktivitäten zwischen Ihren Zellen (vor allem den Gehirnzellen) beeinflussen und koordinieren. Hormone sind für die verschiedensten Körperfunktionen zuständig:

- Haarwuchs
- Hautqualität
- Verstoffwechselung von Nahrung
- Aufrechterhaltung der Körpertemperatur
- Herzschlag
- Vorbereitung des Körpers auf Sexualität und Fortpflanzung
- Energiezufuhr
- Aufrechterhaltung des Körpergewichts
- und natürlich auch für Ihre Stimmun

Hormone, die von Ihrem Hypothalamus gesteuert werden, regulieren Ihr Gewicht, Ihren Energiehaushalt und Ihren Stoffwechsel. Hormone wie Insulin, Leptin und Ghrelin helfen dem Hypothalamus bei der Regulation von Nahrungsaufnahme und Sättigungsgefühl. Insulin vermittelt Ihnen ein Gefühl der Sättigung, indem es dem Hypothalamus das Signal gibt, Ihren Appetit zu zügeln. Ist Ihr Hypothalamus desensibilisiert, so funktioniert die Übermittlung des Sättigungssignals nicht mehr so gut und Sie nehmen zu.

Ihre endokrinen Drüsen – Hypothalamus, Hypophyse, Zirbeldrüse, Schilddrüse, Nebennieren, Bauchspeicheldrüse, Thymusdrüse und Geschlechtsorgane – produzieren Hormone, die einzelne Organe beeinflussen, und kontrollieren in Kooperation miteinander den Spiegel der Hormone, die in Ihrem Körper zirkulieren.

Das endokrine System

Ihr hormoneller Gesundheitszustand hängt von der Funktion Ihrer endokrinen Organe ab. Ätherische Öle können dazu beitragen, die Funktion Ihrer endokrinen Drüsen ins Gleichgewicht zu bringen. Außerdem fördern sie eine gesunde Zellkommunikation und regen die Entgiftung verbrauchter Hormone an, um auf diese Weise eine gesunde Hormonproduktion und -ausschüttung wiederherzustellen.

Hormone haben einen starken Einfluss darauf, wie Ihr Körper Fett speichert und wann und wie er Fett als Brennstoff verwendet.

Wenn eine Ihrer endokrinen Drüsen aus dem Gleichgewicht gerät oder verbrauchte Hormone nicht richtig ausgeschieden werden, kann das zu folgenden Problemen und Beschwerden führen:

- Rasche Gewichtszunahme (und dieses Gewicht wird man beim besten Willen nicht wieder los!)
- Unregelmäßige Perioden, starke PMS-Beschwerden, Hitzewallungen oder andere Wechseljahrsprobleme
- Man ist launisch, reizbar oder weinerlich …
- … und leidet unter wechselhaften Stimmungen oder unberechenbaren Stimmungsumschwüngen
- Haarausfall an der Oberseite des Kopfes; Haarwuchs am Kinn oder an ungewöhnlichen Stellen
- Das Haar fühlt sich trocken und spröde an

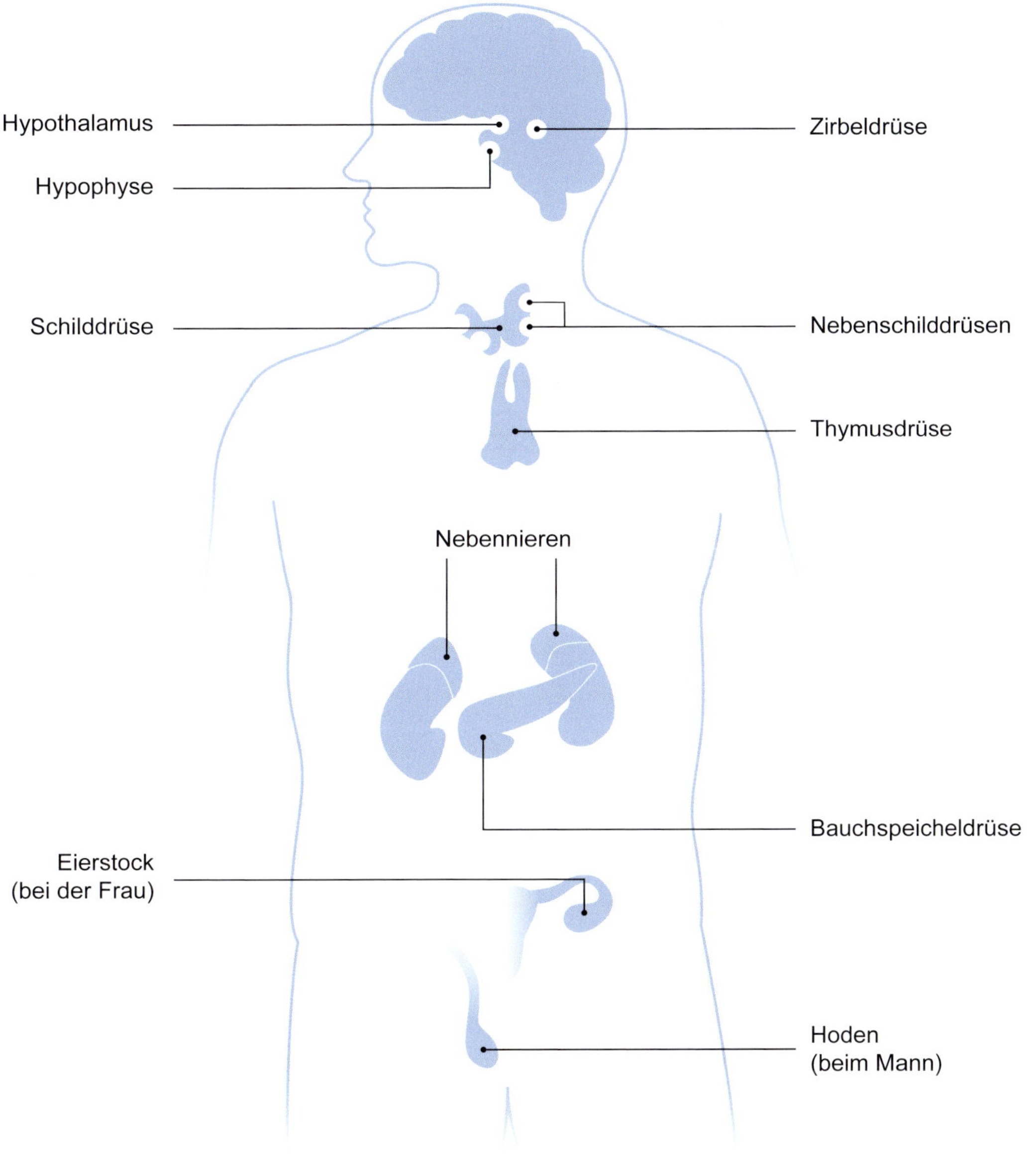

Das endokrine System

- Die Haut wirkt dünn und zerknittert und hängt an Wangen oder Kinn schlaff herab
- Fettansammlungen an anderen Stellen als bisher »Rettungsringe« oder Fett unter den Armen, an Brust oder Knien
- Abnahme des sexuellen Verlangens
- Trockene Haut oder brüchige Nägel
- Schlechtes Gedächtnis oder Wortfindungsstörungen

So bringen Sie Ihr endokrines System wieder ins Gleichgewicht

Der Hypothalamus ist eine Gehirnregion von der Größe einer Perle, die direkt oberhalb des Hirnstamms sitzt und in Ihrem endokrinen System »Regie führt«: Er schüttet Hormone aus, die viele wichtige Abläufe in Ihrem Körper – beispielsweise Temperaturregulation, Stoffwechsel, Stressreaktion, Schlafarchitektur, Sexualtrieb, Stimmung und Energieniveau – beeinflussen.

Die Hauptaufgabe des Hypothalamus besteht darin, Ihren Körper in einem gesunden Gleichgewicht – der sogenannten Homöostase – zu halten. Er fungiert als Sensor oder Thermostat, der die vom Gehirn wahrgenommenen Informationen (Umgebungstemperatur, Lichtexposition, Hormonspiegel und Gefühle) sammelt und entsprechende Signale an den Körper sendet, um diesen im Gleichgewicht zu halten.

Vereinfacht ausgedrückt teilen der Hypothalamus und seine Partnerin (die Hypophyse) Ihren anderen endokrinen Drüsen mit, entweder mit der Produktion von Hormonen in Ihrem Körper zu beginnen oder sie zu stoppen, indem sie anregende oder hemmende Hormone ausschütten.

Wenn der Hypothalamus geschädigt oder nicht in der Lage ist, Nachrichten richtig zu senden und zu empfangen, ist diese Kommunikation gestört. Das ist so ähnlich wie bei dem Spiel »Stille Post«: Man muss das Wort richtig hören, um es korrekt weitergeben zu können. Ebenso muss Ihr Hypothalamus klare Botschaften von Ihrem Körper empfangen, da alle vom Gehirn ausgehenden hormonellen Signale von der Klarheit dieser hereinkommenden Signale abhängen.

Zu den Symptomen eines aus dem Gleichgewicht geraten Hypothalamus gehören:

- Probleme mit der Körpertemperatur und Kälteempfindlichkeit
- Verstopfung

- Depressive Stimmung
- Übermäßiger Durst und häufiges Wasserlassen
- Fatigue beziehungsweise Erschöpfung
- Haar- oder Hautveränderungen
- Verlangsamung der geistigen Abläufe
- Veränderungen des Menstruationszyklus
- Gewichtszunahme
- Abnahme des sexuellen Verlangens

Was schadet Ihrem Hypothalamus?

Verletzungen, Stress und Giftstoffe können zu Entzündungen im Hypothalamus führen und ihn in seiner Funktion beeinträchtigen.

Verletzungen

Ein Hirntrauma kann dazu führen, dass in Ihrem Gehirn nicht mehr genügend Hormone gebildet werden. Das Gehirn hat die Konsistenz von Wackelpudding, und jede plötzliche oder extreme Vorwärts-Rückwärts-Bewegung oder Drehung innerhalb Ihres Schädels kann zu Blutergüssen oder sogar zum Reißen von Blutgefäßen führen. Schwellungen, Blutungen und strukturelle Schäden am Hypophysenstiel (der Verbindung zwischen Hypophyse und Hypothalamus) können den Hypothalamus in Mitleidenschaft ziehen. Entzündungen können außerdem die Nerven schädigen, die Signale durch den Hypothalamus leiten, und auf diese Weise die Funktion von Hormonen wie Leptin und Ghrelin beeinträchtigen, die zur Regulation Ihres Gewichts und Stoffwechsels beitragen.

Ihr Hypothalamus muss optimal funktionieren, um den Hormonbedarf Ihres Körpers einschätzen und richtig darauf reagieren zu können.

Stress

Ihr Hypothalamus reguliert den Spiegel von Stresshormonen wie beispielsweise Cortisol (nähere Informationen dazu finden Sie auf Seite 130). Chronischer Stress und eine ständige Cortisolausschüttung können Angstzustände, Depressionen, eine posttraumatische Belastungsstörung (PTBS) und andere affektive Störungen verschlimmern. Chronischer Stress kann zu lang anhaltenden Veränderungen im Gehirn führen, die sogar Ihre Fähigkeit zur Stressbewältigung außer Kraft setzen und den Boden für ein aus dem Gleichgewicht geratenes limbisches System bereiten.

Giftstoffe

Bestimmte Giftstoffe greifen in das endokrine System ein und ahmen bestimmte Hormone in ihrer Wirkung nach oder hindern sie daran, ihre Funktionen zu erfüllen. Wieder andere Toxine können den Spiegel bestimmter Hormone in Ihrem Blut erhöhen oder senken, indem sie sich darauf auswirken, wie diese Hormone in Ihrem Körper gebildet, abgebaut oder gespeichert werden. Giftstoffe können aber auch die Empfindlichkeit Ihres Körpers gegenüber Hormonen verändern. Und diese Toxine sind leider nahezu allgegenwärtig: Sie können durch die Luft, die Sie atmen, die Lebensmittel, die Sie essen, das Wasser, das Sie trinken, oder die Körperpflegeprodukte, die Sie benutzen, damit in Berührung kommen.

Hormone

Ihr Hypothalamus produziert wichtige Gehirnhormone. Viele dieser Hormone wirken auf Ihre Hypophyse, Ihre Nebennieren, Ihre Schilddrüse und Ihre Geschlechtsorgane ein; andere beeinflussen Nierenfunktion, Stoffwechsel, Muttermilchproduktion, Knochen- und Muskelmasse und die körperliche Entwicklung bei Kindern.

Wenn Ihre Gehirnhormone aus dem Gleichgewicht geraten, kann sich die Funktionsweise Ihres Körpers dadurch verändern. Zum Beispiel kann ein zu hoher Spiegel des antidiuretischen Hormons (ADH) Wassereinlagerungen im Körper verursachen, während ein zu niedriger Spiegel zu Dehydrierung oder einem Blutdruckabfall führen kann. In ähnlicher Weise kann ein zu hoher Spiegel des Corticotropin-Releasing-Hormons Akne, Diabetes, Bluthochdruck, Osteoporose, Unfruchtbarkeit und Muskelprobleme verursachen, während ein zu niedriger Spiegel zu unerwünschter Gewichtsabnahme, verstärkter Hautpigmentierung, Magen-Darm-Beschwerden oder zu niedrigem Blutdruck führen kann.

Ätherische Öle können Hormone hemmen, Hungergefühle wecken und Hormone aktivieren, die ein Sättigungsgefühl verursachen.

Gewichtsabnahme

Ihr Geruchssinn kann den Hypothalamus zur Ausschüttung von Hormonen anregen, die Ihnen ein Sättigungsgefühl vermitteln, sodass Ihnen das Abnehmen leichterfällt. Geruchswahrnehmungen gelangen über das Geruchssystem und die Amygdala direkt in den Hypothalamus.

Wissenschaftlichen Untersuchungen zufolge kann man das Sättigungszentrum im Gehirn durch Inhalation ätherischer Öle direkt beeinflussen. Der Neurologe Dr. Alan R. Hirsch hat eine sechsmonatige Studie mit über 3000 übergewichtigen Patienten durchgeführt und festgestellt, dass das Inhalieren von Pfefferminzöl Hungerimpulse dämpft: Seine Probanden nahmen im Durchschnitt fünf Pfund pro Monat ab, ohne eine Diät zu machen. Einige Studienteilnehmer verloren sogar bis zu neun Kilo pro Monat.

Dr. Hirsch geht davon aus, dass man seinem Gehirn vorgaukeln kann, mehr gegessen zu haben, sodass man sich anschließend satt fühlt, obwohl man in Wirklichkeit gar nicht so viel Nahrung zu sich genommen hat. »Unsere Geschmackswahrnehmung besteht zu über 90 Prozent aus Gerüchen«, so Hirsch. »Wenn man Lebensmittel riecht, gelangen Geruchsmoleküle über die Nasenlöcher ins Riechzentrum und signalisieren dem Sättigungszentrum des Gehirns (dem Hypothalamus), dass man genug gegessen hat. Das bewirken diese Geruchsmoleküle, indem sie die Ausschüttung von Hormonen auslösen, die ein Sättigungsgefühl erzeugen, noch bevor der Magen das Signal ›Hör auf zu essen‹ sendet.«

Die Ausschüttung von Hungerhormonen mithilfe ätherischer Öle unterdrücken

Ätherische Öle können die Ausschüttung von Hormonen unterdrücken, die Hunger auslösen, sodass Sie weniger essen. Ghrelin, Neuropeptid Y (NPY) und insulinähnliches Peptid 5 sind Hormone, die Hungergefühl und Appetit anregen. Sobald Sie satt sind, signalisiert Ihr Magen dem Hypothalamus, seine Ghrelinproduktion zurückzufahren; dadurch nimmt Ihr Verlangen nach Essen ab. 30 bis 60 Minuten nach der Nahrungsaufnahme sinkt die Ghrelinproduktion auf einen Tiefpunkt und kehrt drei bis vier Stunden nach der Mahlzeit allmählich auf das Niveau des Nüchternzustands zurück. NPY stimuliert das Hungergefühl – vor allem auf Kohlenhydrate – als Reaktion auf Stress, Fasten oder Nahrungsentzug, was zu übermäßigem Essen und einer Zunahme des Bauchfetts führen kann.

Untersuchungen zufolge unterdrückt ätherisches Pfefferminzöl die Ghrelinausschüttung. Das in Pfefferminze enthaltene Menthol verändert den Geruch und Geschmack von Lebensmitteln und dämpft Heißhungerattacken. Man hat auch festgestellt, dass die Inhalation von Pfefferminzöl die Ausschüttung von NPY – vor allem in Stresssituationen – eindämmt. (Das Rezept für eine Anti-Heißhunger-Ölmischung finden Sie auf Seite 211.)

Mithilfe ätherischer Öle Sättigungshormone aktivieren

Ätherische Öle können Hormone aktivieren, die ein Sättigungsgefühl hervorrufen. Insulin und Amylin sind Hormone, die in der Bauchspeicheldrüse gebildet werden und Hungergefühl und Nahrungsaufnahme hemmen. Insulin bewirkt, dass der Blutzucker zur Energiegewinnung oder -speicherung in die Zellen transportiert wird. Da dieses Insulin unser wichtigstes Fettspeicherhormon ist, trägt ein gesunder Insulinspiegel zur Unterdrückung von Hungergefühlen bei. Ätherisches Zimtöl und sein Hauptbestandteil (Zimtaldehyd) machen Ihre Zellen aufnahmefähiger für Insulin und wirken einer Insulinresistenz entgegen. (Nähere Informationen über Insulin finden Sie auf Seite 111.) Wenn Ihre Bauchspeicheldrüse sich in einem gesunden Gleichgewicht befindet und genau die richtigen Mengen an Insulin und Amylin produziert, erhält Ihr Körper das Signal, mit dem Essen aufzuhören. Man weiß, dass Anisöl die Bauchspeicheldrüse anregt. (Nähere Informationen über ätherische Öle zur Regulation der Bauchspeicheldrüsenfunktion finden Sie auf Seite 214 bis 215.)

Weitere Hormone, die den Appetit zügeln und ein Sättigungsgefühl hervorrufen, sind:

- Leptin, das von Fettzellen produziert wird
- Cholecystokinin (CCK), das vom Darm als Reaktion auf Nahrungsbrei ausgeschüttet wird
- Peptid YY und glukagonähnliche Peptide, die der Darm ebenfalls als Reaktion auf Nahrung synthetisiert und freisetzt, um eine effiziente Nährstoffaufnahme zu fördern und den Appetit unter Kontrolle zu halten

Leptin signalisiert dem Hypothalamus, dass Ihr Körper genügend Fett gespeichert hat und nicht noch mehr davon gebraucht wird. Wenn die Leptinsignale zu schwach sind, kommt die Botschaft, mit dem Essen aufzuhören, nicht in Ihrem Gehirn an. Wenn Sie abnehmen, sinkt Ihr Leptinspiegel. Dann »denkt« Ihr Gehirn, dass Sie Hunger haben, und vermittelt Ihnen den Impuls, mehr zu essen. Das ist einer der Gründe, warum es so schwierig ist, sein Gewicht auch langfristig zu halten, nachdem man abgenommen hat. Pfefferminzöl fördert die Ausschüttung von Sättigungshormonen wie beispielsweise Leptin.

Cholecystokinin (CCK) hilft dem Körper, Fett aufzuspalten und zu verdauen, indem es die Abgabe von Gallenflüssigkeit aus der Gallenblase in den Darm anregt. Wenn Fett richtig verdaut wird, trägt es zu einem ausgeglichenen Blutzuckerspiegel bei und vermittelt Ihnen ein Sättigungsgefühl. Untersuchungen zufolge reduziert ein höherer Cholecystokininspiegel sowohl bei schlanken als auch bei fettleibigen Menschen die

Nahrungsaufnahme. Eine gesunde Gallenblasenfunktion trägt zu einer optimalen Fettverdauung bei und fördert die Ausschüttung von Leptin und CCK. (Auf den Seiten 207 bis 208 erfahren Sie mehr darüber, was Sie tun können, um Ihre Gallenblase und Leber gesund und funktionsfähig zu erhalten.)

Peptid YY trägt zu einer effizienten Nährstoffaufnahme bei; und diese hält wiederum Ihren Appetit im Zaum und spielt vermutlich auch eine wichtige Rolle bei der Einschränkung der Nahrungsaufnahme – beides senkt das Risiko für Fettleibigkeit. Glukagonähnliche Peptide tragen zur Stabilisierung des Blutzuckerspiegels bei, vermitteln Ihnen ein Sättigungsgefühl und zügeln den Appetit. Nach Gewichtsreduktionsoperationen produziert der Darm mehr von diesen Hormonen. Untersuchungen zufolge verstärken die Inhaltsstoffe von ätherischem Kamillenöl die blutzuckerstabilisierende Wirkung glukagonähnlicher Peptide.

Andere endokrine Drüsen

Wenn andere hormonausschüttende Drüsen aus dem Gleichgewicht geraten, kann das ebenfalls zu einer Gewichtszunahme führen. Ätherische Öle können die gesunde Funktion Ihrer endokrinen Drüsen wiederherstellen. Zum Beispiel führt Schlafmangel zu Veränderungen in der Produktion von Hormonen, die Hunger und Appetit regulieren: Dadurch sinkt der Spiegel von Leptin, das den Appetit unterdrückt, und der Spiegel des Hormons Ghrelin, das Hungergefühle auslöst, steigt an. Ihre Zirbeldrüse schüttet das Schlafhormon Melatonin aus. Wenn Sie die Drüse in dieser Funktion unterstützen, können Sie besser schlafen und infolgedessen auch leichter abnehmen. (Auf Seite 75 erfahren Sie mehr darüber, was Sie für Ihre Zirbeldrüse tun können.)

Die Schilddrüse

Ihre Schilddrüse schüttet Hormone aus, die den Stoffwechsel ankurbeln, und reguliert auf diese Weise das Tempo, in dem Ihr Körper Energie verbraucht und zu- oder abnimmt. Die Schilddrüsenhormone helfen Ihrem Körper bei der Fettverbrennung, auch wenn Sie nicht körperlich aktiv sind, und liefern Ihnen mehr körperliche und geistige Energie. Eine Schilddrüsenunterfunktion verlangsamt den Stoffwechsel und trägt zur Gewichtszunahme und somit zu einem höheren Body-Mass-Index (BMI) bei.

Schilddrüsenhormone regulieren das Tempo, mit dem Ihre Zellen den Treibstoff aus der Nahrung verbrennen, um Energie daraus zu gewinnen, und wirken sich auf Stoffwechselprozesse, Körpergewicht, Energie, Gedächtnis, Cholesterinspiegel, Muskelkraft, Herzfrequenz und Ihren Menstruationszyklus aus. (Nähere Informationen über ätherische Öle zur Regulation Ihrer Schilddrüsenfunktion finden Sie auf Seite 215.)

Die Nebennieren

Ihre Nebennieren produzieren Hormone, die für Stress- und Immunreaktion, Stoffwechsel, Salz- und Wasserhaushalt, ja sogar für Ihre Sexualhormone zuständig sind. (Auf Seite 132 bis 134 erfahren Sie mehr über die Funktion der Nebennieren.) Ständig erhöhte Werte von Nebennierenhormonen wie beispielsweise Cortisol können zu übermäßigem Essen und Gewichtszunahme führen.

Das Nebennierenmark (im Inneren der Nebennieren) produziert die Kampf-oder-Flucht-Hormone Adrenalin und Noradrenalin, die Ihnen bei der Bewältigung von körperlichem und emotionalem Stress helfen. (Mehr über ätherische Öle zur Regulation Ihrer Nebennierenfunktion finden Sie auf Seite 211 bis 212.)

Die Bauchspeicheldrüse

Die Bauchspeicheldrüse hält Blutzuckerspiegel und Salzhaushalt im Gleichgewicht und hilft Ihnen auf diese Weise bei der Aufrechterhaltung eines gesunden Körpergewichts. Außerdem schüttet sie Verdauungsenzyme und wichtige Hormone (Insulin, Glukagon, Gastrin, Somatostatin und vasoaktives intestinales Peptid) aus und fördert auf diese Weise die Verdauung. Durch topische Anwendung von ätherischen Ölen wie beispielsweise Anisöl können Sie Ihre Bauchspeicheldrüse gesund erhalten und in ihrer Hormonproduktion unterstützen. (Nähere Informationen über ätherische Öle, die Ihre Bauchspeicheldrüse ins Gleichgewicht bringen, finden Sie auf den Seiten 214 und 215.)

Durch Entgiftung den Hormonhaushalt im Gleichgewicht halten

Ihr Körper muss nicht nur gesunde neue Hormone bilden, sondern auch alte, verbrauchte Hormone ausscheiden. Denn wenn diese Hormone nicht entsorgt werden, sondern wieder ins Blut zurückgelangen, können sie Ihre Hormonfunktion und Ihren Hormonhaushalt durcheinanderbringen. Auch durch andere im Blut zirkulierende Substanzen – beispielsweise Mineralstoffe oder endokrine Disruptoren – kann Ihr Hormonhaushalt durcheinandergeraten. Wenn Sie etwas für eine gesunde Funktion Ihrer Entgiftungskanäle – Leber, Gallenblase, Nieren und Darm – tun, fällt es Ihrem Körper leichter, überschüssige Hormone auszuscheiden und Ihren Hormonhaushalt im Gleichgewicht zu halten.

Die Leber spielt für die Fettverbrennung eine wichtige Rolle und trägt außerdem zur Regulation Ihres Hormonhaushalts bei. Sie produziert Cholesterin, einen wichtigen Hormonvorläufer. Außerdem baut Ihre Leber überschüssige Hormone und Abfallstoffe ab und scheidet sie aus. So wie ein Poolfilter abgefallene Blätter, Schmutz und Insekten auffängt und das Wasserbecken auf diese Weise sauber hält, wandelt die Leber schädliche Giftstoffe und überschüssige Hormone in andere Substanzen um und beseitigt sie aus dem Körper.

Wenn die Leber träge oder mit Abfallstoffen verstopft ist, sammeln sich überschüssige Hormone im Körper (und rund um die Taille) an. Das bringt den Hormonhaushalt durcheinander und führt zu Problemen wie beispielsweise einer Östrogendominanz. Sobald das Östrogen seine Aufgabe im Körper erfüllt hat, wird es zur Leber transportiert, um abgebaut und über Gallenblase, Nieren, Dickdarm und Urin ausgeschieden zu werden. Doch wenn Ihre Leber verstopft oder überlastet ist, kann sie ihre Funktion nicht mehr optimal erfüllen und Östrogen nicht im normalen Tempo abbauen. Dann kann es passieren, dass das Östrogen wieder in den Körper aufgenommen wird, was zu Beschwerden wie Fatigue, Gehirnnebel, Gewichtszunahme, Reizbarkeit, Abnahme des sexuellen Verlangens und Depressionen führt. Durch überschüssiges Östrogen kann Ihre Gallenflüssigkeit zu dick werden und stagnieren, statt rasch aus dem Körper zu fließen und bei der Ausscheidung überschüssiger Hormone mitzuhelfen.

Eine übermäßige Ansammlung von Hormonen in Ihrem Körper belastet und überfordert die Leber zusätzlich; so wird der durcheinandergeratene Hormonhaushalt mit der Zeit zu einem echten Teufelskreis. Wenn zu viele verbrauchte Hormone im Blut zirkulieren, kann es außerdem passieren, dass Ihr Hypothalamus der Hypophyse keine Signale zur Ausschüttung neuer Hormone mehr sendet.

Wenn Ihre Entgiftungssysteme nicht richtig funktionieren, können Ihre Hormone sich gegenseitig in ihrer Funktion stören. Deshalb sollten Sie mithilfe ätherischer Öle etwas für eine optimale Funktion von Leber und Gallenblase tun. Dadurch werden diese Organe gestärkt und können Ihren Hormonhaushalt im Gleichgewicht halten (Näheres dazu erfahren Sie ab Seite 207).

Wie ätherische Öle die Funktion von Zellrezeptoren verbessern

Hormone kommunizieren mit Ihrem Körper, indem sie an Rezeptoren im Zellinneren oder an der Zelloberfläche andocken, ähnlich wie ein Schlüssel ins Schloss passt. Sobald das Hormon an seinen Rezeptor bindet, übermittelt es eine Botschaft, die das Zielorgan oder -system zu einer bestimmten Aktion veranlasst – zum Beispiel zur Anregung oder Zügelung des Appetits oder zur Erhöhung oder Senkung des Energieniveaus. Medikamente gegen Brustkrebs zielen beispielsweise auf bestimmte Hormonrezeptoren ab, um die Zellwachstumsmuster zu verändern und das Wachstum von Krebszellen zu verhindern. Umweltgifte namens endokrine Disruptoren können ebenfalls an diese Zellrezeptoren binden und sie destabilisieren. Das beeinträchtigt Ihren Körper in seiner Fähigkeit, hormonelle Signale richtig zu empfangen oder darauf zu reagieren.

Fettlösliche Substanzen (beispielsweise ätherische Öle) erhalten die Zellmembranen durchlässig. Dadurch lassen sich die Zellfunktionen und die Signalübertragung von Zelle zu Zelle leichter steuern, sodass sich die Kommunikation zwischen den Zellen verbessert. Ätherische Öle interagieren mit Zellmembranen und -rezeptoren und tragen zur Verbesserung ihrer Funktion bei, indem sie die hormonelle Signalübertragung beeinflussen. Ebenso wie ätherische Öle sind auch Zellmembranen fettliebend. Dank dieser Kompatibilität können ätherische Öle an Zellrezeptoren und Transporter binden und sie modulieren.

In seinem Buch *The Chemistry of Essential Oils* weist David Stewart darauf hin, dass ätherische Öle nicht nur an Zellrezeptoren binden, sondern diese auch reinigen: Bestimmte Inhaltsstoffe ätherischer Öle – sogenannte Phenylpropanoide – »reinigen die auf den Zellen sitzenden Rezeptorstellen. Ohne saubere Rezeptoren können die Zellen nicht miteinander kommunizieren, und dann funktioniert der Organismus nicht mehr richtig, was zur Entstehung von Krankheiten führt.« Phenylpropanoide sind in Anis-, Basilikum-, Cassia-, Zimt-, Nelken-, Oregano- und Pfefferminzöl enthalten.

Im Gegensatz zu endokrinen Disruptoren ahmen ätherische Öle Ihre körpereigenen Hormone nicht nach und verstärken sie auch nicht in ihrer Wirkung, sondern tragen dazu bei, die Zellrezeptoren zu reinigen und zu reparieren, sodass körpereigene Hormone (beispielsweise Östrogen und Schilddrüsenhormone) auf natürliche Weise an die Rezeptoren binden und die gewünschten chemischen Reaktionen in Ihrem Körper bewirken können.

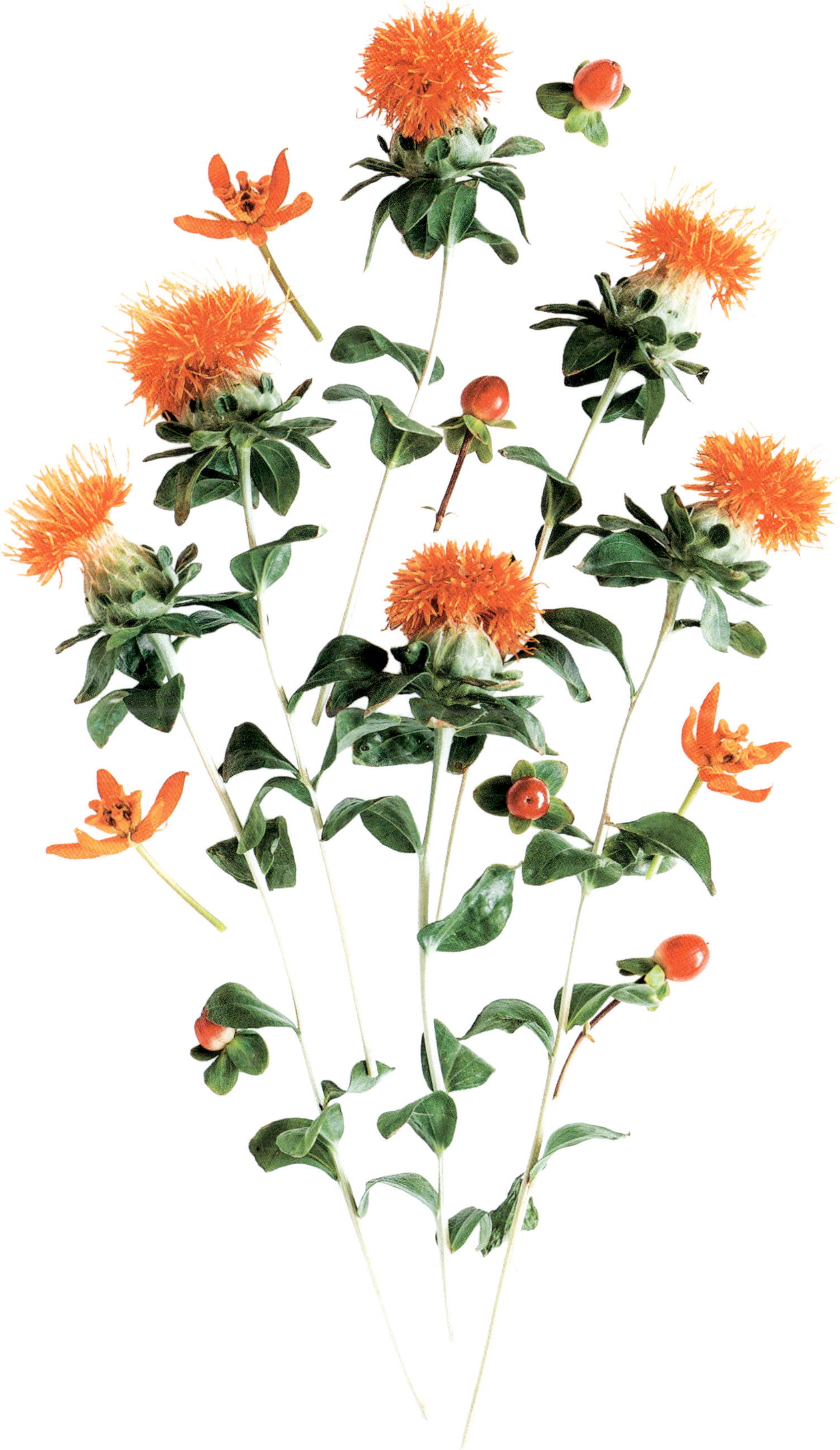

KAPITEL
5

SCHRITT 5

Ihr Immunsystem modulieren und Entzündungsprozesse eindämmen

Sie müssen Ihr Immunsystem dazu bringen, dass es mit Ihnen arbeitet und nicht gegen Sie. Das ist vor allem dann wichtig, wenn Sie unter einer chronischen Infektion oder Autoimmunerkrankung leiden. Bei Entzündungen handelt es sich um eine Immunreaktion, die eigentlich als kurzfristige Heilungs- und Schutzmaßnahme gedacht ist.

Für eine gesunde Gehirnfunktion ist es sehr wichtig, Ihr Immunsystem wieder ins Gleichgewicht und Entzündungsprozesse im Gehirn zum Abklingen zu bringen. Allerdings verfügt Ihr Immunsystem nur über begrenzte Ressourcen und kann nicht an zu vielen Fronten gleichzeitig kämpfen. Ätherische Öle können Ihr körpereigenes Abwehrsystem entlasten: Mit ihren antibakteriellen, antiviralen und antimykotischen Eigenschaften tragen sie dazu bei, Krankheitskeime abzutöten und Infektionen zu bekämpfen.

Entzündungsprozesse im Gehirn beheben

Haben Sie das auch schon einmal erlebt: Sie sind in ein anderes Zimmer gegangen, um irgendetwas zu holen, und wussten dann plötzlich nicht mehr, wonach Sie eigentlich suchten? Vielleicht fällt Ihnen auch manchmal ein Wort oder ein Name nicht mehr ein. Sie können die Bedeutung dieses Wortes zwar genau beschreiben und haben sogar das Gefühl, dass es Ihnen »auf der Zunge« liegt – und doch ist es Ihnen entfallen. Oder Sie spüren, dass Sie leichter ermüden als früher, vor allem nach Aufgaben, die Konzentration erfordern, wie beispielsweise Lesen oder Autofahren. All das sind erste Anzeichen für Entzündungsprozesse im Gehirn, die zur Entstehung von neurodegenerativen Erkrankungen wie Alzheimer oder Parkinson führen können, wenn man ihnen nicht rechtzeitig entgegenwirkt.

Was sind Entzündungen?

Bei Entzündungen handelt es sich um eine natürliche Reaktion Ihres Körpers auf eine Bedrohung – beispielsweise Verletzungen, Infektionen und psychische oder emotionale Stressfaktoren. Die Entzündung setzt eine Reihe von Immunreaktionen im Gang, bei denen weiße Blutkörperchen und entzündungsfördernde chemische Substanzen (sogenannte Zytokine) in das beschädigte Gewebe einwandern, um es zu reparieren und Sie vor Infektionen oder Eindringlingen wie Viren und Bakterien zu schützen. Während des Heilungsprozesses klingt der Entzündungsprozess allmählich ab. Ohne Entzündung würden Wunden nicht heilen, und Infektionen könnten tödlich verlaufen.

Akute Entzündungen

Wenn ein Gewebe verletzt wird, kommt es zu einer akuten Entzündung, die Schmerzen und Bewegungsunfähigkeit (Funktionsverlust) verursacht, um den verletzten Bereich zu schützen und den Heilungsprozess zu erleichtern. Gleichzeitig wandern Immunzellen, Hormone und Nährstoffe zu der verletzten Stelle. Die Blutgefäße erweitern sich; dadurch wird das Gewebe durchlässiger und besser durchblutet (was Symptome wie Rötung, Schwellung und Wärmegefühl verursacht), sodass weiße Blutkörperchen leichter in das verletzte Gewebe einwandern können.

Chronische Entzündungen

Eine chronische Entzündung ist eine langwierige oder dauerhafte leichtgradige Entzündungsreaktion, die entweder zu lange andauert oder in Bereichen auftritt, wo sie gar nicht benötigt wird, sodass in Ihrem ganzen Körper ein konstanter niederschwelliger Entzündungsprozess vorliegt. Chronische Entzündungen können jahrelang unentdeckt bleiben, weil dabei nicht unbedingt erkennbare Symptome auftreten. Unbemerkt schädigen sie Gelenke, Arterien oder Organe und tragen zu entzündlichen Erkrankungen bei, zum Beispiel:

- Leaky Gut (undichter Darm) oder Nahrungsmittelallergien, die auf eine Entzündung des Dünndarms zurückzuführen sind
- Demenz, Depressionen oder geistiger Abbau infolge eines Entzündungsprozesses im Gehirn (Neuroinflammation)
- Asthmaanfälle infolge einer Entzündung der kleinen Röhrchen (Bronchien), die die Atemluft in die Lunge transportieren
- Bluthochdruck oder Nierenversagen infolge einer Nierenentzündung
- Bauchkrämpfe oder Durchfall infolge einer Dickdarmentzündung *(Colitis)*
- Kurzatmigkeit oder Flüssigkeitsansammlungen im Körper aufgrund einer Herzmuskelentzündung *(Myokarditis)*

Vielen kognitiven Problemen und affektiven Erkrankungen – beispielsweise Gehirnnebel, Gedächtnisstörungen, ADS/ADHS, Depressionen, Angstzuständen, Autoimmunerkrankungen und einer zu schwachen Spannung des Gehirns – liegen chronische Entzündungen zugrunde.

In welchen Symptomen äußert sich eine Gehirnentzündung?

Bei Entzündungsprozessen im Gehirn handelt es sich um eine Schutzmaßnahme, die Ihr Gehirn vor Infektionen oder Giftstoffen bewahren soll: Das Gehirn entzündet sich gewissermaßen selbst, um sein Gleichgewicht wiederherstellen und abheilen zu können. Anders als bei einem entzündeten Körperteil spürt man bei einem Entzündungsprozess im Gehirn nicht unbedingt körperlichen Schmerz. Denn im Gehirn gibt es keine Rezeptoren für Schmerzreize (Nozizeptoren). Daher können solche Entzündungsprozesse jahrzehntelang unbemerkt bleiben. (Kopfschmerzen oder Migräne werden nicht durch eine Entzündung, sondern durch Ihr Gefäßsystem verursacht.) Entzündungsprozesse im Gehirn äußern sich vielmehr in Form von Befindlichkeitsstörungen. Sie können zum Beispiel zu Motivationsverlust oder Energielosigkeit beitragen, sodass Sie morgens kaum noch aus dem Bett kommen. Dabei kann es aber auch zu einem Funktionsverlust des Gehirns kommen: Wenn Ihr Gehirn entzündet ist, verlangsamt sich seine Verarbeitungsgeschwindigkeit, was wiederum Ihr Konzentrationsvermögen beeinträchtigt. Andere Symptome von Entzündungsprozessen im Gehirn reichen von Müdigkeit und Abgeschlagenheit bis hin zu Stimmungsschwankungen, zum Beispiel:

Gehirnnebel: Ist ein Oberbegriff für zu langsames oder verworrenes Denken oder auch für eine verlangsamte Reaktionsgeschwindigkeit. Bei Entzündungsprozessen können die Gehirnzellen nicht mehr so schnell feuern. Dadurch verlangsamt sich die gesamte Gehirnfunktion und es kommt zu Symptomen wie Konzentrationsschwäche, Entscheidungsschwierigkeiten und Verwirrtheit.

Zu schwache Spannung des Gehirns: Vielleicht haben Sie eine zu kurze Konzentrationsspanne und ermüden nach Tätigkeiten, die Konzentration erfordern (beispielsweise Autofahren oder Lesen), besonders leicht.

Neurodegenerative Prozesse: Entzündungen im Gehirn führen zum Abbau von Hirngewebe und zu einer vermehrten Ansammlung von Beta-Amyloiden. (Diese Eiweißbruchstücke sind eine wichtige Ursache der Alzheimer-Krankheit.)

Fatigue: Bei chronischen Entzündungsprozessen muss Ihr Immunsystem besonders viel arbeiten. Das erfordert mehr zelluläre Energie und entzieht Ihnen den Treibstoff, den Sie brauchen, um sich körperlich oder geistig fit zu fühlen.

Reizbarkeit oder Wut: Entzündungsprozesse im Gehirn können zu Stimmungsproblemen wie Wut und Reizbarkeit beitragen.

Depressionen: Bestimmte entzündungsfördernde Proteine, sogenannte Zytokine, dienen als zelluläre Botenstoffe und können eine Reaktion des Immunsystems hervorrufen, die zu depressiven Symptomen führt, da sie die Freisetzung des »Glücks«-Neurotransmitters Serotonin behindert.

Gedächtnisprobleme: Entzündungsprozesse zerstören die Nervenverbindungen, die für das Erinnern von Wörtern und Namen zuständig sind. So entstehen Gedächtnisstörungen.

Übermäßige Geruchsempfindlichkeit: Entzündungsprozesse im Gehirn verursachen eine Überreaktion auf bestimmte Reize wie beispielsweise Gerüche. In einem solchen Fall ist der Geruchssinn gewissermaßen überschärft, sodass alles intensiver wahrgenommen wird.

Ängste und innere Anspannung: Außerdem können solche Entzündungsprozesse auch dazu führen, dass man ängstlich, nervös oder zappelig wird.

Abnahme der sportlichen Leistungsfähigkeit: Ihre Muskelkraft kann nur so stark sein wie die Signale, die das Gehirn an die Nerven sendet, welche Ihre Muskeln steuern. Eine Entzündung verlangsamt die Geschwindigkeit, mit der Ihre Gehirnzellen feuern.

In folgenden Symptomen äußern chronische Entzündungsprozesse im Gehirn sich besonders häufig:

Schmerzen: Neuronen (Gehirnzellen) können zwar keinen Schmerz wahrnehmen, doch Schmerzen im Körper – beispielsweise Muskel- oder Gelenkschmerzen – können durch chronische Entzündungsprozesse verursacht werden. Wenn der Spiegel entzündungsfördernder Zytokine in Ihrem Körper erhöht ist, können diese Botenstoffe Muskel- und Gelenkgewebe angreifen, was zu Rötungen und Schwellungen führt und zu körperlichen Beschwerden wie Schmerzen, Muskelschwäche oder Bewegungseinschränkungen beiträgt.

Verdauungsstörungen: Eines der ersten Anzeichen dafür, dass Ihr Gehirn nicht richtig funktioniert, ist eine unzureichende Aktivität des Vagusnervs, die sich auch durch Verdauungsprobleme äußert. Der Vagusnerv verbindet das Gehirn mit dem Darm; das bedeutet, dass jeder Entzündungsprozess, der die Signalübermittlung des Vagusnervs beeinträchtigt, die Verdauungsfunktion stört und zu Symptomen wie häufigen Bauchbeschwerden nach dem Essen, Schwierigkeiten beim Schlucken von Nahrungsergänzungsmitteln oder großen Essensbissen, Völlegefühl, Bauchschmerzen, Blähungen, Verstopfung und weichen Stühlen führt.

Hautkrankheiten: Entzündungsprozesse, die oft durch eine Überempfindlichkeit des Immunsystems entstehen, können Hautprobleme (beispielsweise Ausschläge, Akne, Ekzeme, Nesselsucht oder zu trockene Haut) verursachen.

Übermäßige Schleimproduktion: Entzündungen führen dazu, dass die Schleimhäute dickflüssigen Schleim produzieren, um die Auskleidung der Atemwege zu schützen. Das führt zu Husten, Niesen, verstopfter oder laufender Nase, Halsschmerzen, häufigem Räuspern, Aphthen, juckenden oder tränenden Augen, verschleimten Bronchien, Kurzatmigkeit oder Atemnot.

Wodurch entstehen Entzündungen im Gehirn?

Chronische Entzündungsprozesse können durch ein überschießendes oder in seiner Funktion gestörtes Immunsystem entstehen. Sie können aber auch auf irgendein anderes Problem zurückzuführen sein, das Ihr Körper zu bekämpfen versucht. Es gibt verschiedene Faktoren, die das Risiko für chronische Entzündungsprozesse erhöhen:

Gehirntrauma oder Schlaganfall: Gehirnverletzungen führen dazu, dass die Immunzellen des Gehirns geschädigte oder abgestorbene Nervenzellen zu beseitigen versuchen. Das trägt zu einer Entzündung im Gehirn bei. Diese Aktivität Ihres Immunsystems setzt sich immer weiter fort, vor allem, wenn zusätzlich auch noch andere Unausgewogenheiten in Ihrem Körper bestehen. Deshalb können Entzündungsprozesse im Gehirn noch lange nach der Abheilung der eigentlichen Verletzung andauern.

Toxizität: Auch Umweltgifte wie Metalle, Schimmelpilze, Pestizide und andere Chemikalien tragen zur Entstehung von Entzündungen bei.

Chronische Infektionen: Bei bakteriellen, viralen oder Pilzinfektionen (beispielsweise Infektionen von Nasennebenhöhlen, Lunge, Darm oder Zahnfleisch) greift das Immunsystem Ihres Gehirns den Krankheitserreger an. Auch das führt zu chronischen Entzündungsprozessen.

Leaky Gut: Ein entzündeter Darm kann ebenfalls zur Entstehung von Entzündungen im Gehirn beitragen, denn es werden im Darm Entzündungsbotenstoffe (sogenannte Zytokine) produziert, die anschließend zwischen Darm und Gehirn hin und her wandern. Um diese systemische Entzündung zum Abklingen zu bringen, ist es wichtig, den Entzündungsprozess sowohl in Ihrem Darm als auch in Ihrem Gehirn einzudämmen.

Chronischer Stress: Bei Stress setzt der Körper Hormone (beispielsweise Cortisol) frei, die den Spiegel entzündungsfördernder Zytokine in Ihrem Gehirn ansteigen lassen.

Entzündungsfördernde Ernährung: Auch der Verzehr von entzündungsfördernden Lebensmitteln wie Zucker, verarbeiteten Produkten oder Alkohol löst Entzündungen aus. Ähnliches gilt für Lebensmittelallergien oder -unverträglichkeiten: Auch sie können zu Entzündungsprozessen in Darm oder Gehirn beitragen.

Durcheinandergeratener Hormonhaushalt: Niedrige Spiegel von Schilddrüsen- oder Geschlechtshormonen wie Östrogen und Testosteron tragen ebenfalls zur Entstehung von Entzündungen im Gehirn bei.

Aus dem Gleichgewicht geratener Blutzuckerspiegel: Auch ein zu niedriger Blutzucker (Hypoglykämie), Insulinresistenz (zu hoher Blutzucker) und Diabetes können Entzündungsprozesse im Gehirn verursachen.

Elektromagnetische Felder (EMF): Wissenschaftlichen Untersuchungen zufolge steigen die Marker für Entzündungsprozesse im Gehirn durch EMF von Mobiltelefonen, Bildschirmen, WLAN und verkabelten Häusern deutlich an.

Entzündungen töten Gehirnzellen ab

Im Gegensatz zu den Zellen Ihres Körpers vermehren Gehirnzellen sich nicht. Der renommierte Autoimmunforscher und Kliniker Dr. Datis Kharrazian erklärt in seinem Buch *Was ist bloß mit meinem Gehirn los?*, dass Gehirnzellen postmitotisch sind, was bedeutet, dass sie keine Mitose oder Zellteilung durchlaufen und sich nicht regenerieren. Das heißt also, dass man vorsichtig mit ihnen umgehen und sie pflegen sollte.

Es gibt nur zwei Gewebe in Ihrem Körper, in denen keine Zellteilung stattfindet: Gehirn und Herz. Die meisten Zellen Ihres Körpers sterben irgendwann ab und es werden wieder neue gebildet. Bei den Nervenzellen ist dies nicht so: Von diesen Zellen bekommen Sie bei Ihrer Geburt eine ganz bestimmte Anzahl mit, und wenn sie absterben, sind sie für immer weg. Das ist einer der Gründe, warum chronische Entzündungsprozesse, bei denen Gehirnzellen absterben, zu einer Degeneration des Gehirns führen.

Um Ihr Gehirn vor dieser Neurodegeneration zu schützen, müssen Sie Entzündungsprozesse im Gehirn eindämmen – das heißt, Sie müssen sie so weit als möglich verlangsamen, um Ihre Nervenzellen am Leben zu erhalten und sich eine gesunde Gehirnfunktion zu bewahren. Bei einem chronischen Entzündungszustand lässt die Funktion der Gehirnzellen zwangsläufig früher oder später nach.

So können Sie Ihre Blut-Hirn-Schranke wieder funktionsfähig machen

Schädliche Substanzen können durch die Blut-Hirn-Schranke ins Gehirn gelangen und dort zu einem dauerhaften Entzündungszustand führen. Daher ist die Heilung einer geschädigten Blut-Hirn-Schranke ein wichtiger erster Schritt zur Abheilung von Entzündungsprozessen im Gehirn. Ist die Blut-Hirn-Schranke erst einmal durchlässig geworden, gelangen unweigerlich schädliche Moleküle ins Gehirn, wodurch es mit der Zeit immer mehr geschädigt wird. Diese Entzündungsmoleküle lösen eine permanente Immunreaktion aus, die zu einer chronischen Gehirnentzündung führt. Dadurch beschleunigt sich der Degenerationsprozess des Gehirns. Wie Dr. Kharrazian in seinem Buch feststellt, hängt »der Schweregrad der Gehirnentzündung vom Ausmaß der Durchlässigkeit der Blut-Hirn-Schranke ab«.

Man kann sich eine durchlässig gewordene Blut-Hirn-Schranke wie eine offene Wunde vorstellen, durch die chemische Substanzen aus der Umwelt und Antigene (Moleküle, die Immunreaktionen auslösen) ins Gehirn gelangen und es schädigen können.

Woran Sie erkennen, ob Ihre Blut-Hirn-Schranke durchlässig geworden ist

Die Durchlässigkeit der Blut-Hirn-Schranke kann eine Entzündungskaskade auslösen, die zur Entstehung verschiedener Probleme mit Ihrem Gehirn und Ihrer geistigen Gesundheit beitragen kann, zum Beispiel:

- Gehirnnebel, verworrene Gedanken oder schlechtes Gedächtnis
- Geistige Erschöpfung, Lethargie oder rasche Ermüdbarkeit des Gehirns nach Aufgaben, die eine hohe Konzentration erfordern (wie Autofahren oder Lesen), oder nach dem Kontakt mit bestimmten Nahrungseiweißen oder Chemikalien
- Depressionen
- Angstzustände
- Abnahme der kognitiven Fähigkeiten oder merkliche Schwankungen in der geistigen Verarbeitungsgeschwindigkeit
- Mangel an Motivation
- Schwindel
- Tinnitus
- Veränderungen in Sprechweise, Verhalten oder Persönlichkeit
- Veränderung des Muskeltonus oder Muskelschwäche
- Zittern, Tremor oder unwillkürliche Muskelzuckungen
- Kopfschmerzen oder Migräne
- ADS oder ADHS

Anfangs treten diese Symptome vielleicht nur vorübergehend auf, das heißt, sie kommen und gehen; doch mit der Zeit können sie zum Dauerzustand werden. Und wenn eine Funktion erst einmal völlig verloren gegangen ist, fällt es schwer, sie zurückzugewinnen. Dr. Kharrazian meint dazu: »Wenn eine bestimmte Anzahl an Nervenzellen untergegangen ist, sinkt das [Heilungs-]Potenzial rapide.« Die beste Heilungsstrategie besteht also darin, den Prozess der Schädigung der Neuronen zu stoppen, bevor er sich verschlimmert. Der erste Schritt dazu besteht darin, die geschädigte Blut-Hirn-Schranke zu reparieren.

Was schadet Ihrer Blut-Hirn-Schranke?

Alles, was Entzündungen im Gehirn auslöst, kann die Blut-Hirn-Schranke in ihrer Funktion beeinträchtigen. Denn der Entzündungsprozess löst eine Kaskade chemischer Reaktionen aus, durch die die Tight Junctions (die normalerweise sehr engen Verbindungen zwischen den Endothelzellen der Kapillaren in Ihrem Gehirn) sich lockern und durchlässiger werden. Es gibt viele Faktoren, die zu Entzündungsprozessen im Gehirn beitragen können:

Stress: Bei Stress wird Cortisol ausgeschüttet. Dieses Stresshormon löst eine Entzündungsreaktion aus, die den Zonulinspiegel erhöht. Zonulin ist ein kleines Protein, das im Darm produziert wird und für die Regulation der Tight Junctions zuständig ist. Durch einen zu hohen Zonulinspiegel wird die Blut-Hirn-Schranke durchlässiger.

Verletzungen: Jede unmittelbare physische Verletzung des Gehirns (zum Beispiel ein Schädel-Hirn-Trauma oder Schlaganfall) kann die Blut-Hirn-Schranke beschädigen. Wenn Gehirnzellen verletzt oder geschädigt werden, senden sie Entzündungssignale aus. Auch dadurch wird die Blut-Hirn-Schranke durchlässiger, damit Immunzellen ins Gehirn eindringen und die durch die Verletzung entstandenen Zelltrümmer beseitigen können. Denn wenn diese Trümmer nicht entfernt werden, lösen sie eine weitere Immunreaktion aus.

Infektionen: Alle bakteriellen, Virus-, Parasiten- oder Pilzinfektionen können die Blut-Hirn-Schranke schädigen. Eine im *Medical Science Monitor* erschienene wissenschaftliche Untersuchung beschreibt, wie die »Schutzwirkung der Blut-Hirn-Schranke bei bakteriellen und Virusinfektionen verloren geht«, weil »die Blut-Hirn-Schranke dadurch durchlässiger wird und/oder Mikroorganismen direkt ins Gehirn eindringen«. Deshalb ist eine Hirnhautentzündung so gefährlich: Sie lockert das dichte Gefüge der Gehirnzellen. »Dadurch können die Bakterien zwischen den Zellen hindurchschlüpfen und in den Raum zwischen Gehirn und Hirnhäuten eindringen«, schreibt die Wissenschaftlerin Lisa Craig von der Simon Fraser University. »Dort lösen die Bakterien eine Entzündungsreaktion aus. Diese führt wiederum zu einer Ansammlung von Flüssigkeit, die Druck auf das Gehirn ausübt.«

Schimmel: Wissenschaftlichen Untersuchungen zufolge können auch Pilzinfektionen wie beispielsweise Schimmel und seine toxischen Stoffwechselprodukte (sogenannte Mykotoxine) die Blut-Hirn-Schranke durchlässiger machen.

Giftstoffe: Schwermetalle sollten eigentlich nicht ins Gehirn gelangen, da sie extrem neurotoxisch sind. Doch Metalle aus bestimmten Impfstoffen oder Amalgam können die Blut-Hirn-Schranke umgehen oder sich darin ablagern und sie auf diese Weise schädigen.

Schlafmangel: Schlaf ist für die Beseitigung von Schäden der Blut-Hirn-Schranke sehr wichtig. Schlafmangel kann die Blut-Hirn-Schranke nachweislich in ihrer Funktion beeinträchtigen und ihre Durchlässigkeit erhöhen. Außerdem zeigen wissenschaftliche Untersuchungen, dass Melatonin die Blut-Hirn-Schranke stabilisieren und Schäden durch Hirntraumata vorbeugen kann.

Die Blut-Hirn-Schranke mit ätherischen Ölen reparieren

Dr. Natasha Campbell-McBride (Autorin des Buches *GAPS – Gut and Psychology Syndrome*) weist darauf hin, dass die Blut-Hirn-Schranke aus den gleichen Zellen und der gleichen Flora besteht wie die Darmwände und sich ständig erneuert. Ätherische Öle eignen sich dank ihrer besonderen chemischen Eigenschaften hervorragend dazu, die Tight Junctions zu reparieren und Ihre Blut-Hirn-Schranke wieder funktionsfähig zu machen.

Kurzkettige Fettsäuren (Sekundärmetabolite oder Nebenprodukte der Verdauung von Pflanzenfasern, die für ihre Fähigkeit zur Heilung von Entzündungen bekannt sind) bestehen aus Lipiden, die Zellmembranen durchdringen können. Ätherische Öle haben die gleiche chemische Zusammensetzung und Wirkung und können Gehirn und Nervensystem in ihrer normalen elektrischen Funktion unterstützen. Zum Beispiel unterstützen ätherische Öle die Zellmembranen beim Empfang beruhigender Signale, die dazu beitragen, die Blut-Hirn-Schranke wieder funktionsfähig zu machen und Entzündungen zum Abklingen zu bringen.

Durch ätherische Öle in Kombination mit einer Ernährungsumstellung können Sie Ihre Blut-Hirn-Schranke reparieren, denn dadurch werden die Probleme behoben, durch die diese Schranke zu durchlässig geworden ist. Die äußerliche Anwendung ätherischer Öle kann einen wichtigen Beitrag dazu leisten, überaktive Immunzellen zu stabilisieren und zu blockieren. Dadurch wird der Prozess der Neuroinflammation (Entzündung von Nervengewebe) eingedämmt, sodass die Blut-Hirn-Schranke wieder repariert und geheilt wird. Vor allem Weihrauchöl kann Entzündungsprozesse zum Abklingen bringen und die Regeneration von geschädigtem, gestresstem oder chronisch entzündetem Bindegewebe fördern.

Entzündungsprozesse im Gehirn eindämmen

Wie bereits erwähnt, lässt sich eine Entzündung im Gehirn nur schwer wieder stoppen, wenn sie einmal in Gang gekommen ist. Ätherische Öle lindern solche Entzündungsprozesse, indem sie die Ausschüttung entzündungsfördernder Zytokine unterdrücken; das verbessert die Durchblutung des Gehirns und trägt dazu bei, Entzündungen zum Abklingen zu bringen. Eine in der Fachzeitschrift *Frontiers in Aging Neuroscience* erschienene wissenschaftliche Untersuchung mit dem Titel »Neuroprotective and Anti-Aging Potentials of Essential Oils from Aromatic and Medicinal Plants« [»Neuroprotektives und Anti-Aging-Potenzial von ätherischen Ölen aus aromatischen Pflanzen und Heilpflanzen«] hat gezeigt, dass ätherische Öle »ein neuroprotektives Anti-Aging-Potenzial besitzen und gut gegen Demenz, Epilepsie, Angstzustände und andere neurologische Störungen wirken«.

Die Durchblutung des Gehirns anregen

Durch eine Verbesserung der Blut- und Sauerstoffversorgung des Gehirns kann man dazu beitragen, die Funktionsfähigkeit der Blut-Hirn-Schranke wiederherzustellen. Genau aus diesem Grund spielt Sport bei der Abheilung von Entzündungsprozessen im Gehirn eine so wichtige Rolle, denn dadurch erhält das Gehirn mehr Sauerstoff.

Den Schlaf verbessern

Auch Schlaf spielt für die Reparatur der Blut-Hirn-Schranke eine sehr wichtige Rolle: Ohne genügend Schlaf ist es unmöglich, Entzündungsprozesse zum Abklingen zu bringen, denn Schlafmangel aktiviert Ihr Immunsystem und verursacht eine chronische Entzündungsreaktion.

Zum Glück kann sich die Blut-Hirn-Schranke relativ schnell wieder regenerieren, wenn sie mit den richtigen pflanzlichen Nährstoffen und ätherischen Ölen versorgt wird.

Wie ätherische Öle Entzündungsprozesse stoppen

Sobald Ihre Blut-Hirn-Schranke wieder gut abgedichtet und funktionsfähig ist und Sie das ständige Bombardement von Entzündungsauslösern gestoppt haben, ist es wichtig, den Entzündungsprozess in Ihrem Gehirn zum Abklingen zu bringen.

Man geht davon aus, dass die Immunzellen des Gehirns keinen Ausschalter haben; doch bestimmte fettlösliche pflanzliche Substanzen wie beispielsweise Omega-3-Fettsäuren haben sich bei der Linderung von Entzündungen im Gehirn als sehr wirksam erwiesen. Auch Pflanzenöle wie CBD-Öl und ätherische Öle (beide auf Lipidbasis) sind, wie man inzwischen weiß, äußerst wirksame Ausschalter für Entzündungsprozesse.

Wie bringen Heilpflanzen und Omega-3-Öle Entzündungen zum Abklingen? Die Antwort darauf ist eigentlich ganz einfach.

Omega-3-Öle haben eine heilende Wirkung auf das Gehirn

Omega-3-Fettsäuren wie Eicosapentaensäure (EPA) und Docosahexaensäure (DHA), die aus fettem Fisch wie Lachs, Thunfisch und Heilbutt gewonnen werden, lindern Entzündungsprozesse im Gehirn. (Fische bilden diese Omega-3-Fettsäuren nicht selbst, sondern gewinnen sie aus Pflanzen – vor allem aus Plankton und Algen, von denen sie sich ernähren.) Außerdem kann Ihr Körper EPA und DHA aus einer anderen Omega-3-Fettsäure, der Alpha-Linolensäure (ALA), herstellen, die in verschiedenen Pflanzen – beispielsweise Walnüssen, Leinsamen, Chiasamen und Sojabohnen – enthalten ist. Durch eine pflanzliche Ernährung verbessert sich die Fähigkeit Ihres Körpers, ALA in EPA und DHA umzuwandeln.

Omega-3-Fettsäuren wie EPA und DHA dämmen die Reaktion der Zellmembranen auf Entzündungen ein und bringen Entzündungsprozesse im Gehirn auf diese Weise zum Abklingen. Diese Fettsäuren sind in den Zellmembranen des Gehirns in großer Menge vorhanden und haben eine starke entzündungshemmende Wirkung. Dank dieser Eigenschaft tragen sie dazu bei, die Zellmembranen im Gehirn gesund zu erhalten und die Kommunikation zwischen Ihren Gehirnzellen zu erleichtern.

Omega-3-Fettsäuren scheinen intrazelluläre Botenstoffe, die Signale für Entzündungsreaktionen aussenden, in ihrer Aktivität zu beinträchtigen. Wenn Zellen durch äußere Reize wie Giftstoffe, Stress, Viren oder Infektionen aktiviert werden, setzen die Zellmembranen Arachidonsäure frei, um eine entzündliche Immunreaktion auszulösen. Omega-3-Öle und pflanzliche Öle (beispielsweise CBD-Öl und ätherische Öle) sind ein sanfter, natürlicher Weg zur Neutralisation der Signalübertragung oder Kommunikation innerhalb und zwischen den Zellen, was Entzündungsreaktionen zum Abklingen bringen kann.

Eine im Jahr 2008 veröffentlichte wissenschaftliche Untersuchung über die positiven Auswirkungen einer an Omega-3-Fettsäuren reichen Ernährung beschreibt, wie diese Fettsäuren an Zellrezeptoren andocken und die Kommunikation zwischen den Zellen (sogenannte interzelluläre Signalwege) eindämmen können. Verschiedene nichtsteroidale entzündungshemmende Medikamente lindern Entzündungen auf die gleiche Art und Weise.

Welche Rolle spielt Ihr Vagusnerv bei der Bekämpfung von Entzündungen?

Der Vagusnerv dient als Erkennungssystem und »Ausschaltknopf« für Entzündungsprozesse. Dieser Nerv, der den sogenannten »Entzündungsreflex« in Gang setzt, steht mit Organen und Geweben in Verbindung, die Entzündungssignale aussenden. (Nähere Informationen über den Vagusnerv finden Sie auf Seite 37.)

Diese Signale – beispielsweise entzündungsfördernde Zytokine oder eine Substanz namens Tumor-Nekrose-Faktor (TNF), die von den Immunzellen in Ihrer Milz ausgeschüttet wird – alarmieren den Vagusnerv, der daraufhin den entzündungshemmenden Neurotransmitter Acetylcholin freisetzt. Acetylcholin fungiert als Entzündungsbremse in Ihrem Körper und hemmt die Produktion dieser entzündungsfördernden Signale.

Dieser Entzündungsreflex funktioniert aber nur, wenn Ihr Vagusnerv in der Lage ist, gesunde Signale auszusenden. Wenn er nicht ansprechbar genug ist, arbeitet er mit geringerer Kapazität, was zur Entstehung systemischer Entzündungen beiträgt. Wenn man den Vagusnerv mit ätherischen Ölen stimuliert, wird er ansprechbarer und kann demnach Entzündungsprozesse in Körper und Gehirn besser zum Abklingen bringen.

Wissenschaftliche Untersuchungen des New Yorker Neurochirurgen Kevin Tracey haben gezeigt, dass Entzündungen in den Geweben unseres Körpers direkt durch das Gehirn gesteuert werden, wobei der Vagusnerv als An- und Ausschalter dient: Im Grunde tut er nichts anderes, als die Produktion von Eiweißen auszuschalten, die Entzündungsprozesse anheizen. Tracey hat festgestellt, dass Entzündungen in anderen Körperregionen durch eine Stimulation des Vagusnervs buchstäblich blockiert werden konnten und systemische Entzündungsprozesse auf diese Weise deutlich zurückgingen.

Entzündungsprozesse durch ätherische Öle unterdrücken

Ätherische Öle besitzen eine natürliche entzündungshemmende Wirkung: Sowohl in Untersuchungen an Tieren als auch an Menschen waren sie in der Lage, Entzündungsmarker zu unterdrücken.

Pfefferminzöl besitzt natürliche schmerzlindernde, anästhetische und entzündungshemmende Eigenschaften. Für diese Wirkung sind die Inhaltsstoffe Menthol, Menthon und Methylester verantwortlich. Pfefferminze lindert nachweislich Darmentzündungen und bringt Krämpfe im Dickdarm und in der Muskulatur zum Abklingen.

Nelkenöl besitzt entzündungshemmende und anästhetische Eigenschaften, die es zu einem besonders wirksamen Mittel gegen verschiedene Arten von Schmerzen machen. Die Gewürznelke hat einen hohen Gehalt an Flavonoiden – Pflanzenstoffen, die nachweislich Entzündungen im Gehirn reduzieren. Untersuchungen mit ätherischem Nelkenöl haben gezeigt, dass dieses Öl eine starke entzündungshemmende Wirkung besitzt, dank der es eine vermehrte Produktion verschiedener entzündungsfördernder Biomarker deutlich hemmen konnte.

Weihrauchöl wird schon seit Langem wegen seiner entzündungshemmenden, immunstärkenden und schmerzlindernden Eigenschaften gepriesen. In wissenschaftlichen Untersuchungen konnten Weihrauch und sein entzündungshemmender Inhaltsstoff Alpha-Pinen Entzündungen signifikant hemmen und das Immunsystem stärken. Der Inhaltsstoff Borneol besitzt eine anästhetische und krampflösende Wirkung. Auch der Boswelliasäure (einem weiteren in Weihrauchöl enthaltenen Wirkstoff) wird eine starke entzündungshemmende und schmerzlindernde Wirkung zugeschrieben.

Thymianöl kann ebenfalls Entzündungen unterdrücken: Es reduziert die Expression von COX-2 um fast 75 Prozent. (Cyclooxygenase-2 – kurz: COX-2 – ist ein Enzym, das Entzündungsreaktionen auslöst.) Nichtsteroidale entzündungshemmende Medikamente wie Aspirin und Ibuprofen hemmen die Cyclooxygenase ebenfalls und lindern auf diese Weise Entzündungen und Schmerzen.

Thymianöl hat eine ähnliche entzündungshemmende Wirkung wie Resveratrol, ein Flavonoid, das aus Weintrauben und Rotwein gewonnen wird und verschiedene gesundheitliche Vorteile bringt. Die Hauptinhaltsstoffe von Thymianöl – Thymol und Carvacrol – sind für ihre antioxidative, antimikrobielle, antibakterielle, hustenreizlindernde, schleim- und krampflösende Wirkung bekannt. (Ausführlichere Empfehlungen zur Behandlung von Entzündungen finden Sie auf Seite 217.)

Ätherische Öle zur Unterstützung einer gesunden Immunfunktion

Ihr Immunsystem schützt Sie vor sogenannten Antigenen. Zu diesen schädlichen Substanzen können unter anderem Lebensmittel, Chemikalien, Bakterien, Viren, Pilze, Parasiten oder Umweltgifte gehören.

Ein gesundes Immunsystem sollte Antigene daran hindern, durch physische Barrieren wie Haut, Lunge, Darm, Nasennebenhöhlen und Blut-Hirn-Schranke in den Körper zu gelangen. Wenn es Krankheitserregern gelingt, durch diese Barrieren hindurchzuschlüpfen, sollte Ihr Immunsystem vermehrt weiße Blutkörperchen und andere Substanzen (beispielsweise Proteine) produzieren, um diese Eindringlinge anzugreifen und zu zerstören. Bestimmte Hormone wie Cortisol, aber auch Steroide oder Chemotherapeutika dämpfen die Immunantwort, sodass Ihr Immunsystem Antigene nicht mehr richtig in Schach halten kann.

Eine Überstimulation Ihres Immunsystems (zum Beispiel durch chronische Infektionen oder Reaktionen gegen bestimmte Nahrungseiweiße) kann dazu führen, dass das Immunsystem überreagiert und harmlose Nahrungsmittel oder chemische Substanzen fälschlicherweise als Bedrohung ansieht. Das führt zu überschießenden allergischen Reaktionen und einer Überempfindlichkeit gegenüber verschiedenen Nahrungsmitteln oder Chemikalien. Dann passiert es unter Umständen, dass das Immunsystem Ihren Körper nicht mehr richtig schützen kann oder ihn sogar angreift, weil es körpereigene Zellen irrtümlicherweise für Krankheitserreger hält. Das ist zum Beispiel bei Autoimmunerkrankungen wie der Hashimoto-Thyreoiditis (bei der Immunzellen Ihre Schilddrüse angreifen) oder rheumatoiden Arthritis (bei der das Immunsystem Ihre Gelenke attackiert) der Fall.

Ätherische Öle modulieren Ihr Immunsystem

Ein überschießendes Immunsystem kann auf jede Bedrohung überreagieren, was zu Problemen wie Allergien, Asthma, Ekzemen, multiplen Nahrungsmittelunverträglichkeiten, ja sogar Autoimmunerkrankungen oder Krebs führen kann. Bei einem herunterregulierten Immunsystem dagegen ist Ihr Organismus oft besonders anfällig für Infektionen und Krankheiten.

Ihr Immunsystem soll stark sein; dabei sollte es sich jedoch keinesfalls in einem ständigen Zustand der Stimulation befinden. Ihr Ziel besteht also darin, das Immunsystem zu modulieren (zu beruhigen) beziehungsweise ins Gleichgewicht zu bringen – also nicht übermäßig anzukurbeln oder zu unterdrücken –, damit es so funktioniert, wie es sollte.

Überstimulierte Immunzellen können überschießende Entzündungsreaktionen auslösen, die unter anderem zur Entstehung chronisch-entzündlicher Darmerkrankungen führen können. Man sollte ein überaktives oder zu überschießenden Reaktionen neigendes Immunsystem aber auch nicht einfach unterdrücken. Es gibt zwar viele Heilmittel, die das Immunsystem beeinflussen, nur leider kann man nicht immer ohne Weiteres erkennen, wann es gestärkt und wann es unterdrückt werden muss. Sonnenhut *(Echinacea)* zum Beispiel regt das Immunsystem an und sollte bei überschießenden Immunreaktionen daher nicht eingenommen werden.

Mit natürlichen Heilmitteln wie beispielsweise ätherischen Ölen können Sie Ihr Immunsystem wieder ins Gleichgewicht bringen, sodass es auf gut koordinierte Weise arbeitet. Dabei ist es wichtig, nicht nur das Immunsystem im Körper, sondern auch im Gehirn zu modulieren. (Auf den Seiten 216 bis 224 finden Sie ätherische Öle zur Modulation des Immunsystems.)

Das Immunsystem Ihres Gehirns

Ihr Gehirn verfügt über ein eigenes, von Ihrer übrigen körpereigenen Abwehr abgekoppeltes Immunsystem, das sogenannte Neuroimmunsystem. Es schützt Ihre Gehirnzellen (Neuronen) mithilfe selektiv durchlässiger Barrieren – zum Beispiel der Blut-Hirn-Schranke und der Blut-Liquor-Schranke – vor Infektionen, Fremdzellen und Erkrankungen und trägt dazu bei, Entzündungen im Gehirn einzudämmen, Hirnverletzungen zu heilen und beschädigte Zellen zu reparieren. Es gibt nur zwei verschiedene Arten von Gehirnzellen: Gliazellen und Nervenzellen (Neuronen).

Gliazellen

Das Gehirn besteht zu 90 Prozent aus Gliazellen. Dabei handelt es sich um Immunzellen, die auf Eindringlinge reagieren, Abfallstoffe und Plaques (über das glymphatische System) beseitigen und abgestorbene Nervenzellen abbauen. Außerdem unterstützen Gliazellen eine gesunde Kommunikation zwischen den Gehirnzellen und wirken sich dadurch positiv auf Gedächtnis, Wahrnehmung, synaptische Funktion, Neurotransmitteraktivität und andere wichtige Gehirnfunktionen aus. Eine gesunde Aktivität der Gliazellen ist nicht nur für die Bewältigung komplexer chronischer Erkrankungen, sondern auch für die Senkung des Risikos für Alzheimer, Parkinson und andere neurodegenerative Erkrankungen sehr wichtig.

Neuronen

Diese Zellen, die zehn Prozent Ihres Gehirns ausmachen, verarbeiten und übermitteln Informationen. Neuronen sind für die Kommunikation innerhalb des Gehirns und für sämtliche Gehirnaktivitäten im weitesten Sinn zuständig: beispielsweise für unsere Intelligenz, unsere Emotionen und unsere Fähigkeit, mithilfe elektrischer und chemischer Signale automatisch zu atmen, zu verdauen oder die Pumpfunktion unseres Herzens aufrechtzuerhalten.

Kein Ausschalter für Entzündungsprozesse im Gehirn

Wenn Viren oder Bakterien in unseren Körper eindringen, organisiert das Immunsystem eine komplexe, facettenreiche Reaktion. Sobald beispielsweise ein Antigen (Eindringling) erfolgreich unschädlich gemacht wurde, blasen die T-Suppressorzellen des Immunsystems den Angriff ab und schicken ihre Truppen nach Hause.

Mikroglia – eine Unterart von Gliazellen, die überall im Gehirn und Rückenmark zu finden sind – fungieren gewissermaßen als Immunsystem des Gehirns, unterscheiden sich aber vom Immunsystem unseres übrigen Körpers: Wenn ein Antigen ins Gehirn gelangt, findet keine komplexe Reaktion darauf statt, sondern die Mikrogliazellen greifen den Eindringling mit aller Vehemenz an, was zu einer Entzündung und Degeneration des umliegenden Gehirngewebes führt. Und was noch schlimmer ist: Es gibt keine Immunsuppressorzellen (T-Zellen, das T steht für »Thymus«), die den Angriff zurückziehen könnten, sodass die Gliazellen mit ihrer ungehemmten Attacke eine unbeabsichtigte Entzündung im Gehirn verursachen und das Hirngewebe in einer neurodegenerativen Kaskade mehr oder weniger auffressen – ein fataler Kollateralschaden.

Diese Überaktivierung der Gliazellen kann zu einem chronischen Entzündungsprozess im Gehirn und einer Abnahme der kognitiven Funktion führen. So wie ein Eisberg sich zunächst einmal unter Wasser aufbaut, bevor man das Eis über der Wasseroberfläche sieht, werden Gliazellen erst dann überaktiv, wenn sie durch bestimmte Voraussetzungen darauf »programmiert« werden: Dann nimmt ihre Empfindlichkeit gegenüber Entzündungsreizen zu, und sie werden anfälliger für Entzündungsprozesse, die durch Verletzungen, Infektionen, Giftstoffe oder Stress ausgelöst werden können. Deshalb ist es so gefährlich, innerhalb kurzer Zeit zweimal eine Gehirnerschütterung zu erleiden: Bei der ersten Gehirnerschütterung werden die Immunzellen (Gliazellen) des Gehirns »programmiert«. Die zweite Gehirnerschütterung aktiviert oder überaktiviert sie und löst eine Entzündungskaskade im Gehirn aus, die sich in Form von Kopfschmerzen oder anderen Schmerzen, verschwommenem Sehen und Fatigue äußert.

Sobald die Gliazellen einmal auf diese Weise programmiert wurden, sind sie für immer verändert. Von da an werden Sie also stets besonders anfällig für andere Entzündungsauslöser wie Alkohol, Gluten oder Schlafmangel sein und müssen genau auf Ihren Lebensstil achten, um möglichen Entzündungsursachen aus dem Weg zu gehen.

Aktivierte Gliazellen

Wenn Gliazellen aktiviert werden, setzen sie eine Entzündungsreaktion in Gang. Wenn die Neuronen im Gehirn sich entzünden, büßen sie zunächst ihre Nervenleitfähigkeit oder -geschwindigkeit ein. Das Hauptsymptom dafür ist Gehirnnebel: ein Gefühl der geistigen Verlangsamung, des zusammenhanglosen Denkens oder der Unfähigkeit, die eigenen Gedanken zu ordnen. Die Neuronen leiten Reize und Informationen langsamer weiter als bisher.

Schließlich können diese entzündeten Nervenzellen zu einer Atrophie im Gehirn, also einem Verlust von Hirnsubstanz führen. Je nachdem, welche Gehirnregion davon betroffen ist, treten dabei unterschiedliche Beschwerden auf. Ein häufiges Symptom ist Fatigue: Vielleicht sind Sie dann ständig müde und erschöpft, weil Ihr Gehirn nicht mehr die nötige Ausdauer hat, um Ihre Energie aufrechtzuerhalten.

Ein weiteres häufiges Symptom von Entzündungsprozessen im Gehirn sind Depressionen. Dies bezeichnet man als »Zytokinmodell der Depression«. Solche Depressionen sprechen häufig nicht auf Antidepressiva an.

Wie man eine überaktive Immunreaktion eindämmt

Mit ätherischen Ölen kann man Ungleichgewichte im Körper, die das Immunsystem aus der Balance bringen, sehr gut behandeln. Wie es in dem alten Bing-Crosby-Song heißt: »You've got to accentuate the positive, eliminate the negative« [»Man muss das Positive betonen und das Negative eliminieren«]. Mit anderen Worten: Sie müssen potenzielle Auslöser einer überaktiven Immunreaktion eindämmen oder reduzieren und die Widerstandsfähigkeit der Organe stärken, die an der Modulation Ihres Immunsystems beteiligt sind.

Geschädigte physische Barrieren

Physische Barrieren wie beispielsweise die Blut-Hirn-Schranke sind Ihre erste Verteidigungslinie, die dafür sorgt, dass Krankheitserreger und Umweltgifte nicht ins Gehirn gelangen können. Wenn die Blut-Hirn-Schranke geschädigt und zu durchlässig geworden ist, können Krankheitserreger aus dem Körper, die dort eigentlich nichts zu suchen haben, in Ihr Gehirn gelangen. Eine geschwächte Blut-Hirn-Schranke öffnet allen möglichen Krankheitserregern und anderen größeren Eindringlingen Tür und Tor – zum Beispiel Antikörpern, die diese Schranke normalerweise nicht überwinden, sondern nur dann hindurchschlüpfen können, wenn sie geschwächt ist. Das Gleiche gilt für die Barriere Ihrer Darmschleimhaut: Wenn diese undicht oder geschädigt ist, können Eiweiße aus der Nahrung ins Blut gelangen und eine überschießende Immunreaktion auslösen.

Zu geringe Diversität des Darmmikrobioms

In Ihrem Verdauungstrakt leben viele Bakterien und Mikroben, die man unter dem Oberbegriff »Darmflora« oder »Darmmikrobiom« zusammenfasst und zu denen wir eine für beide Seiten vorteilhafte, symbiotische Beziehung entwickelt haben. Die »guten« Darmmikroben tragen dazu bei, die »schlechten« Mikroben auszugleichen und Ihre Darmflora möglichst vielfältig zu erhalten, weil sich das positiv auf Ihre Immunfunktion auswirkt. Durch den Verzehr möglichst vieler verschiedener Gemüsesorten können Sie etwas für die Diversität Ihres Darmmikrobioms tun.

Zu niedriger sIgA-Spiegel

Sekretorisches Immunglobulin A (sIgA) ist gewissermaßen ein Faktor, der in der Dünndarmschleimhaut vorkommt und als erste Verteidigungslinie des Immunsystems fungiert, indem er immunreaktive Proteine abfängt und eliminiert, bevor die sogenannten dendritischen Zellen des Immunsystems sich an sie binden können. Auf diese Weise werden diese Zellen nicht ständig mit Antikörpern bombardiert, was wiederum dazu beiträgt, dass sie nicht überaktiv werden. Ein hoher sIgA-Spiegel beugt also einer Hyperreaktivität Ihres Immunsystems vor. Nebennierenschwäche und eine hohe Viruslast können den sIgA-Spiegel senken.

Leberfunktionsstörungen

Wenn Ihre Leber mit Giftstoffen überlastet oder gestaut ist, funktioniert sie nicht mehr so gut, wie sie eigentlich sollte. Dann reagiert sie empfindlicher auf Nahrungseiweiße, wodurch Ihre Immunbelastung zunimmt. Wenn Ihre Leber entzündet oder überlastet ist, lösen Proteine mit höherer Wahrscheinlichkeit eine Entzündungsreaktion aus.

Schlecht verdaute Eiweiße

Die Immunzellen Ihres Darms (dendritischen Zellen) können auf nicht richtig verdaute Nahrungseiweiße überreagieren und eine überschießende Immunreaktion auslösen. Das ist eine häufige Ursache für Nahrungsmittelunverträglichkeiten.

Dysfunktion der Immunzellen

Regulatorische T-Zellen modulieren Ihre Immunantwort, indem sie entscheiden, ob sie eine Entzündung auslösen oder eindämmen sollen. Wenn diese Zellen nicht richtig funktionieren, tragen sie zu einer Überaktivierung des Immunsystems bei. Das ist die Krux der Immunreaktion und die Ursache für systemische Entzündungen.

Durch ätherische Öle die Immuntoleranz wiederherstellen

Ätherische Öle enthalten viele antibakterielle, antivirale und antimykotische Substanzen, die zu ihrer immunmodulierenden Wirkung beitragen und bei der Abtötung von Krankheitskeimen mithelfen. Diese Öle beruhigen überaktive Elemente der Immunantwort und optimieren die Funktion von Organen, die das Immunsystem behindern oder beeinträchtigen können. Daher kann man ätherische Öle zur Wiederherstellung der Immuntoleranz einsetzen.

Beispielsweise können Öle, die ein wärmendes Gefühl hervorrufen – etwa Zimt, Nelke, Eukalyptus, Rosmarin und Oregano – das Immunsystem anregen und stärken.

Vor allem eine Mischung aus Nelken-, Zimt-, Eukalyptus-, Rosmarin- und Wildorangenöl erwies sich in einer in der Fachzeitschrift *Cogent Biology* erschienenen wissenschaftlichen Untersuchung als wirksam bei der Modulation des Immunsystems und Regulation von Entzündungsprozessen. Diese Untersuchung hat gleichzeitig auch ergeben, dass ätherische Öle »starke Auswirkungen auf Signalwege haben, die an Entzündungen, an der Immunfunktion und Kontrolle des Zellzyklus beteiligt sind«.

Physische Barrieren mit ätherischen Ölen stärken

Physische Barrieren wie Lunge, Darm, Nasennebenhöhlen und Blut-Hirn-Schranke sind Ihre erste Verteidigungslinie gegen Krankheitserreger wie Bakterien, Viren und Parasiten (die Infektionen verursachen können), aber auch gegen Umweltgifte wie beispielsweise Schimmel. Wenn Sie diese schützenden Immunbarrieren intakt halten, können Sie das

Eindringen von Krankheitserregern in Ihren Körper verzögern oder sogar völlig verhindern. Sie können sich diese Barrieren wie Burgmauer und Burggraben vorstellen, die in früheren Zeiten Königreiche vor Angriffen schützten. Es ist viel einfacher, die Eindringlinge von Ihrem Körper fernzuhalten, als sie zu bekämpfen, wenn sie erst einmal da sind!

Durch ätherische Öle mit antibakteriellen, antimikrobiellen und antiviralen Eigenschaften können Sie diese physischen Grenzen stärken und Ihr Immunsystem modulieren. Dadurch verbessert sich Ihre Immuntoleranz, und Ihre Widerstandsfähigkeit gegenüber Umweltgiften nimmt zu.

Blut-Hirn-Schranke

Die Blut-Hirn-Schranke schützt Gehirn und Nervensystem vor Viren, Bakterien und Giftstoffen, die zu Entzündungen und Schäden führen können. (Nähere Informationen über die Blut-Hirn-Schranke finden Sie auf Seite 17.) Sobald diese Schranke durchlässig wird, können Giftstoffe hindurchschlüpfen und Immunzellen in Ihrem Gehirn triggern, die daraufhin einen Entzündungsprozess auslösen. Über die Haut angewendete ätherische Öle wie beispielsweise Weihrauchöl können Ihre Blut-Hirn-Schranke reparieren und abdichten.

Hautbarriere

Ihre Haut ist ein dynamisches Organ, das aus mehreren Zellschichten besteht. Diese Schichten fungieren als Schutzhülle, sodass Bakterien, Viren oder Pilze nicht so leicht in den Körper eindringen können. Die äußerste Schicht Ihrer Haut ist beispielsweise von abgestorbenen Zellen bedeckt, die so trocken sind, dass Bakterien darauf nicht gut gedeihen. Diese Zellen werden von Ihrer Haut ständig abgestoßen, und dabei werden gleichzeitig auch Bakterien und andere Krankheitserreger entsorgt. Ihre Haut verfügt aber auch über eine natürliche Mikroflora, die das Wachstum von Mikroben hemmt. Außerdem tragen Schweiß, andere Hautsekrete und Schleimhäute zur Entstehung eines für Krankheitserreger ungünstigen pH-Werts bei. Und schließlich und endlich bekämpfen weiße Blutkörperchen Antigene, sodass diese nicht tiefer in Ihren Körper eindringen können.

Hauterkrankungen und -reaktionen (beispielsweise Nesselsucht, Hautausschläge und Ekzeme) oder Verletzungen wie Verbrennungen, Kratzer, Insektenstiche oder Wunden können die Schutzbarriere Ihrer Haut schädigen. Derartige Erkrankungen gehören zu den fünf häufigsten Gründen, warum Menschen ärztliche Hilfe suchen.

Topisch angewendete ätherische Öle können zur Abheilung geschädigter Hautstellen beitragen und Ihre Hautbarriere reparieren und funktionsfähig erhalten. Diese Öle können in die Haut eindringen und die Erkrankungen wirksam zum Abheilen bringen. Ätherische Öle können die Durchblutung verbessern und die Blutgefäße durchlässiger machen, was den Heilungsprozess beschleunigt. Man geht sogar davon aus, dass sie Ihre Haut von innen heraus von Krankheitserregern reinigen können. Die folgenden vier Öle eignen sich am besten dazu, Ihre Hautbarriere intakt zu erhalten:

Immortellenöl besitzt antimikrobielle und entzündungshemmende Eigenschaften, die es zu einem beliebten Mittel für die Wundheilung und Vorbeugung gegen Infektionen machen. Immortelle wird oft als Inhaltsstoff für Hautpflegeprodukte verwendet und soll auf zellulärer Ebene wirken, indem es die Zellstrukturen repariert und die Haut von innen heraus heilt.

Weihrauch wird aus Baumharz gewonnen, einer natürlichen Substanz, die holzige Pflanzen bilden, wenn sie beschädigt werden. Das Harz wirkt wie ein Verband und schützt die Pflanze vor weiteren Schäden. Weihrauch und andere Pflanzenharze wie beispielsweise Myrrhe üben eine ähnliche Wirkung im menschlichen Körper aus. Wissenschaftlichen Untersuchungen zufolge hilft Weihrauch gegen trockene Haut; außerdem trägt er dazu bei, die Hautbarriere zu reparieren und Narben oder Wunden zu heilen.

Lavendelöl ist für seine positive Wirkung auf die Haut bekannt. Dieses Öl lässt nicht nur Wunden schnell abheilen, sondern tötet auch Bakterien ab und trägt auf diese Weise dazu bei, Akneausbrüchen vorzubeugen oder sie zum Abheilen zu bringen. Es reinigt verstopfte Poren, lindert Hautentzündungen, hilft gegen Ekzeme und zu trockene Haut und lindert sogar Schmerzen aufgrund von Sonnenbrand oder Insektenstichen.

Teebaumöl hilft gegen die verschiedensten Hautprobleme, beispielsweise Akne, zu trockene Haut und Infektionen. Dieses Öl besitzt entzündungshemmende, antimikrobielle und antiseptische Eigenschaften und eignet sich daher hervorragend zur Linderung von Rötungen, Schwellungen und Entzündungen. Wissenschaftlichen Untersuchungen zufolge ist es außerdem ein wirksames Mittel gegen Hautpilzinfektionen.

Lungenbarriere

Ihre Lunge atmet im Durchschnitt 16 000-mal pro Tag ein und aus. Ihre oberen Atemwege filtern kleine Partikel aus der Atemluft heraus. Husten und Niesen sind wichtige Abwehrreaktionen; dadurch werden größere Reizstoffe aus den Atemwegen und Nasengängen entfernt. Durch eine Stärkung der Lungenbarriere können Sie die Immunfunktion Ihres Körpers verbessern.

Lavendelöl hilft sogar bei Verbrennungen

Der französische Chemiker René-Maurice Gattefossé verwendete ätherisches Lavendelöl zur Behandlung schwerer Brandwunden. Der Legende nach verbrannte er sich in seinem Labor die Hand und behandelte sie mit Lavendelöl, wodurch die Brandwunde schnell abheilte und kaum Narben hinterließ. So begann sein langjähriges Interesse an ätherischen Ölen; außerdem inspirierte ihn dieser Vorfall dazu, diese Öle während des Ersten Weltkriegs auch bei Soldaten im Lazarett anzuwenden.

Durch die Luft übertragene Giftstoffe wie Zigarettenrauch, Autoabgase, Pestizide, Herbizide, Luftverschmutzung, aber auch andere in der Luft vorhandene Substanzen wie Pollen oder Schimmelsporen können die Tight Junctions Ihrer Lungenbarriere schädigen. Kontakte mit Schimmelpilzen und Schimmelpilzgiften sind ein ständiger Angriff auf diese Barriere und bewirken einen Zustand, den der Harvard-Forscher und Arzt Dr. Datis Kharrazian als *Leaky Lungs* (undichte Lunge) bezeichnet: Dabei gelangen Schimmelpilze über die Lunge in den Körper und breiten sich dann über das Lymphsystem im Organismus aus.

Symptome wie Asthma und häufiger Husten oder Atemwegsprobleme (beispielsweise Atembeschwerden oder häufiges Räuspern) können auf eine eingeschränkte Lungenfunktion hindeuten. Solche Patienten haben an Tagen mit schlechter Luftqualität besonders starke Beschwerden. Ob Sie auch unter diesem Problem leiden, können Sie durch einen einfachen Selbsttest feststellen: Sie brauchen nur zweimal tief ein- und auszuatmen. Wenn diese tiefen Atemzüge bei Ihnen einen Hustenreflex auslösen, könnte es sinnvoll sein, etwas für Ihr Lungenepithel zu tun, indem Sie ätherische Öle wie beispielsweise Zypressenöl inhalieren, die zur Stärkung der Lungenbarriere beitragen.

Das ätherische Öl der Zypresse hat nachweislich eine schützende Wirkung auf die Lungenschleimhaut. Zypressenöl beruhigt die Atemwege, löst Stauungen und beseitigt Schleim. Dank seiner krampflösenden und antibakteriellen Eigenschaften wirkt es gut gegen schwere Atemwegserkrankungen wie Asthma und Bronchitis, hilft aber auch bei Atemwegsinfektionen aufgrund einer bakteriellen Überwucherung und Fehlbesiedelung.

Außerdem besitzen ätherische Öle schleimlösende Eigenschaften: Sie tragen dazu bei, über den Nasen-Rachen-Raum schleimiges Sekret aus dem Körper zu befördern und somit die Atemwege zu entgiften. So ist Eukalyptusöl beispielsweise ein starkes antiseptisches, schleimlösendes und abschwellendes Mittel, das die Lunge nicht nur reinigen, sondern auch stärken kann. Auch Pfefferminzöl hat eine schleimlösende Wirkung und kann Stauungen in den oberen Atemwegen lindern, die durch Asthma, Bronchitis, Allergien, Erkältungen oder Grippe entstehen.

Nasennebenhöhlenbarriere

Die Nasennebenhöhlen und der Nasenrachenraum verbinden Nase und Mund miteinander. Sie sind mit Schleimhäuten ausgekleidet, damit keine Krankheitserreger in den Körper gelangen können. In Nasen- und Nasennebenhöhle befinden sich winzige haarähnliche Strukturen, sogenannte Flimmerhärchen oder Zilien. Diese Flimmerhärchen bewegen sich hin und her, wobei Schleim an ihnen hängen bleibt. Auf diese Weise gelangt der Schleim aus diesen Höhlen entweder in den hinteren Rachenraum oder in die Nase, von wo er ausgeschnäuzt werden kann.

Wenn die Nasennebenhöhlen entzündet sind, sammelt sich dickflüssiger Schleim in den Nasennebenhöhlen an. Das entzündete Gewebe schwillt an und verstopft die Abflussöffnungen der Nebenhöhlen – auch diejenigen, die in den Rachen führen –, sodass die Flüssigkeit nicht mehr abfließen kann. Das führt dann zu den typischen Symptomen einer Nasennebenhöhlenentzündung (Sinusitis) wie Kopfschmerzen, Druckgefühl im Gesicht, ja sogar Zahnschmerzen, da auch die umliegenden Nerven durch die Entzündung in Mitleidenschaft gezogen werden.

Ätherische Öle können leicht in die Nasenhöhlen gelangen, wo sie Schleim lösen, sodass er leichter abfließen kann. Blaues Rainfarnöl kann dazu beitragen, die Immunreaktion zu modulieren, indem es die übermäßige Histaminausschüttung in den Nebenhöhlen eindämmt, die Entzündung lindert und Ihre Nasennebenhöhlenbarriere auf diese Weise besser unterstützt. (Tipps zur Behandlung einer verstopften Nase finden Sie auf Seite 220.)

Darmbarriere

Ihr Immunsystem ist zu 80 Prozent in Ihrem Darm lokalisiert. Darmschleimhaut und Epithelzellen dienen als physische Barriere und erste Verteidigungslinie. Diese Barriere beugt der Entstehung einer Dysbiose (eines Ungleichgewichts der Darmflora, bei dem sich mehr schädliche als nützliche Bakterien im Darm ansiedeln) vor und verhindert, dass Giftstoffe, unverdaute Nahrungsmoleküle, Parasiten, Hefepilze und andere Antigene, die Sie möglicherweise schlucken, in den Blutkreislauf gelangen.

Was ist Histamin?

Histamin ist eine chemische Substanz, die von den Zellen als Reaktion auf Verletzungen und allergische oder entzündliche Reaktionen ausgeschüttet wird und die eine Kontraktion der glatten Muskulatur und eine Erweiterung der Kapillaren bewirkt. Eigentlich ist diese Histaminausschüttung ein ganz normaler Abwehrmechanismus; doch eine überschießende Histaminreaktion kann zu Reizungen und chronischen Entzündungen führen. Diese Entzündungsreaktion kann sich in Niesreiz, laufender Nase, tränenden, roten, juckenden Augen, Hautausschlägen oder Atembeschwerden wie Keuchen, starkem Husten, Asthma oder Schluckauf äußern. Da Histamin wichtige Funktionen im Körper erfüllt, sollten Sie die Histaminreaktion nicht blockieren, sondern lediglich eindämmen, damit sie nicht aus dem Gleichgewicht gerät. Dabei können ätherische Öle und andere pflanzliche Heilmittel wie beispielsweise Quercetin Ihnen helfen (Seite 219).

Ein gesunder Darm erhält eine ausgewogene Darmflora aufrecht, unterstützt die Immunfunktionen der Epithelzellen und schafft ein saures Darmmilieu, in dem eindringende Bakterien sich nicht wohlfühlen. Außerdem konkurriert eine gesunde Darmflora mit potenziellen Krankheitserregern um Lebensraum und Nährstoffe. Wenn Ihre gesunden Darmbakterien bereits alle vorhandenen Ressourcen verbraucht haben, bleibt für die »Bösewichter« keine Nahrung mehr übrig. Gesunde Darmbakterien tragen auch dazu bei, entzündliche Immunreaktionen einzudämmen und toxische Substanzen zu neutralisieren.

Ihr Darm ist mit einer Schleimhautbarriere ausgekleidet, die für eine optimale Immunfunktion sehr wichtig ist. Antibiotika, Nahrungsmittelunverträglichkeiten und sonstiger Verdauungsstress können diese Barriere schädigen. Wenn diese Schleimhaut ihre Funktion nicht mehr erfüllen kann, schaltet sich das Immunsystem ein und setzt Entzündungsprozesse in Gang. Dadurch erhöht sich das Risiko für Nahrungsmittelunverträglichkeiten, Entzündungen, Schmerzen, Autoimmunerkrankungen und degenerative Prozesse im Gehirn.

Strategien zur Stärkung des Immunsystems mit ätherischen Ölen

Ätherische Öle eignen sich gut zur Wiederherstellung der Immuntoleranz, da sie überaktive Elemente der Immunantwort herunterregulieren und die Funktion von Organen optimieren, die das Immunsystem behindern oder beeinträchtigen können.

Förderung der »guten« Mikroben im Darm

Die Vielfalt an Mikroben in Ihrem Darm (die man als »Darmflora« oder »Darmmikrobiom« bezeichnet) leistet einen wichtigen Beitrag zu einem gesunden Immunsystem. Krankmachende Bakterien und Hefepilze können nur in einem ungesunden Darm wachsen und gedeihen. Ist die Immunfunktion des Darms geschwächt, fühlen sich Hefepilze und ungesunde Bakterien dort pudelwohl.

Eine pflanzliche Ernährung mit möglichst vielen verschiedenen Gemüsesorten trägt dazu bei, gesunde Darmbakterien in ihrem Wachstum zu unterstützen und krankmachende Darmbakterien und Hefepilze in Schach zu halten. Auch ätherische Öle (die aus Pflanzen gewonnen werden) wirken sich positiv auf die Vielfalt des Mikrobioms aus. Wissenschaftlichen Untersuchungen zufolge fördern ätherische Öle das Wachstum bestimmter nützlicher Bakterienarten im Dickdarm. (Behandlungsstrategien mit ätherischen Ölen zur Wiederherstellung einer gesunden Darmschleimhaut finden Sie auf den Seiten 217 bis 219.)

Eindämmung überschießender Immunreaktionen

Sekretorisches Immunglobulin A (sIgA) trägt dazu bei, Ihre Immunantwort zu modulieren und einer Hyperreaktivität Ihres Immunsystems vorzubeugen. SIgA-Zellen sind Antikörper, die in der Dünndarmschleimhaut vorkommen und als erste Verteidigungslinie überschießende Immunreaktionen verhindern: Sie umschließen potenziell gesundheitsschädliche Eiweiße, bevor andere Immunzellen sich an sie anheften und zu einer Eskalation der Immunreaktion führen, indem sie diese Proteine zur Bekämpfung und Beseitigung markieren. Dadurch, dass die sIgA-Zellen problematische Proteine (oder Bakterien oder Viren) zuallererst umschließen, verhindern sie eine Dauerbombardierung Ihres Immunsystems und beugen einer überschießenden Immunreaktion vor.

Bei einem zu niedrigen sIgA-Spiegel werden andere Immunzellen sehr reaktionsfreudig, weil sie permanent dazu stimuliert werden, die Arbeit zu übernehmen, die eigentlich die sIgA-Zellen erledigen sollten. Eine Nebennierenschwäche und eine hohe Viruslast oder chronische Infektionen können den sIgA-Spiegel senken. Aber auch die Einnahme von Hydrocortison oder anderen Steroiden oder ein Vitamin-A-Mangel können zu einem zu niedrigen sIgA-Spiegel führen.

Ätherische Öle können dazu beitragen, Ihren sIgA-Spiegel zu erhöhen, um Überreaktionen Ihres Immunsystems abzuschwächen. Das gilt vor allem für Thymianöl, zu dessen wichtigsten Inhaltsstoffen Thymol, Carvacrol und Flavonoide gehören. Die in ätherischen Ölen enthaltenen Flavonoide kommen insbesondere Menschen zugute, die nicht viel Gemüse essen können.

Aber nicht nur ätherische Öle, sondern auch fettlösliche Vitamine (Vitamin A, D, E und K) und kurzkettige Fettsäuren können zu einem gesunden sIgA-Spiegel beitragen. Außerdem ist es sinnvoll, die Ursachen eines zu niedrigen sIgA-Spiegels – beispielsweise eine Nebennierenschwäche oder chronische Infektionen – zu behandeln.

Verbesserung der Leberfunktion

Die Leber wandelt fettlösliche toxische Substanzen in einem aus zwei Phasen bestehenden Prozess in wasserlösliche chemische Verbindungen um, damit sie (über Urin, Stuhl oder Schweiß) leichter ausgeschieden werden können. In Entgiftungsphase 1 wird die Struktur des Giftstoffs verändert. Dadurch nehmen seine Immunreaktivität und seine entzündungsfördernde Wirkung zu, sodass er in Phase 2 leichter verstoffwechselt und ausgeschieden werden kann.

Wenn Ihre Leber entzündet oder überlastet und Entgiftungsphase 2 dadurch beeinträchtigt ist, können die Immunzellen Ihrer Leber (die sogenannten Kupffer-Zellen) die Immunreaktivität auf Eiweiße verstärken und dadurch eine überschießende Immunreaktion auslösen. Dieser zusätzlichen Immunbelastung können Sie entgegenwirken, indem Sie etwas für die Gesundheit und Vitalität Ihrer Leber tun.

Ätherische Öle besitzen hepatische Eigenschaften: Sie tragen dazu bei, Ihre Leber zu stimulieren, zu stärken und zu tonisieren, um sie bei ihrer Entgiftungsarbeit zu unterstützen. Die Inhaltsstoffe ätherischer Öle tragen zur Gesunderhaltung ihrer Urspungspflanzen bei, indem sie lebenswichtige Flüssigkeiten und Energie durch sie hindurchtransportieren und somit die Strukturen mit Nährstoffen versorgen. In Ihrem Körper erfüllen sie ähnliche Funktionen: Sie bringen Energie zum Zirkulieren und beugen Stauungen vor. Stauungen, insbesondere der Leber, beeinträchtigen den Entgiftungsprozess.

Ätherische Öle sind ein wirksames Mittel zur Beseitigung von Stauungen und zur Verbesserung des Flusses von Energie und Giftstoffen durch Ihre Leber und Gallenblase. Diese Öle können dazu beitragen, Ihren Körper in ein harmonisches Gleichgewicht zu bringen, sodass Giftstoffe nicht wieder in den Blutkreislauf zurückgelangen, sondern ausgeschieden werden. Genauer gesagt kann die äußerliche Anwendung ätherischer Öle an bestimmten Hautpunkten den Energiefluss direkt und schnell aktivieren und Leber und Gallenblase stimulieren, sodass Giftstoffe leichter aus Ihrem Körper herausfließen können. (Nähere Informationen über ätherische Öle zur Unterstützung Ihrer Leberfunktion finden Sie auf Seite 207.)

Eine in der Zeitschrift *Biochemical Pharmacology* erschienene wissenschaftliche Untersuchung hat zum Beispiel gezeigt, welch erstaunliche Fähigkeiten Thymochinon (ein Inhaltsstoff von Kümmelöl) besitzt: Es kann die Produktion von Glutathion – einem Antioxidans, das bei der Ausscheidung von Giftstoffen eine wichtige Rolle spielt – ankurbeln.

Förderung der Eiweißverdauung

Die Immunzellen Ihres Darms testen die Eiweiße aus Ihrer Nahrung, um festzustellen, ob das Immunsystem sie bekämpfen sollte. Eiweiße sind lange Nährstoffketten, die aus kleineren Molekülen (den Aminosäuren) bestehen und durch Kauen – und später durch die Magensäure – aufgespalten werden müssen. Ein niedriger Magensäurespiegel erschwert die Aufspaltung von Proteinen, die dann von den dendritischen Zellen des Immunsystems als Bedrohung wahrgenommen werden und eine überschießende Immunreaktion auslösen können. So können wiederum Nahrungsmittelallergien, Nahrungsmittelunverträglichkeiten, Leaky Gut und systemische Entzündungen entstehen.

Eine ausreichende Ausschüttung von Magensäure sorgt dafür, dass Eiweiße richtig verdaut werden und keine Immunreaktion auslösen. Dieser Vorgang beginnt bereits in Ihrem Gehirn: Signale, die vom Gehirn über den Vagusnerv gesendet werden, aktivieren die Verdauungsfunktion. Der Vagusnerv signalisiert

- Ihrem Mund, Speichel abzusondern, der beim Abbau von Kohlenhydraten hilft.
- Ihrem Magen, Salzsäure zu produzieren und auszuschütten.
- Ihrer Bauchspeicheldrüse, Enzyme freizusetzen, die beim Abbau von Eiweißen helfen, damit diese Ihr Immunsystem nicht in Alarm versetzen.

Ihr Vagusnerv spielt bei der Ausschüttung von Magensäure eine sehr wichtige Rolle. Ebenso wie Ihre Muskeln brauchen auch Ihre Nerven eine ständige Stimulation, um funktionsfähig zu bleiben. 90 Prozent der Signale aus Ihrem Gehirn werden über den Hirnstamm geleitet, von dem auch die Vagusnervsignale ausgehen. Ein schlecht funktionierendes Gehirn kann den Vagusnerv nicht stimulieren und in der Folge kommt es nicht zur Ausschüttung von Magensäure. Eine ausreichende Magensäureausschüttung wiederum hilft Ihnen, Vitamine und Mineralstoffe aus der Nahrung und aus Nahrungsergänzungsmitteln in den Körper aufzunehmen und zu assimilieren. Bei zu niedrigem Magensäurespiegel werden Eiweiße nicht richtig aufgespalten und verdaut, was zu Beschwerden wie Blähungen, Verstopfung und Bauchschmerzen bis hin zu chronischen Infektionen, Parasitenbefall und Lebensmittelallergien führen kann.

Äußerlich angewendete ätherische Öle können den Vagusnerv dazu aktivieren, die Verdauungsfunktion anzuregen, damit Ihr Körper Eiweiße richtig aufspalten und verdauen kann. (Nähere Informationen über den Vagusnerv finden Sie auf Seite 37.) Um Ihre Gehirnfunktion zu optimieren und Ihre Verdauung zu fördern, können Sie eine Mischung aus Nelken- und Limettenöl auf Ihren Vagusnerv auftragen. (Das Rezept zur Parasympathikus-Ölmischung finden Sie auf Seite 195).

Förderung der Aktivität von Zellen, die das Immunsystem beruhigen

Regulatorische T-Zellen (T_{Reg}-Zellen) sind Immunzellen, die Entzündungsprozesse eindämmen. Mehrere wissenschaftliche Untersuchungen haben ergeben, dass Weihrauch und sein entzündungshemmender Inhaltsstoff Alpha-Pinen die TReg-Aktivität ankurbeln. In zwei ähnlichen Studien wurde festgestellt, dass eine Alpha-Pinen-Exposition die TReg-Aktivität erhöht und den Stresshormonspiegel senkt, was darauf hindeutet, dass Weihrauch immunmodulatorische Eigenschaften besitzen könnte.

T_{Reg}-Zellen reagieren auch positiv auf alles, was die Ausschüttung von Endorphinen – den natürlichen Opioiden Ihres Körpers – fördert. Alles, was Ihre Stimmung hebt oder Sie glücklich macht (zum Beispiel beruhigende ätherische Öle wie Lavendel, Orange oder Rose), kann dazu beitragen, Ihre körpereigene Opioidproduktion zu steigern und die Aktivität regulatorischer T-Zellen zu erhöhen. Eine in der Fachzeitschrift *Evidence-Based Complementary and Alternative Medicine* veröffentlichte Untersuchung hat gezeigt, dass ätherische Öle wie beispielsweise Lavendel eine Endorphinausschüttung bewirken können.

Unterstützung der Immunfunktion mithilfe heißer Öle

Warum bezeichnet man eine Erkältung als Erkältung? Offenbar haben kalte Temperaturen irgendetwas an sich, das die Entstehung von Krankheiten begünstigt. Umgekehrt scheinen bestimmte Arten von Immunzellen bei erhöhter Körperkerntemperatur besser arbeiten zu können. Tatsächlich kann Ihre Immunität gegen Krankheiten durch eine Erhöhung der Körpertemperatur um nur zwei Grad um 40 Prozent zunehmen. Genau deshalb erzeugt Ihr Körper bei Infektionen Fieber: um Ihre Immunfunktion anzuregen und die Infektion abzuwehren, weil Krankheitserreger sich bei so hohen Temperaturen nicht wohlfühlen.

Ein großer Teil Ihrer körpereigenen Abwehrkräfte ist darauf ausgelegt, positiv auf erhöhte Körpertemperaturen zu reagieren, da die antivirale und antibakterielle Immunabwehr bei Wärme besser funktioniert. Bei Fiebertemperaturen kann Ihr Körper sich auch besser an Krankheitskeime erinnern, denen er früher einmal ausgesetzt war, und sie somit in Zukunft besser bekämpfen.

Heiße ätherische Öle können infektionsbekämpfende weiße Blutkörperchen und Antikörper stimulieren. Solchen Ölen ist es möglich, die Innentemperatur Ihres Körpers gefahrlos auf 39 Grad Celsius zu bringen und dadurch einige der wichtigsten Vorteile zu imitieren, die Fieber Ihrem Immunsystem bringt. »Heiß« bedeutet dabei aber nicht, dass diese Öle eine hohe Temperatur aufweisen, sondern dass sie ein brennendes Gefühl auf der Haut verursachen können. Deshalb sollte man insbesondere diese immer mit einem Trägeröl (neutralen Öl) verdünnen.

Hitze trägt zur Abtötung von Viren bei; deshalb verabreicht man kranken Menschen oft warme Heilmittel, beispielsweise Hühnersuppe oder heißen Tee. Die kurzzeitige Erwärmung des Körpers zur Förderung der Gesundheit (sogenannte Hyperthermie) ist einer der Gründe für die Wirksamkeit von Heilmethoden wie Infrarotsaunen, »Biomats« (Infrarotmatten, die auf Massagetische oder Matratzen gelegt werden und heilende Frequenzen aussenden) und warmen Bittersalzbädern.

Das ist einer der Hauptgründe, warum heiße ätherische Öle so gut gegen Krankheiten helfen. Eine beliebte immunstärkende Ölmischung – die sogenannte Diebesmischung (das Rezept finden Sie auf Seite 224) – enthält eine Kombination aus heißen ätherischen Ölen wie beispielsweise Gewürznelken, Zimt, Eukalyptus und Rosmarin. Diese Mischung verdankt ihren Namen der Geschichte von vier Dieben, die die Goldzähne aus den Leichen zogen, als in Frankreich die Beulenpest grassierte. Obwohl sie den Toten, die an einer hochinfektiösen Krankheit gestorben waren, dabei sehr nahe kamen, erkrankten die Diebe nicht an der Pest. Bei ihrer Festnahme erbot man sich, ihnen einen

Teil ihrer Strafe zu erlassen, wenn sie erklärten, wie sie es geschafft hatten, von der Pest verschont zu bleiben. Daraufhin verrieten die Diebe ein Rezept für eine Kombination aus antiseptischen, antiviralen und antibakteriellen ätherischen Ölen, die sie in Masken über dem Gesicht getragen hatten.

Bei einer an der Weber State University in Ogden (Utah) durchgeführten Untersuchung hat man festgestellt, dass diese Diebesmischung Bakterien in der Luft mit einer Erfolgsquote von 99,96 Prozent abtötet. Diese Kombination aus hitzeerzeugenden ätherischen Ölen regt Immunsystem, Kreislauf und Atemwege an und schützt vor Grippe, Erkältungen, Bronchitis und Halsschmerzen.

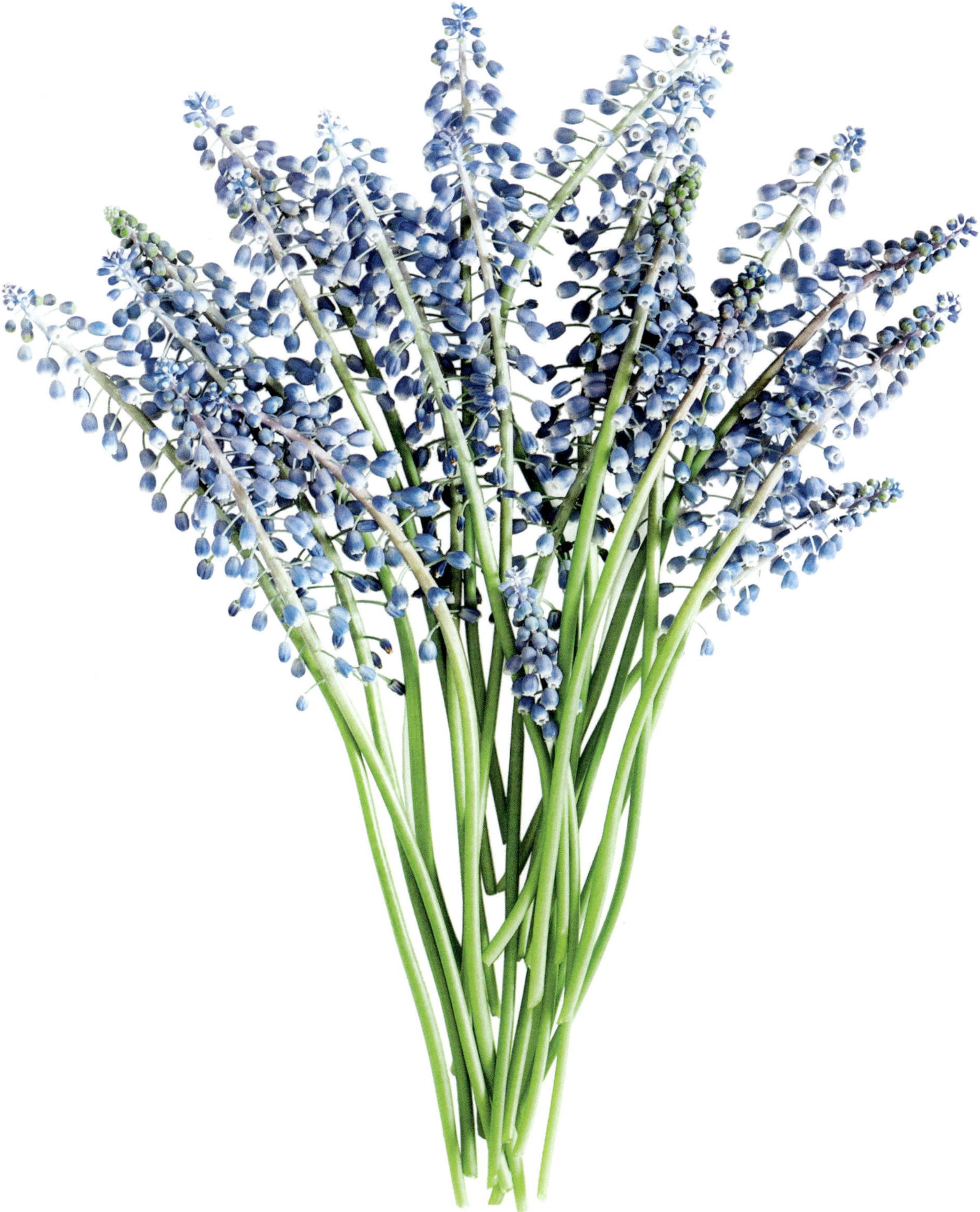

TEIL 2

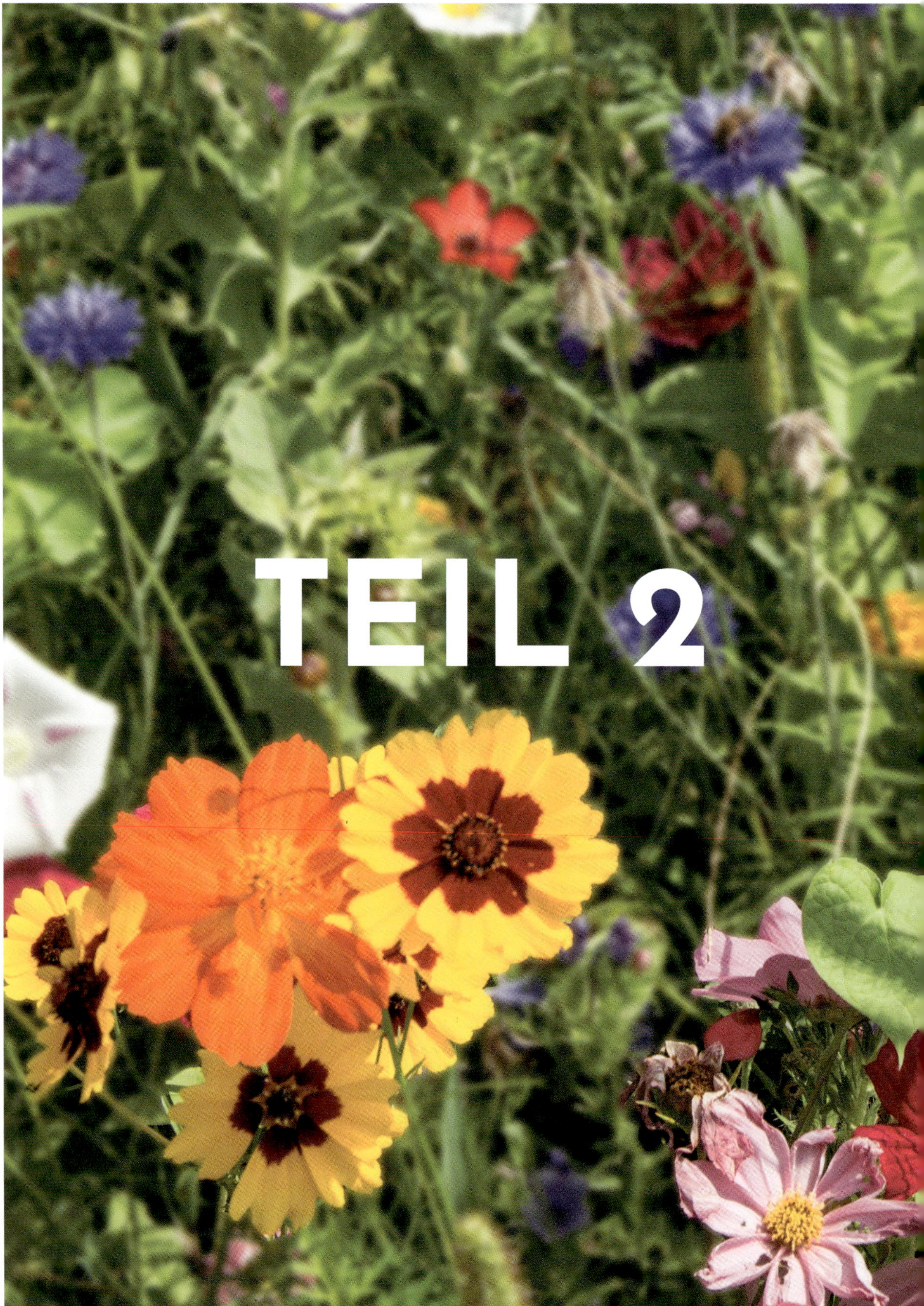

DIE FÜNF SCHRITTE IN DER PRAXIS

KAPITEL
6

Die fünf Schlüssel zur Gesundheit

Klienten kommen oft mit einer dicken Mappe voller Untersuchungsergebnisse und verschiedener Diagnosen zu mir, nachdem sie bereits Dutzende von Ärzten aufgesucht haben, die nicht in der Lage waren, die Ursache ihres Problems zu erkennen und ihre Beschwerden zu beheben. Eigentlich ist es kein Wunder, dass solche Patienten glauben, an komplizierten, womöglich sogar unheilbaren Erkrankungen zu leiden! Statt mich lange mit diesen vielen Untersuchungsergebnissen aufzuhalten, weise ich sie einfach auf meine fünf Schlüssel zur Gesundheit hin:

1. Versetzen Sie sich in einen parasympathischen Zustand.
2. Sorgen Sie für einen besseren Schlaf.
3. Regen Sie die Zirkulation von Flüssigkeiten in Ihrem Körper an, sodass gesunde Substanzen hineingelangen und Giftstoffe und Krankheitserreger hinaustransportiert werden können.
4. Tanken Sie Energie für Ihren Heilungsprozess.
5. Modulieren Sie Ihre körpereigene Abwehr und dämmen Sie Entzündungsprozesse ein, damit Ihr Immunsystem mit Ihnen und nicht gegen Sie arbeitet.

Wenn Sie diese Funktionen ins Gleichgewicht bringen, können Sie damit schon eine ganze Menge für Ihren Heilungsprozess tun, denn dadurch beseitigen Sie Hindernisse für Ihren Genesungsprozess und machen Ihren Körper so funktionsfähig wie möglich. Manche Menschen können ihre gesundheitlichen Probleme beheben, indem sie sich mit diesen fünf Säulen eines guten Gesundheitszustands befassen und die notwendigen Veränderungen in ihrer Ernährung und Lebensweise in Angriff nehmen. Andere fühlen sich dadurch zumindest auf Anhieb wohler, und das gibt ihnen die nötige Energie und Belastbarkeit, weitere Maßnahmen zu ihrer Genesung zu ergreifen.

Der erste Schritt meines Programms beginnt mit den Aufgaben, Maßnahmen und Zielen, die sich am leichtesten umsetzen lassen. Niedrig hängende Früchte kann man fast mühelos von einem Baum pflücken! Genauso einfach ist es, ein paarmal pro Tag ätherische Öle auf strategisch wichtige Areale Ihres Körpers aufzutragen – und das kann Ihnen bereits enorme Heilerfolge bringen.

Außerdem verstärkt dieses Programm gleichzeitig auch die Wirkung anderer gesundheitsfördernder Maßnahmen. Mit anderen Worten: Sie können ruhig mit Ihrem bisherigen Gesundheitsprogramm weitermachen und brauchen nichts daran zu ändern. Die Anwendung ätherischer Öle verstärkt die positiven Ergebnisse dessen, was Sie ohnehin bereits für Ihre Gesundheit tun. Falls Sie Medikamente einnehmen, fragen Sie bitte den verschreibenden Arzt um Rat, bevor Sie etwas an Ihrer Medikation verändern.

Tipps zum Verdünnen und Aufbewahren ätherischer Öle

Ätherische Öle zu verdünnen bedeutet, dass man ein Trägeröl hinzufügt, damit die Öle leichter über die Hautbarriere ins Körperinnere aufgenommen werden. Zudem lassen sich so ätherische Öle leichter auf größere Hautareale auftragen und ziehen besser ein. Und die Duftstoffe verdunsten nicht so schnell, wie es ohne Trägeröl der Fall wäre. Ich verwende zum Verdünnen am liebsten folgende Öle:

- Olivenöl (am besten reines, kalt gepresstes, extra natives Öl) ist die einfachste Option, denn das hat garantiert fast jeder im Haus.
- Kokosöl hat an sich schon eine heilende Wirkung und lässt sich leicht auf der Haut verteilen; allerdings kann es bei kalten Temperaturen fest werden.
- Fraktioniertes Kokosöl ist mein Lieblingsträgeröl. Es ist ultraleicht, sodass die Haut es besser aufnehmen kann. Außerdem ist es geruchlos und hat eine lange Haltbarkeitsdauer.
- Süßmandelöl liefert der Haut Vitamin A und E, spendet viel Feuchtigkeit und eignet sich daher besonders gut für trockene Haut.
- Jojobaöl ist zähflüssiger und besitzt entzündungshemmende Eigenschaften. Es lässt ätherische Öle tief in die Haut eindringen und ist lange haltbar.
- Avocadoöl ist reich an Nährstoffen, zieht sehr gut in die Haut ein und versorgt sie mit Feuchtigkeit.
- Rizinusöl gilt normalerweise nicht als Trägeröl, da es sehr dickflüssig ist und Flecken auf der Kleidung hinterlässt; aber es hat eine starke entzündungshemmende Wirkung und bringt die Lymphe in Bewegung. Man verwendet es am besten vor dem Schlafengehen in Kombination mit Ölen, die sich positiv auf die Leber- und Gallenblasenfunktion auswirken.

Ätherische Öle und Trägeröle sollte man nicht in Plastik-, sondern in Glasfläschchen aufbewahren. Dunklere (beispielsweise kobaltblaue oder bernsteinfarbene) Fläschchen schützen die Öle vor Licht und machen sie auf diese Weise länger haltbar. Dicht schließende Deckel tragen ebenfalls dazu bei, die Öle haltbarer zu machen.

Halten Sie die Fläschchen mit den Ölen fest verschlossen und bewahren Sie sie an einem kühlen, trockenen, dunklen, vor Hitze und Sonnenlicht geschützten Ort auf. Bei richtiger Lagerung bleiben die meisten ätherischen Öle viele Jahre lang wirksam.

1. Versetzen Sie sich in einen parasympathischen Zustand

Eine der einfachsten und wirksamsten Möglichkeiten zur Anregung Ihrer Selbstheilungskräfte besteht darin, Ihren Vagusnerv zu aktivieren und zu entgiften, indem Sie eine synergistische Mischung aus Nelken- und Limettenöl dort auftragen, wo der Vagusnerv über die Haut am besten zugänglich ist: am Mastoidknochen hinter dem Ohrläppchen. Die topische Anwendung dieser Mischung trägt auch zur Entgiftung von Stauungen und Entzündungen im Vagusnerv bei, die den Transport von Nährstoffen ins Gehirn und den Abtransport von Giftstoffen aus dem Gehirn beeinträchtigen.

Parasympathikus-Ölmischung

Die Kombination aus Nelken- und Limettenöl ergibt eine Mischung, die sehr anregend wirkt und über Haut und Riechkanäle leicht in den Körper gelangt.

- 10 Tropfen Nelkenöl
- 25 Tropfen destilliertes Limettenöl
- fraktioniertes Kokosöl zum Verdünnen

Vermischen Sie das Nelken- und Limettenöl miteinander und verdünnen Sie die Kombination nach Ihrem Geschmack.

Hinweis: Gepresstes Limettenöl kann fototoxisch sein; dadurch wird Ihre Haut empfindlicher für Sonnenlicht und Sonnenbrand. Bei destilliertem Limettenöl besteht dieses Risiko nicht, da die fototoxischen chemischen Substanzen beim Destillationsprozess weggebrannt werden.

Anwendung: Tragen Sie nur einen winzig kleinen Tropfen der Mischung auf den Vagusnerv (am Mastoidknochen hinter dem Ohrläppchen) auf, und zwar – je nachdem, wie gestresst Sie sich fühlen – entweder an einem oder an beiden Ohren. Wenn Ihnen diese therapeutische Dosis zu stark erscheint, verdünnen Sie sie einfach mit etwas mehr Kokosöl.

Zeitpunkt und Häufigkeit: Um optimale Ergebnisse zu erzielen, tragen Sie die Ölmischung dreimal täglich vor den Mahlzeiten auf. Sie können sie aber auch nach Bedarf anwenden, wenn Sie gestresst, ängstlich oder deprimiert sind.

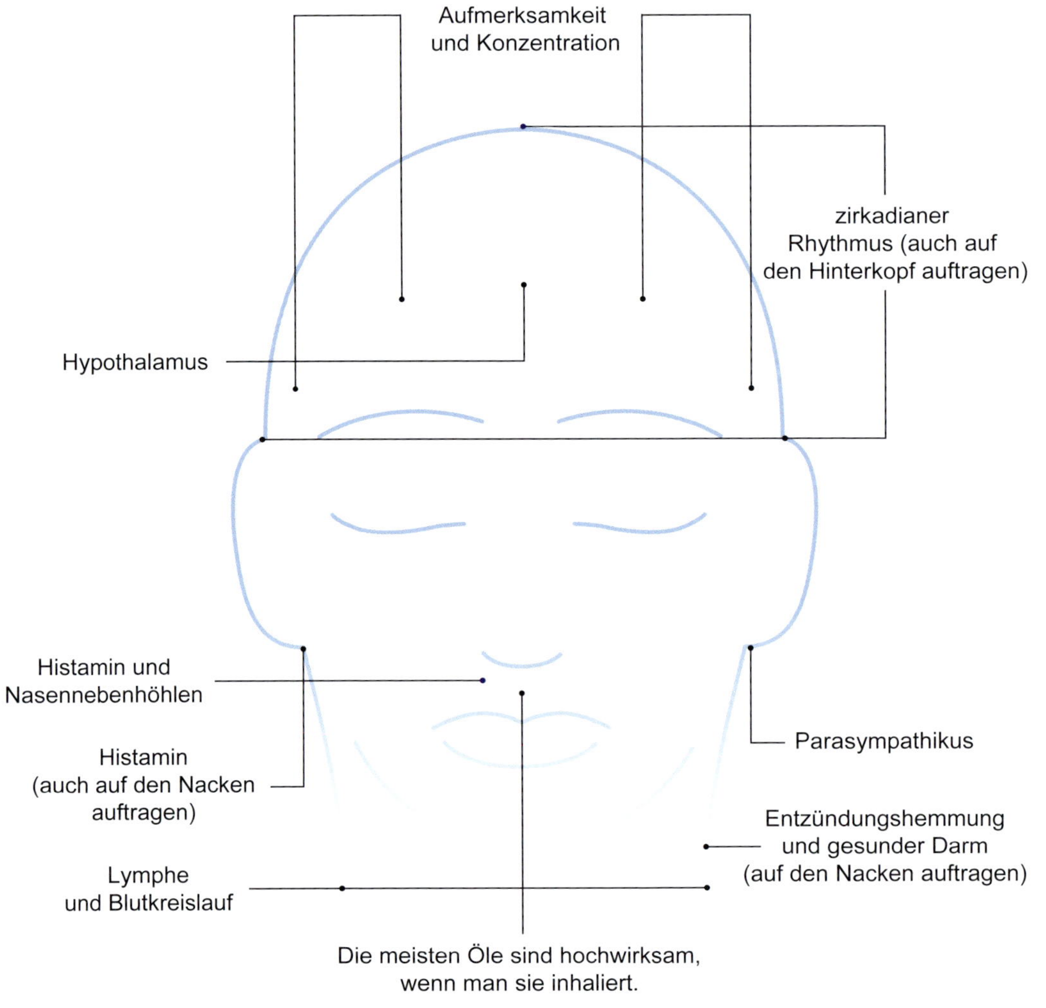

Anwendung ätherischer Öle am Kopf

Die Parasympathikus-Ölmischung kann Ihnen zu einem tieferen und erholsameren Schlaf verhelfen. Allerdings kann diese Mischung auch anregend wirken und sollte daher besser tagsüber angewendet werden, um den Körper vor dem Schlafengehen in den parasympathischen Zustand zu versetzen. Wenden Sie diese Öle also nicht unmittelbar vor dem Schlafengehen an.

Nelkenöl

Dieses Öl besitzt starke antibakterielle, antivirale und antimykotische Eigenschaften. Man weiß, dass es dem Körper nicht nur bei der Bekämpfung von Bakterien helfen kann, sondern auch einen hohen Gehalt an Antioxidantien hat. Daher wird es schon seit Langem zur Heilung von Infektionen und zur Linderung körperlicher und seelischer Schmerzen eingesetzt. Nelkenöl verlangsamt die Zahnentkalkung oder Zahnerosion und hilft gegen eine aus dem Gleichgewicht geratene Hefepilzbesiedelung der Mundhöhle. Daher eignet sich dieses Öl sehr gut zur Heilung des Vagusnervs von Giftstoffbelastungen durch Zahntoxine.

Auf den Vagusnerv aufgetragen, kann Nelkenöl Ihr Energieniveau erhöhen, gegen Fatigue helfen, den Blutkreislauf anregen, den Körper bei der Stressbewältigung unterstützen, Ihre Verdauung optimieren und stressbedingten Bluthochdruck senken. Einer 2015 in der Zeitschrift *Pharmaceutical Biology* erschienenen wissenschaftlichen Untersuchung zufolge hilft Eugenol (der Hauptinhaltsstoff von Nelkenöl) dem Körper selbst in stressigen Zeiten bei der Aufrechterhaltung einer normalen Magen-Darm-Motilität. Die Autoren der Studie haben die Theorie aufgestellt, dass Eugenol auf Hirnregionen einwirkt, die empfindlich auf Stress reagieren, und den Spiegel von Stresshormonen ausgleicht, die im Körper ausgeschüttet werden, was dazu beiträgt, dass der Magen-Darm-Trakt wieder richtig funktioniert. Außerdem geht man davon aus, dass Eugenol eine blutreinigende Wirkung hat.

Limettenöl

Limettenöl und andere Zitrusöle sind dafür bekannt, Stress, Angst, Depressionen und Nervosität zu lindern. Es ist klinisch erwiesen, dass Zitrusöle den Spiegel neuroendokriner Hormone und die Immunfunktion normalisieren. In manchen Fällen waren sie sogar wirksamer als Antidepressiva.

Wissenschaftliche Untersuchungen haben gezeigt, dass Limettenöl – ebenso wie Nelkenöl – Bakterien in der Mundhöhle sehr wirksam bekämpft. Eine Kombination aus Limettenöl und Knoblauch wirkte sogar besser gegen Karies als Fluorid.

Wenn man eine Kombination aus Nelken- und Limettenöl auf den Vagusnerv am Mastoidknochen hinter dem Ohrläppchen aufträgt, kann diese Ölmischung zur Ausschüttung des Neurotransmitters Acetylcholin führen und auf diese Weise die Herzfrequenz verlangsamen.

Außerdem haben Untersuchungen gezeigt, dass das in Zitrusschalen enthaltene Limonen und die aus diesen Schalen gewonnenen Zitrusöle die Produktion von Glutathion anregen – einem Antioxidans, das nachweislich vor Entzündungen schützt und das Risiko für Autoimmunerkrankungen senkt. Glutathion trägt zur Regulation Ihres Immunsystems bei, schützt Ihre Zellen vor Stress und Krankheiten und unterstützt Ihr Gewebe bei der Regeneration von Schädigungen.

2. Sorgen Sie für einen besseren Schlaf

Ohne Schlaf ist kein Heilungsprozess möglich. Daher räume ich dem Schlaf in meinen Behandlungsprogrammen stets oberste Priorität ein. Wenn Ihr Schlaf zu wünschen übrig lässt, wird alles andere, was Sie tun, auch nicht besonders gut funktionieren.

Schlafprobleme können die verschiedensten Ursachen haben: von einem zu niedrigen Melatoninspiegel, der das Einschlafen erschwert, über einen unausgewogenen Blutzucker- und Hormonspiegel bis hin zu einer Überlastung von Entgiftungsorganen wie Leber oder Gallenblase, was zu nächtlichem Erwachen führen kann. Sobald Sie die Ursache für Ihr Schlafproblem entdeckt haben, können Sie das hierfür geeignete ätherische Öl anwenden.

Wenn Ihnen das Einschlafen schwerfällt oder wenn Sie im Bett von Sorgen oder rasenden Gedanken gequält werden, kann das darauf hindeuten, dass Ihr zirkadianer Rhythmus ein bisschen aus dem Gleichgewicht geraten ist. Ein zu hoher nächtlicher Cortisolspiegel stoppt die Melatoninproduktion. Mit ätherischen Ölen können Sie Ihrer Zirbeldrüse helfen, zu ihrer angeborenen Intelligenz zurückzufinden und auf natürlichem Weg wieder mehr Melatonin auszuschütten.

Ölmischung für einen gesunden zirkadianen Rhythmus

Rosengeranienöl hat eine besonders anregende Wirkung auf die Zirbeldrüse, die sich in Kombination mit Grapefruitöl sogar noch verstärkt. Außerdem wirkt Rosengeranie beruhigend und trägt dazu bei, Ängste zu lindern, Stress abzubauen und den Schlaf zu fördern. Sie können dieser Mischung auch Teebaum-, Myrten-, Lavendel-, Perubalsam- und Myrrhenöl hinzufügen, um Ihre Zirbeldrüse wieder funktionsfähig zu machen. Vor allem Lavendelöl ist für seine ausgleichende Wirkung auf die Stimmung bekannt; außerdem baut es Stress ab und fördert den Schlaf. Myrten- und Myrrhenöl bringen das Nervensystem wieder ins Gleichgewicht und verhelfen Ihnen zu innerer Ruhe und Entspannung.

Anwendung: Die Zirbeldrüse befindet sich genau in der Mitte des Gehirns, auf der Höhe der Augen. Daher kann sie Licht besonders gut wahrnehmen und darauf reagieren, indem sie Melatonin ausschüttet. Wenn Sie die Ölmischung auf folgende Punkte auftragen, erzielen Sie damit die beste Wirkung auf Ihre Zirbeldrüse:

- An beiden Seiten des Kopfes über den Ohren
- An der Oberseite des Kopfes
- In der Mitte des Hinterkopfs

Zeitpunkt und Häufigkeit: Am besten wendet man diese Ölmischung vor dem Schlafengehen an, und zwar bei gedämpftem Licht, denn Helligkeit beeinträchtigt die Zirbeldrüse bei der Melatoninausschüttung.

Schlafstörungen

Wenn man kurz nach dem Einschlafen schon wieder wach wird, nachts wach liegt oder immer wieder aufwacht, so ist das häufig auf folgende Ursachen zurückzuführen:

- Blutzuckerprobleme
- Überlastung von Leber und Gallenblase
- Hormonschwankungen

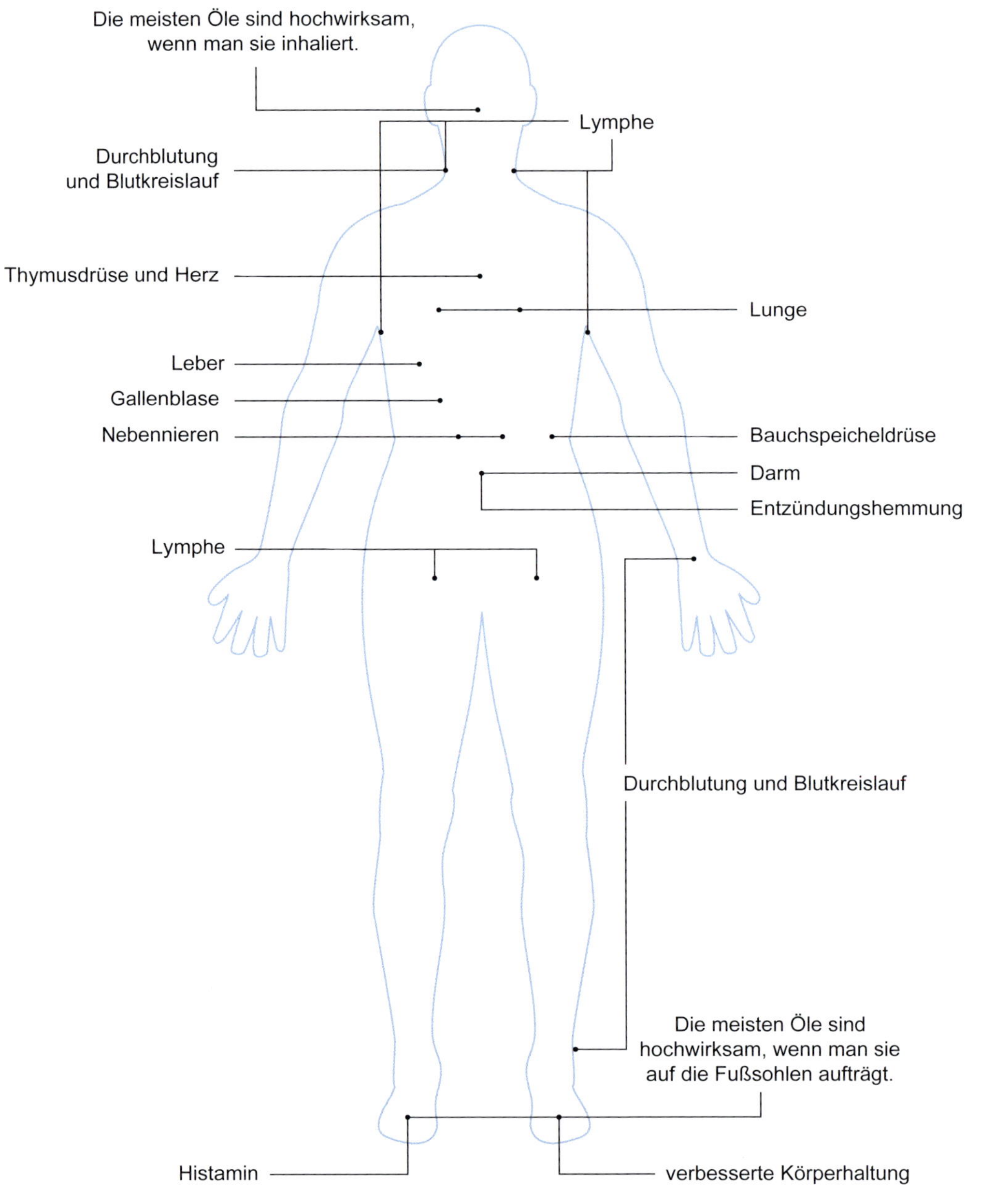

An diesen Punkten des Körpers lassen sich ätherische Öle auftragen.

Blutzuckerprobleme

Wenn Sie mitten in der Nacht aufwachen und sich so hellwach fühlen, dass Sie die Küche putzen könnten, kann das auf Blutzuckerprobleme hindeuten. Wenn der Blutzuckerspiegel nachts abfällt, schütten die Nebennieren als Notfallreaktion Cortisol (oder Adrenalin, wenn der Cortisolspiegel niedrig ist) aus, um den Blutzuckerspiegel zu erhöhen. Dieser Cortisolschub weckt Sie auf und macht Sie hellwach.

Wenn Sie mindestens zwei der in meinen Ausführungen zum Thema Blutzucker (Seite 107 bis 110) beschriebenen Symptome bei sich beobachtet haben, könnte es sinnvoll sein, Ihren Körper mit einer blutzuckerfreundlichen Ernährung und ätherischen Ölen zur Stärkung von Nebennieren und Bauchspeicheldrüse zu unterstützen. Die Bauchspeicheldrüse schüttet Insulin aus, um Glukose aus dem Blut in die Zellen zu transportieren. Wenn Sie immer wieder durch einen akuten Blutzuckeranstieg aufwachen, sollten Sie Ihrer Bauchspeicheldrüse beim Transport von Zucker in die Zellen helfen. Das kann den Blutzuckerspiegel wieder normalisieren und Sie in erholsamen Schlummer versetzen.

Stärken und unterstützen Sie Ihre Bauchspeicheldrüsenfunktion mit Geranienöl oder einer Mixtur aus Anis-, Gurken-, Geranien, Rosen- und Rosengeranienöl, die Sie zu gleichen Teilen vermischen.

Anwendung: Tragen Sie die Ölmischung auf Ihre Bauchspeicheldrüse an der linken Körperseite (ungefähr zwei Drittel der Strecke vom Bauchnabel zu den Rippen) auf. Sie können auch einen Tropfen davon auf einen Wattebausch geben und diesen in Ihren Kopfkissenbezug stecken oder auf Ihren Nachttisch legen.

Zeitpunkt und Häufigkeit: Tragen Sie die Öle vor den Mahlzeiten, vor dem Schlafengehen oder direkt nach dem nächtlichen Erwachen auf.

Überlastung von Leber und Gallenblase

Nachts ist die Leber damit beschäftigt, Ihren Körper zu regenerieren und von den Giftstoffen zu reinigen, die sich darin angesammelt haben. Zwischen ein und drei Uhr morgens ist Ihre Leber am aktivsten, wobei sie den Höhepunkt ihrer Entgiftungstätigkeit oft um drei Uhr erreicht. Wenn Sie zu dieser Zeit aufwachen – vielleicht um auf die Toilette zu gehen –, aber immer noch groggy genug sind, um wieder einzuschlafen, ist das oft ein Zeichen dafür, dass Ihre Leber oder Gallenblase überlastet ist und ein bisschen Unterstützung gebrauchen könnte.

Ätherische Öle wie Perubalsam, Echte Kamille, Lavendel, Pfefferminze und Ylang-Ylang unterstützen die Leber bei ihrer Arbeit. Kombinieren Sie diese Öle zu gleichen Teilen miteinander und fügen Sie einen Tropfen Kümmelöl hinzu. Diese Mixtur lässt sich optimal mit Rizinusöl als Trägeröl verdünnen.

Anwendung: Direkt auf die Leber (an der rechten Körperseite, unterhalb des Brustkorbs) auftragen.

Zeitpunkt und Häufigkeit: Vor den Mahlzeiten und vor dem Schlafengehen auftragen, um nächtlichem Erwachen vorzubeugen (oder unmittelbar nach dem Aufwachen in der Nacht).

Zur Unterstützung der Gallenblase und eines gesunden Gallenflusses 2 bis 3 Tropfen ätherische Öle wie Schwarzkümmel, Römische Kamille oder Rosenholz auf die Gallenblase auftragen.

Anwendung: Direkt auf die Gallenblase (an der rechten Körperseite unterhalb der Rippen) auftragen. Sie können die Mischung unter dem rechten BH-Bügel oder rechts unter dem Brustkorb auftragen. (Wenn Sie sich nach vorn beugen, lässt sich das Öl leichter unter den Rippen auftragen.)

Zeitpunkt und Häufigkeit: Tragen Sie die Ölmischung vor den Mahlzeiten und vor dem Schlafengehen auf, um nächtlichem Erwachen vorzubeugen (oder unmittelbar nach dem Aufwachen in der Nacht).

Hormonschwankungen

Auch das hormonelle Auf und Ab während der Menstruation, der Schwangerschaft und im mittleren Lebensalter kann sich negativ auf Ihren Schlaf auswirken. Das Hormon Progesteron fördert zum Beispiel einen erholsamen Schlaf. Eine Abnahme des Östrogenspiegels kann Sie anfälliger für Stress machen, sodass es Ihnen schwerfällt, Geist und Körper zu entspannen und auf den Schlaf vorzubereiten. Ein starker Cortisolanstieg kann Hitzewallungen verursachen, die Sie hellwach machen. Wenn Sie unter nächtlichem Erwachen aufgrund von Hormonschwankungen leiden, sollten Sie etwas für Ihr endokrines System und Ihren Hypothalamus tun. Den Hypothalamus können Sie mit einer Mischung aus Bayrum-, Lorbeer-, Weihrauch-, Mandarinen-, Patschuli- und Kiefernöl ins Gleichgewicht bringen. (Nähere Informationen über ätherische Öle zur Unterstützung der Hypothalamusfunktion finden Sie auf den Seiten 212 bis 214.)

Außerdem kann ein Östrogenüberschuss dazu führen, dass die von der Gallenblase abgesonderte Gallenflüssigkeit zu dickflüssig wird und überschüssige Hormone nicht mehr richtig entgiften kann. Die Unterstützung Ihrer Gallenblasenfunktion kann dazu beitragen, Ihren Hormonhaushalt wieder in Ordnung zu bringen.

3. Die Zirkulation von Flüssigkeiten im Körper anregen

Ihr Gehirn kann nur dann gut funktionieren, wenn die Flüssigkeiten in ihrem Körper richtig zirkulieren. Das gilt auch für das Blut, das Sauerstoff, Glukose und Nährstoffe ins Gehirn transportiert, und die Lymphe, die Giftstoffe und Zelltrümmer aus Gehirn und Körper abtransportiert. Stauungen im Halsbereich und in Entgiftungsorganen wie Leber, Gallenblase und Darm können die optimale Zirkulation von Flüssigkeiten beeinträchtigen.

Den Lymphfluss verbessern

Ihr Lymphsystem reinigt sämtliche Zellen Ihres Körpers – auch die Gehirnzellen – von Giftstoffen, Infektionserregern und Abfallstoffen. Gestaute und stagnierende Lymphflüssigkeit bildet den idealen Nährboden für Krankheiten. Die Anregung Ihres Lymphflusses mithilfe der folgenden ätherischen Öle ist eine der einfachsten und wirksamsten Möglichkeiten, etwas für Ihre Gesundheit zu tun:

Zypressenöl ist ein harntreibendes Mittel, das die Lymphgefäße entstaut und tonisiert.

Weihrauchöl bringt die Lymphflüssigkeit in Bewegung, um Schwellungen und Entzündungen zu lindern.

Geranienöl ist ein gutes Mittel zur Anregung des Lymphsystems und besitzt gleichzeitig entzündungshemmende Eigenschaften.

Grapefruitöl trägt dazu bei, die Lymphzirkulation und die Ausscheidung von Giftstoffen zu stimulieren.

Immortellenöl hat eine entstauende Wirkung und bringt den Blutfluss in verstopften Bereichen wieder in Gang; daher eignet es sich hervorragend zur Unterstützung der Lymphdrainage.

Zitronenöl regt den Lymphfluss an und kann auch zur Stimulation von Akupunkturpunkten verwendet werden.

Wacholderöl trägt ebenfalls dazu bei, den Lymphfluss anzuregen und Stauungen zu beseitigen.

Palmarosaöl erwärmt den Körper und regt ihn dazu an, Ihre Zellen zu reinigen und zu entgiften.

Pfefferminzöl besitzt kühlende Eigenschaften, die sich positiv auf den Lymphfluss auswirken und den Abfluss aus den Lymphknoten unterstützen.

Grüne-Minze-Öl regt Durchblutung und Lymphfluss an.

Mönchspfeffer trägt dazu bei, Ihren Hormonhaushalt ins Gleichgewicht zu bringen. Es wirkt sich positiv auf die Funktion der Entgiftungsorgane und vor allem auf Ihr Lymphsystem aus.

Ylang-Ylang-Öl trägt zur Entgiftung von Körper und Zellen bei.

Anwendung: Tragen Sie Weihrauchöl oder eine Kombination aus Grüne-Minze-, Mönchspfeffer-, Ylang-Ylang- und Palmarosaöl (zu gleichen Teilen) großzügig auf folgende Bereiche auf, in denen sich die Lymphe stauen kann, um einen optimalen Lymphabfluss zu gewährleisten:

- An beiden Seiten des Halses
- Unter dem linken Schlüsselbein
- In den Achselhöhlen
- Um die Bikinilinie herum

Die Lymphflüssigkeit fließt zu ungefähr 75 Prozent über die linke Körperseite ab; daher sollten Sie ätherische Öle verstärkt an der linken Seite des Halses und unter dem linken Schlüsselbein auftragen.

Rizinusöl trägt ebenfalls zur Unterstützung des Lymphflusses bei und kann in Kombination mit jedem der oben genannten ätherischen Öle auf die Leber, an beiden Seiten des Halses oder an den Fußsohlen aufgetragen werden. Sie können zum Beispiel Rizinusöl auf Leber und Hals auftragen, dann 2 bis 3 Tropfen der Ölmischung auf das Rizinusöl geben und einmassieren.

Zeitpunkt und Häufigkeit: Am besten vor dem Sport oder morgens gleich nach dem Aufstehen. Zwei- bis dreimal täglich.

Hinweis: Ätherische Öle für Ihr Lymphsystem wirken besonders effektiv in Kombination mit Ölen zur Verbesserung der Durchblutung (nachfolgender Abschnitt). Durch solche Mischungen lassen sich Giftstoffe am wirkungsvollsten ausschwemmen und Entzündungen der Blutgefäße wird entgegengewirkt. Dadurch wird die Durchblutung des gesamten Körpers noch stärker angeregt.

Die Durchblutung verbessern

Ihr Kreislaufsystem transportiert Flüssigkeit ins Gehirn und aus dem Gehirn heraus. Eine schlechte Durchblutung des Gehirns kann das Konzentrationsvermögen beeinträchtigen und zu Müdigkeit, Abgeschlagenheit, Schwindel, Vergesslichkeit und häufigen, unerklärlichen Kopfschmerzen führen.

Ätherische Öle können die Durchblutung verbessern, indem sie die Blutgefäßwände entspannen und die Venen dabei unterstützen, sich zusammenzuziehen. Dadurch kann mehr Blut durch den Körper zirkulieren. Das Auftragen folgender Öle auf die Haut kann die Durchblutung anregen:

Schwarzpfefferöl erwärmt den Körper und regt die Durchblutung an, wodurch der Blutfluss zum Verdauungssystem gefördert wird. Dadurch verbessert sich die Nährstoffaufnahme so stark, dass dieses Öl häufig Nahrungsergänzungsmitteln zugesetzt wird, um deren Wirkung zu verstärken.

Zypressenöl verbessert die Durchblutung und unterstützt die Kontraktion der Venen, was den Blutfluss zusätzlich anregt. Außerdem kann dieses Öl zu einer Senkung des Triglyzeridspiegels beitragen. (Triglyzeride können sich an Gefäßwänden anlagern und dadurch die Durchblutung beeinträchtigen.)

Weihrauchöl enthält Sesquiterpene, dank denen es die Blut-Hirn-Schranke überwinden und die Sauerstoffversorgung des Gehirns verbessern kann.

Ingweröl erwärmt Haut und Blutgefäße und regt die Durchblutung an. Außerdem trägt es zur Ausschwemmung von Giftstoffen aus dem Körper bei und dämmt Entzündungen der Blutgefäße ein. Dadurch verbessert sich der Blutfluss im ganzen Körper.

Grapefruitöl stimuliert Leber und Gallenblase und wirkt sich positiv auf die Funktion des Lymphsystems aus, was die Durchblutung fördert.

Myrtenöl wirkt ausgleichend auf das Nervensystem, regt das Immunsystem an und trägt zum Abbau nervöser Spannungen und Ängste bei, die den Blutdruck erhöhen können.

Muskatöl besitzt starke antibakterielle Eigenschaften, die die Abheilung von Atemwegsproblemen und -infektionen fördern.

Pfefferminzöl ist ebenfalls ein anregendes Öl, das die Durchblutung verbessert, den Geist anregt, Schmerzen lindert und Ihnen mehr Energie liefert. Pfefferminzöl verbessert nachweislich die Leistungen bei kognitiven Tests und hilft gegen die geistige Ermüdung, die mit der Durchführung langwieriger, geistig anstrengender Aufgaben einhergeht.

Ylang-Ylang-Öl hat sich bei der Anregung der Durchblutung als wirksam erwiesen.

Zypressenöl ist für die Anregung der Durchblutung besonders wirksam. Sie können aber auch eine Mischung herstellen, die zu 50 Prozent aus Zypressenöl und zu 50 Prozent aus einem der anderen oben aufgeführten Öle besteht. Weihrauch- und Myrtenöl sind ebenfalls enorm wirksam, und ihre Wirkung lässt sich durch den Zusatz von Schwarzpfeffer- und Ingweröl noch weiter verstärken.

Anwendung: Tragen Sie 2 bis 3 Tropfen auf folgende Punkte auf, um etwas für Ihre Energie und geistige Ausdauer zu tun und ein Wärmegefühl zu erzeugen:

- Am Hirnstamm (an der Schädelbasis am Hinterkopf)
- An beiden Seiten des Halses (massieren Sie den Hals ein paar Minuten lang und führen Sie die Abwärtsbewegungen besonders kräftig aus, um den Lymphabfluss zu fördern)
- Am linken Schlüsselbein
- An den Handgelenken oder Fußknöcheln, um die Durchblutung von Fingern und Zehen anzuregen

Zeitpunkt und Häufigkeit: Zwei- bis dreimal täglich oder auch öfter, wenn zusätzliche Wärme und noch mehr Unterstützung für das Gehirn benötigt werden.

Unterstützung der Funktion Ihres Vagusnervs

Der Vagusnerv verläuft an beiden Seiten des Halses, parallel zum Lymphsystem. Infektionen in diesem Bereich können auf den Nerv übergreifen und zu Entzündungen und Schwellungen führen. Dann drückt der Nerv auf die Lymphgefäße und beeinträchtigt den Lymphfluss im Hals. (Nähere Informationen über den Vagusnerv finden Sie auf Seite 37.) Die äußerliche Anwendung der Parasympathikus-Ölmischung (Seite 195) am Vagusnerv kann dazu beitragen, die Infektion auf manuellem Weg zu überwinden, die Stauung aufzulösen und den Abflussweg für Flüssigkeiten aus dem Gehirn zu öffnen.

Stärkung der Leberfunktion

Durch topische Anwendung ätherischer Öle können Sie Ihre Leber stärken, anregen, regenerieren, vitalisieren und ihr die Energie liefern, die sie braucht, um ihre vielen Aufgaben zu erfüllen und notfalls auch mit einer erhöhten Giftstoffbelastung fertig zu werden.

Ätherische Öle wie Immortelle und Grapefruit sind sehr gesund für Ihre Leber. Ich arbeite auch gern mit einer Kombination aus Perubalsam, Echter Kamille, Lavendel, Pfefferminze und Ylang-Ylang (zu gleichen Teilen) und gebe dann noch einen Tropfen Kümmelöl dazu. Echte Kamille regt zum Beispiel die Gallensekretion an und fördert die Entgiftung der Leber. Pfefferminzöl hat eine beruhigende Wirkung auf die Verdauung und unterstützt die Leber ebenfalls in ihrer Funktion. Kümmelöl hilft gegen Flüssigkeits- und Giftstoffansammlungen, Lymphstauungen und geschwollene Lymphknoten.

Anwendung: 2 bis 3 Tropfen der oben genannten Öle zusammen mit 1 Esslöffel Trägeröl direkt auf die Leber (an der rechten Körperseite unterhalb des Brustkorbs) auftragen.

Zeitpunkt und Häufigkeit: Zwei- bis dreimal täglich.

Variante: Sie können die ätherischen Öle auch mit Rizinusöl kombinieren; fügen Sie einfach 3 Tropfen eines ätherischen Öls (beispielsweise Immortelle) zu 1 Teelöffel Rizinusöl hinzu und reiben Sie Ihre Leberregion vor dem Schlafengehen mit dieser Mischung ein. Rizinusöl hinterlässt bekanntlich Flecken. Dem können Sie folgendermaßen vorbeugen:

- Decken Sie die behandelte Stelle mit einem Stück Flanell und Plastikfolie ab und legen Sie für 20 bis 30 Minuten eine Wärmflasche darauf. (Heizkissen sollten wegen des elektrischen Stroms nicht verwendet werden.)

- Ziehen Sie ein altes T-Shirt darüber, sodass die Ölmischung sich durch Ihre eigene Körpertemperatur erwärmt.
- Steigen Sie in ein Bittersalzbad mit einer Mischung aus Rizinusöl und den ätherischen Ölen; auf diese Weise kommen Sie in den Genuss von drei verschiedenen Heilmethoden gleichzeitig.

Unterstützung der Gallenblasenfunktion

Um einen optimalen Gallenfluss und den Abtransport von Giftstoffen aus Ihrem Körper zu fördern, tragen Sie 2 bis 3 Tropfen ätherische Öle wie Schwarzkümmel, Römische Kamille oder Rosenholz über Ihrer Gallenblase (an der rechten Körperseite unterhalb der Rippen) auf. Sie können die Mischung unter dem rechten BH-Bügel oder rechts unter dem Brustkorb auftragen. (Wenn Sie sich nach vorn beugen, lässt sich das Öl leichter unter den Rippen auftragen.) Die Parasympathikus-Ölmischung (Seite 195) regt ebenfalls den Gallenfluss an und hat eine antimikrobielle und entzündungshemmende Wirkung.

Tipps zum Verdünnen und Aufbewahren ätherischer Öle

Kreuzkümmelöl wird schon seit Langem zur Förderung einer gesunden Verdauungsfunktion eingesetzt. Untersuchungen zu Verdauungsstörungen haben ergeben, dass Bauchschmerzen, Blähungen, unvollständige Darmentleerung, Stuhldrang und Schleim im Stuhl während und nach der Behandlung mit ätherischem Kreuzkümmelöl deutlich zurückgingen. Die Gallenblase spielt bei der Linderung von Verstopfung eine sehr wichtige Rolle. Die Unterstützung eines optimalen Gallenflusses durch ätherische Öle wie Kreuzkümmel kann dazu beitragen, die Darmmotilität zu verbessern und Verstopfung und Reizdarmbeschwerden zu beheben.

Entgiftungsbad

Mithilfe von Bittersalz kann man ätherische Öle problemlos im Badewasser verteilen, um die Entgiftung über die Haut zu unterstützen und auf diese Weise Leber, Gallenblase und Nieren zu entlasten.

Bittersalz ist eine natürlich vorkommende Mineralverbindung aus Magnesium und Sulfat, die erstmals in der englischen Stadt Epsom aus Meerwasser destilliert wurde. Es beruhigt das Nervensystem und entspannt die Muskulatur. Sowohl Magnesium als auch Sulfat werden leicht über die Haut ins Blut aufgenommen. Magnesium hat ebenfalls eine sehr beruhigende Wirkung und kann Stress lindern, Muskeln und Nerven entspannen und die Entgiftung fördern.

Natriumbicarbonat (auch als Backnatron bezeichnet) ist eine körpereigene alkalische Substanz, die den Körper im Gleichgewicht hält und Giftstoffe mobilisiert.

- 360 Gramm Bittersalz
- 160 Gramm Backnatron
- 2 bis 3 Tropfen eines ätherischen Öls Ihrer Wahl (zum Beispiel Lavendel- oder Nelkenöl)

Vermischen Sie Bittersalz und Backnatron in der Badewanne miteinander, bevor Sie das Wasser einlaufen lassen. Mischen Sie zuvor ebenfalls das Öl unter die Salz-Natron-Mischung, damit es sich gründlich im Badewasser verteilt; andernfalls würde es nur auf der Wasseroberfläche schwimmen. Das Badewasser sollte so heiß sein, wie Sie es vertragen. Nehmen Sie nach Möglichkeit zwei- bis dreimal pro Woche ein 15- bis 25-minütiges Entgiftungsbad.

4. Tanken Sie Energie für Ihren Heilungsprozess

Jeder Heilungsprozess erfordert eine Menge Energie. Energie ist der Treibstoff für die Reparaturarbeiten in Ihrem Körper und für den Aufbau und die Erhaltung von Zellen und Geweben. Auch für die chemischen Reaktionen, die den Heilungsprozess ermöglichen, benötigen Sie Energie.

Wenn Ihr Gehirn in einem chronischen Stressmodus festgefahren ist und Sie in Lebensgefahr wähnt, wird es alle verfügbaren Energien und Ressourcen, die sonst für Heilungsprozesse genutzt werden könnten, für Ihr Überleben einsetzen. Das wirkt sich negativ

Mittel zur Bindung von Giftstoffen

Wenn Sie Umweltgifte wie Metalle, Pestizide und Schimmelpilze oder Krankheitserreger wie Bakterien, Viren oder Hefepilze in Ihrem Körper mobilisieren, müssen Sie dafür sorgen, dass diese Toxine anschließend auch ausgeschieden werden. Die Giftstoffe müssen durch Leber und Gallenblase in den Dünndarm gelangen, von wo aus sie dann mit dem Stuhl entsorgt werden. Wenn die Giftstoffe nicht an irgendetwas gebunden sind, das sie aus dem Körper hinaustransportieren kann, werden die meisten davon über den Darm wieder ins Blut aufgenommen.

Substanzen wie Aktivkohle, Heilerde oder Algen binden Giftstoffe, damit sie aus dem Körper befördert werden können. Sie ziehen die Giftstoffe an beziehungsweise fangen sie ab und transportieren sie durch den gesamten Verdauungstrakt, wo sie dann letztendlich ausgeschieden werden.

Da solche Substanzen aber auch Nährstoffe und Inhaltsstoffe von Arzneimitteln binden können, sollte man sie mindestens eine Stunde vor oder nach den Mahlzeiten (beziehungsweise vor oder nach der Einnahme von Nahrungsergänzungsmitteln oder Medikamenten) einnehmen. Die Einnahme vor dem Schlafengehen unterstützt den Entgiftungsprozess und sorgt dafür, dass Sie nachts nicht mehr so oft aufwachen. Da Mittel zur Bindung von Giftstoffen auch zu Verstopfung führen können, ist es empfehlenswert, sie mit viel Wasser oder sauerstoffangereichertem Magnesium einnehmen.

auf Ihre Stimmung aus (was zu Depressionen und Angstzuständen führen kann) und kann auch Ihr Körpergewicht beeinflussen. Mithilfe ätherischer Öle können Sie Ihr Gehirn wieder aus dieser Stressreaktion herausholen. Dadurch werden die Energiereserven frei, die Sie für Ihren Heilungsprozess brauchen. Vor allem Ihre energieerzeugenden Drüsen – Nebennieren, Hypothalamus, Bauchspeicheldrüse und Schilddrüse (die für die Aussendung hormoneller Signale zur Steigerung Ihres Energieniveaus zuständig ist) – müssen stark und widerstandsfähig sein, um Ihrem Körper die Energie liefern zu können, die er braucht, um den zusätzlichen Stress des Heilungsprozesses zu bewältigen.

Anti-Heißhunger-Ölmischung

Diese beliebte appetitzügelnde Ölmischung hilft auch gegen Heißhungerattacken zwischen den Mahlzeiten. Grapefruit- und Zitronenöl wirken auf die Geschmacksknospen in Ihrem Mund, um Essensgelüsten entgegenzuwirken. Ingweröl ist ein Stimulans, das Ihr Energieniveau den ganzen Tag über erhöht. Zimtrindenöl unterstützt den Körper bei der Verstoffwechselung von Zucker.

- Kokosöl zum Verdünnen
- 25 Tropfen Grapefruitöl
- 20 Tropfen Zitronenöl
- 6 Tropfen Pfefferminzöl
- 5 Tropfen Zimtrindenöl
- je 2 Tropfen Selleriesamen- und Ingweröl

Anwendung: Um Heißhungerattacken zwischen den Mahlzeiten einzudämmen, riechen Sie an der Ölmischung oder tragen Sie einen Tropfen davon an den Innenseiten der Wangen auf.

Zeitpunkt und Häufigkeit: Zwischen den Mahlzeiten, um Heißhungerattacken zu unterdrücken.

Nebennieren

Wenn Sie Ihre Nebennieren ins Gleichgewicht bringen und heilen, können Sie dadurch auch Ihren Cortisolspiegel ausbalancieren und Ihrem Körper die Energie liefern, die er für seinen Heilungsprozess braucht. Das trägt gleichzeitig auch dazu bei, Ihren Blutzuckerspiegel ins Gleichgewicht zu bringen. (Nähere Informationen über die Nebennieren finden Sie auf den Seiten 132 bis 134.)

Ätherische Öle erleichtern die Kommunikation zwischen Gehirn und Drüsen, indem sie beispielsweise dafür sorgen, dass die Übermittlung von Signalen zwischen Ihrem Gehirn und Ihren Nebennieren reibungsloser abläuft. Wenn Sie müde und erschöpft sind, können Adaptogene (Heilpflanzen, mit deren Hilfe der Körper sich besser an Stress anpassen und wieder ins Gleichgewicht kommen kann) Ihnen mehr Energie liefern. Wenn Sie unter Angst- und Erregungszuständen leiden, wirken ätherische Öle beruhigend.

Anregende ätherische Öle – beispielsweise eine Mischung aus Galbanum, Manuka, Rosmarin und Thymian (zu gleichen Teilen) mit einem Tropfen Zimt – schenken Ihnen wieder mehr Kraft und Energie. Rosmarinöl enthält beispielsweise Cineol, das die Durchblutung des Großhirns verbessert und dadurch die Wachheit steigert, wie eine im Jahr 2012 in der Fachzeitschrift *Therapeutic Advances in Pharmacology* erschienene wissenschaftliche Untersuchung gezeigt hat. Auch das Carvacrol im Thymianöl trägt dazu bei, Ihr Energieniveau zu heben.

Anwendung: Entweder inhalieren oder 1 bis 2 Tropfen beidseitig auf die Nebennieren (in der unteren Hälfte des mittleren Rückenbereichs, eine Faustbreit oberhalb der zwölften Rippe) auftragen.

Zeitpunkt und Häufigkeit: Zwei- bis dreimal täglich.

Hypothalamus

Der Hypothalamus bringt die Aktivität des autonomen Nervensystems, das aus Sympathikus (Kampf-oder-Flucht-System) und Parasympathikus (Ruhe-und-Verdauungs-System) besteht, in ein harmonisches Gleichgewicht. Der Hypothalamus liegt in der Mitte des Gehirns in der Nähe der Hypophyse auf Stirnhöhe, oberhalb der Nase zwischen Augenbrauen und Haaransatz. Er steht über Ihren Geruchssinn unmittelbar mit dem Riechnerv in Verbindung. Auf diesem Weg gelangen Ihre Geruchswahrnehmungen direkt ins Gehirn. (Nähere Informationen über den Hypothalamus finden Sie auf Seite 130.) Gerüche, die man sich unter die Nase hält, werden daher sofort im Hypothalamus wahrgenommen.

Das Auftragen von einem Tropfen eines ätherischen Öls an der Stirn direkt auf dem dritten Auge (oberhalb der Nase, zwischen Augenbrauen und Haaransatz) kann dazu beitragen, Entzündungsprozesse im Hypothalamus einzudämmen oder sogar rückgängig zu machen. Dadurch verbessert sich seine natürliche Fähigkeit, klare Botschaften an den Körper zu senden und von ihm zu empfangen. Das kann Stressreaktionen eindämmen und Ihr Energieniveau erhöhen.

Bayrumöl (Westindisches Lorbeeröl): Dank seiner anregenden Wirkung trägt dieses Öl dazu bei, den Geist zu schärfen und zu beleben, und man bekommt dadurch wieder einen klareren Kopf. Außerdem hilft es gegen Apathie, Lustlosigkeit, körperliche Schmerzen und Depressionen.

Weihrauchöl lindert Entzündungen, nervöse Anspannung und stressbedingte Beschwerden und Erkrankungen. Es enthält lipophile Sesquiterpene, die aufgrund ihrer Möglichkeit, Sauerstoff anzulagern, die Blut-Hirn-Schranke überwinden können, um Hypothalamus und Hypophyse mit Sauerstoff zu versorgen.. Weihrauch wird aus dem getrockneten Saft von Boswellia-Bäumen gewonnen, die in Oman, Somalia und Äthiopien wachsen. Die aus Somalia stammenden Öle zeigen in dieser Mischung durchweg eine stärkere heilende Wirkung.

Rotes Mandarinenöl kann nervöse Spannungen und Unruhe – einschließlich Schlafstörungen – lindern. Es hilft Menschen mit überaktivem Geist beim Abschalten und trägt zur Entspannung bei.

Patschuliöl ist ebenfalls für seine entspannende Wirkung bekannt und hilft gegen nervöse Erschöpfungszustände.

Kiefernöl wirkt aufgrund seiner anregenden Eigenschaften gegen Müdigkeit, nervöse Erschöpfung und andere stressbedingte Probleme.

Hypothalamus-Ölmischung

Durch die Mischung ätherischer Öle in einem bestimmten Verhältnis entsteht ein Synergieeffekt, der Entzündungen hemmt und zu einer gesunden Hypothalamusfunktion beiträgt.

- **2 Tropfen Lorbeeröl**
- **3 Tropfen Weihrauchöl**
- **6 Tropfen rotes Mandarinenöl**
- **5 Tropfen Patschuliöl**
- **2 Tropfen Kiefernöl**

Anwendung: Tragen Sie einen kleinen Tropfen auf die Stirn direkt auf dem dritten Auge (oberhalb der Nase zwischen Augenbrauen und Haaransatz) auf. Diese Mischung sollte man am besten nur in sehr kleinen Mengen und unverdünnt anwenden.

Zeitpunkt und Häufigkeit: Drei- bis sechsmal täglich bei Nebennierenschwäche; wenn Sie Probleme mit der Cortisolausschüttung, der Schilddrüse oder Ihrem Hormonhaushalt haben; wenn es Ihnen schwerfällt, Appetit und Heißhunger unter Kontrolle zu halten; bei Problemen mit der Verdauung oder Intuition und allgemeinem Unsicherheitsgefühl.

Bauchspeicheldrüse

Die Bauchspeicheldrüse reguliert den Blutzuckerspiegel und schüttet Hormone aus, die für Energiehaushalt, Verdauung und ein gesundes Körpergewicht eine wichtige Rolle spielen. Mit einer Mischung aus den unten stehenden ätherischen Ölen zu gleichen Teilen (jeweils 5 bis 8 Tropfen) können Sie Ihre Bauchspeicheldrüse anregen, vital und gesund erhalten und für einen optimalen Insulinspiegel sorgen. Zur Inhalation sollten Sie die Ölmischung nicht verdünnen. Bei äußerlicher Anwendung einen Teelöffel eines Trägeröls mit 3 Tropfen der Mischung kombinieren. (Nähere Informationen über die Bauchspeicheldrüse finden Sie auf Seite 154.)

Anisöl kann sowohl anregend als auch beruhigend wirken. Es hilft bei vielen Verdauungsproblemen und regt die Bauchspeicheldrüse an.

Gurkenöl besitzt entzündungshemmende Eigenschaften und eine kühlende Wirkung, die das Verdauungssystem ins Gleichgewicht bringt und Verdauungsprobleme normalisiert.

Geranienöl wird eine »signifikante Senkung des Blutzuckerspiegels« zugeschrieben, wie es in einer 2012 in der Zeitschrift *Lipids in Health and Disease* erschienenen wissenschaftlichen Untersuchung heißt. Außerdem trägt es dazu bei, den Blutzuckerspiegel ins Gleichgewicht zu bringen, indem es die Leber in ihrer Aktivität unterstützt.

Rosenöl liefert Ihnen mehr körperliche und emotionale Energie.

Rosengeranienöl ist ein Beruhigungsmittel und Antidepressivum und lindert Stress und Ängste.

Anwendung: Tragen Sie zwei bis drei Tropfen dieser Mischung auf die Bauchspeicheldrüse an der linken Körperseite auf, ungefähr zwei Drittel der Strecke vom Bauchnabel zu den Rippen. (Wenn Sie Ihre Hand auf den Bauchnabel legen und zuerst nach links und dann nach oben schieben, bis Sie die Rippen spüren, liegt die Hand genau auf Ihrer Bauchspeicheldrüse.)

Zeitpunkt und Häufigkeit: Vor den Mahlzeiten oder vor dem Schlafengehen, um nächtlichem Erwachen vorzubeugen. Sie können die Ölmischung auch sofort auftragen, wenn Sie nachts aufwachen.

Schilddrüse

Die Schilddrüse reguliert Ihren Stoffwechsel und somit auch Ihr Energieniveau. Sie können ätherische Öle wie beispielsweise Weihrauch- und Myrrhenöl auf Ihre Schilddrüse (am Hals, vor allem am Adamsapfel) auftragen, um Entzündungsprozesse einzudämmen und Ihren Schilddrüsenhormonhaushalt ins Gleichgewicht zu bringen.

Wenn Sie etwas für die Gesundheit und Belastbarkeit der Drüsen tun, die sich positiv auf Ihre Schilddrüse auswirken (Hypothalamus, Leber und Nebennieren), können Sie einer negativen Kaskade vorbeugen, die die Schilddrüsenfunktion beeinträchtigt.

Hypothalamus

Wenn der Hypothalamus einen niedrigen Schilddrüsenhormonspiegel in Ihrem Blut registriert, regt er die Schilddrüse zur Ausschüttung der Schilddrüsenhormone *Trijodthyronin (T3) und Thyroxin (T4)* an.

Leber

Die Leber ist an der Bildung, Verstoffwechselung und Regulation der Schilddrüsenhormone T3 und T4 beteiligt. Außerdem entgiftet sie alte, verbrauchte Schilddrüsenhormone, um Ihren Hormonhaushalt im Gleichgewicht zu halten.

Nebennieren

Ihre Nebennieren wirken an der Regulierung der Energieproduktion und -speicherung (Blutzucker) mit, durch die eine Ausschüttung von Stresshormonen ausgelöst wird. Diese Stresshormone signalisieren der Leber wiederum, Eiweiße und Fette zur Energiegewinnung abzubauen. Bei diesem Prozess werden Aminosäuren freigesetzt, die eine antimetabolische Wirkung auf die Schilddrüse haben und die Thyreotropinproduktion eindämmen. Auch beim Muskelabbau wird eine große Menge an Hormonen frei, die die Schilddrüsenfunktion unterdrücken und die Umwandlung von T4 in aktives T3 hemmen.

Konzentrations-Ölmischung

Basilikum hat einen hohen Gehalt an Linalool. Dieser Wirkstoff schärft das Gedächtnis, verbessert die Konzentration und gibt Ihnen das Gefühl, klarer denken zu können. Kardamom hebt die Stimmung und hilft gegen geistige Ermüdung, während Rosmarin- und Pfefferminzöl sehr anregend wirken und sich positiv auf die Konzentration und Ihr geistiges und körperliches Energieniveau auswirken. An der Universität von Cincinnati durchgeführte wissenschaftliche Untersuchungen haben ergeben, dass das Inhalieren von Pfefferminzöl die geistige Präzision um 28 Prozent erhöht. Auch Rosmarinöl bringt Ihr Gehirn und Gedächtnis in Topform.

- 6 Tropfen Basilikumöl
- 2 Tropfen Kardamomöl
- je 8 Tropfen Pfefferminz- und Rosmarinöl

Anwendung: Einen Tropfen direkt auf Schläfen oder Nacken auftragen.

Zeitpunkt und Häufigkeit: Je nach Bedarf, wenn Sie sich konzentrieren müssen.

Hinweis: Ihr Riechkanal führt direkt zu Ihrem Frontallappen, sodass Sie durch das Riechen an Ölen entweder durch das linke oder rechte Nasenloch jeweils verschiedene Gehirnhälften aktivieren und ins Gleichgewicht bringen können (Seite 120).

5. Modulieren Sie Ihr Immunsystem und dämmen Sie Entzündungsprozesse ein

Ihr Heilungsprozess wird schneller voranschreiten, wenn Ihr Immunsystem *mit* Ihnen und nicht gegen Sie arbeitet. Durch die Korrektur eines zu inaktiven oder überreagierenden Immunsystems werden Ressourcen freigesetzt, die zur Eindämmung von Entzündungsprozessen im Gehirn beitragen. Mit ihren antibakteriellen, antiviralen und antimykotischen Eigenschaften können ätherische Öle Ihr Immunsystem entlasten (das nur über einen begrenzten Vorrat an Energie und Ressourcen verfügt), indem sie Krankheitskeime wie Bakterien, Viren und Pilze abtöten und Infektionen bekämpfen. Dadurch bringen diese Öle Entzündungen zum Abklingen und sorgen dafür, dass Ihr Immunsystem Sie besser vor Krankheiten schützen kann.

Entzündungsprozesse eindämmen

Sekundäre Pflanzenstoffe wie Flavonoide, die in den meisten Obst- und Gemüsesorten enthalten sind, entfalten nachweislich eine entzündungshemmende Wirkung im Gehirn. Folglich können hochkonzentrierte Pflanzenessenzen wie ätherische Öle Entzündungen im Gehirn natürlich erst recht eindämmen. Die unten beschriebene entzündungshemmende Ölmischung kann zum Abklingen von Entzündungen beitragen und die Regeneration von entzündetem Gewebe der Blut-Hirn-Schranke fördern.

Entzündungshemmende Ölmischung

Diese Mischung enthält Öle, die für ihre entzündungshemmenden und schmerzlindernden Eigenschaften bekannt sind. Sie können diese Mischung pur anwenden oder nach Belieben mit einem Trägeröl verdünnen. Ingweröl beugt chronischen Gelenkentzündungen vor, hat eine erwärmende Wirkung und regt die Durchblutung an. Auf diese Weise lindert es Entzündungen und Schmerzen.

- je 8 Tropfen Dill- und Ingweröl
- 10 Tropfen Weihrauchöl
- je 5 Tropfen Grapefruit-, Estragon- und Ylang-Ylang-Öl

Anwendung: Massieren Sie 2 bis 3 Tropfen dieser Ölmischung sanft in den Nacken und in die Kopfhaut am Hinterkopf ein, um die Blut-Hirn-Schranke in ihrer Funktion zu unterstützen. Sie können das Öl auch im Uhrzeigersinn um den Bauchnabel herum auftragen, um die Abheilung Ihres Darms zu fördern, oder verletzte Körperbereiche damit behandeln, um Entzündungen zu lindern und den Heilungsprozess zu fördern.

Zeitpunkt und Häufigkeit: Bei Schmerzen, Entzündungen, Leaky Gut oder Migräne zwei- bis dreimal täglich; oder bei Schmerzen je nach Bedarf.

Den Darm heilen

Ein entzündeter Darm kann undicht werden, wodurch schädliche Stoffe durch die Darmschleimhaut ins Blut gelangen und Entzündungen im ganzen Körper verursachen können. Um diesen systemischen Entzündungsprozess zum Abklingen zu bringen, müssen Sie zunächst einmal Ihre Darmschleimhaut reparieren. Eine gesunde Darmschleimhaut

Dill lindert Entzündungen

Dill ist für seine entzündungshemmende Wirkung bekannt. Im Mittelalter legten die Ritter Dillsamen auf offene Wunden, damit diese schneller abheilten. Wissenschaftliche Untersuchungen haben die entzündungshemmende und schmerzlindernde Wirkung der Hauptinhaltsstoffe von Dill – D-Carvon und D-Limonen – bestätigt und festgestellt, dass ätherisches Dillöl Entzündungen und Schmerzen deutlich lindert. Dill ist auch eine bekannte Heilpflanze und wird als krampflösendes Mittel eingesetzt. Er gilt als Tonikum für Organe wie Magen, Leber, Nieren und Blase. Außerdem wirkt Dill stärkend und beruhigend auf das Gehirn.

wirkt sich positiv auf eine ausgewogene Darmflora aus und beugt einem übermäßigen Wachstum schädlicher Bakterien vor, sodass Ihr Darm abheilen und Ihr Immunsystem wieder ins Gleichgewicht kommen kann.

In Kombination mit einer entzündungshemmenden Ernährung wirken ätherische Öle sich positiv auf die Gesundheit Ihrer Darmschleimhaut aus, sodass die Tight Junctions in Darm und Gehirn wieder funktionsfähig werden und keine schädlichen Substanzen mehr durchlassen, die Entzündungen auslösen. Die unten beschriebene Ölmischung zieht sanft in die Haut ein und trägt zur Abheilung und Regeneration der Tight Junctions in Ihrem Darm bei.

Ölmischung für einen gesunden Darm

Diese Mischung wirkt sich positiv auf die Darmgesundheit aus. Birkenöl beseitigt Ansammlungen von Giftstoffen und dämmt Entzündungen ein. Auch Kardamomöl trägt mit seinen wärmenden Eigenschaften zur Linderung von Entzündungsprozessen bei. Zypressenöl hilft gegen Darminfektionen, regt einen trägen Darm an und stärkt die Kapillaren. Weihrauchöl wirkt nachweislich gegen Verdauungsstörungen, und Cypriolöl hilft bei Magen- und Darmproblemen und lindert Schmerzen und Entzündungen. Sie können diese Mischung pur anwenden oder nach Belieben mit einem Trägeröl verdünnen.

- je 2 Tropfen Birken- und Kardamomöl
- 6 Tropfen Zypressenöl
- 7 Tropfen Weihrauchöl
- 3 Tropfen Cypriolöl

Anwendung: 2 bis 3 Tropfen mit kreisenden Bewegungen im Uhrzeigersinn rund um den Bauchnabel (für den Darm) oder im Nacken (für das Gehirn) auftragen.

Zeitpunkt und Häufigkeit: Wenn möglich dreimal täglich (zehn Minuten vor den Mahlzeiten) oder zweimal täglich (nach dem Aufstehen und vor dem Schlafengehen) auftragen. In Kombination mit der entzündungshemmenden Ölmischung (Seite 217) entfaltet diese Mischung ihre optimale Wirkung.

Hinweis: Currykrautöl *(Helichrysum italicum)* aus Korsika ist ein weiteres wirksames Öl, das Entzündungen lindert und die Dünndarmschleimhaut regeneriert.

Die Histaminreaktion

Ätherische Öle wie Blaues Rainfarnöl können zur Modulation der Immunreaktion beitragen. Da Histamin wichtige Funktionen im Körper erfüllt, sollten Sie die Histaminreaktion nicht blockieren, sondern lediglich eindämmen (wie bereits auf Seite 182 beschrieben wurde).

Ich verwende am liebsten Blaues Rainfarnöl aus Marokko, um die Histaminreaktion ins Gleichgewicht zu bringen, doch das ist oft sehr teuer. Man kann seine Wirkung verstärken, indem man es mit anderen Ölen wie Römischer Kamille, Lavendel, Manuka, Rosmarin, Pfefferminze, Fichte, Ravensara und Vetiver vermischt. Diese Ölmischung kann dazu beitragen, eine überschießende Histaminausschüttung einzudämmen und den Histaminspiegel ins Gleichgewicht zu bringen; außerdem sorgt sie wieder für eine ausgewogene Immunreaktion und hilft auch gegen allergische Reaktionen und Infektionen der Nasennebenhöhlen und Mandeln.

Anwendung: Sie können 2 bis 3 Tropfen der oben genannten ätherischen Öle (mindestens zur Hälfte mit einem Trägeröl wie beispielsweise Kokosöl verdünnt) auf ein Wattestäbchen geben und Ihre Nasengänge damit auswischen. Um eine optimale Wirkung zu erzielen, belassen Sie das Wattestäbchen bis zu 20 Minuten lang in den Nasengängen. Versuchen Sie sich dabei zu entspannen und konzentrieren Sie sich darauf, durch die Nase zu atmen.

Zeitpunkt und Häufigkeit: Zwei- bis sechsmal täglich.

Nasennebenhöhlen

Ätherische Öle eignen sich ganz hervorragend zur Behandlung von Nasennebenhöhlenproblemen, da sie leicht in die kleinen Hohlräume der Nebenhöhlen eindringen, um Schleim zu lösen, sodass er besser abfließen kann. Wenn Ihre Nasennebenhöhlen entzündet sind, füllen sie sich mit zähem Schleim, ihr Gewebe schwillt an, und ihre Abflussöffnungen (auch diejenigen, die in Rachen und Nase führen) sind blockiert, sodass das Sekret nicht mehr abfließen kann. Das führt zu den typischen Symptomen einer Sinusitis (Nasennebenhöhlenentzündung): Kopfschmerzen, Druckgefühl im Gesicht, manchmal sogar Zahnschmerzen. Die Nasennebenhöhlen-Ölmischung kann als lokales abschwellendes Mittel angewendet werden, um den Schleim zu lösen, den Abfluss von Sekret aus Nase und Nebenhöhlen anzuregen und das Druckgefühl im Kopf zu lindern.

Nasennebenhöhlen-Ölmischung

Mit diesen ätherischen Ölen, die auch antimikrobielle Eigenschaften besitzen, können Sie Infektionserreger wie Bakterien, Viren und Pilze in Nasenhöhle und Nebenhöhlen bekämpfen. Die Mischung sorgt dafür, dass die Flimmerhärchen sich schneller und koordinierter bewegen, sodass Allergene und andere Reizstoffe besser beseitigt werden können. Dadurch sinkt das Risiko für Infektionen der Nasennebenhöhlen ganz erheblich, die Beschwerden bessern sich drastisch, und die Genesungszeit verkürzt sich.

- **je 5 Tropfen Eukalyptus-, Pfefferminz- und Thymianöl**
- **3 Tropfen Lavendelöl**
- **60 Milliliter fraktioniertes Kokosöl oder ein anderes Trägeröl Ihrer Wahl**

Vermischen Sie Eukalyptus-, Pfefferminz-, Thymian- und Lavendelöl miteinander und fügen Sie das Kokosöl hinzu.

Anwendung: Tauchen Sie ein Wattestäbchen in ein paar Tropfen der Ölmischung und streichen Sie damit sanft über die Innenseiten Ihrer Nasenflügel. Um eine optimale Wirkung zu erzielen, können Sie das Wattestäbchen bis zu 20 Minuten lang in den Nasengängen belassen. Versuchen Sie sich dabei zu entspannen und konzentrieren Sie sich darauf, durch die Nase zu atmen.

Zeitpunkt und Häufigkeit: Zwei- bis viermal täglich, am besten gleich morgens und abends vor dem Schlafengehen.

Thymus

Der Thymus (manchmal auch als Thymusdrüse bezeichnet) unterstützt das Immunsystem und bedarf mit zunehmendem Alter der Stimulation. Man geht davon aus, dass der Thymus seine Aktivität im Alter verlangsamt und keine Immunzellen mehr produziert, die den Körper vor Bedrohungen wie Viren oder anderen Infektionen schützen. Die Stimulation der Thymusdrüse durch sanftes Klopfen auf den Brustkorb im Bereich des Brustbeins (sogenanntes Thymusklopfen) oder durch ätherische Öle kann dazu beitragen, ihre immunstärkenden Eigenschaften zu aktivieren.

Mit folgenden Ölen können Sie Ihren Thymus stärken und für den Kampf gegen Infektionen, Viren, Bakterien, Pilze, Parasiten, Tumore und Entzündungen fit machen:

Schwarzkümmel stärkt das Immunsystem, hilft gegen Erkrankungen der oberen Atemwege und trägt zur Abwehr und Abtötung von Krankheitserregern bei.

Blauer Rainfarn stimuliert die Thymusdrüse und bringt auf diese Weise das Immunsystem in Schwung.

Gewürznelke regt den Kreislauf an, liefert Ihnen auf diese Weise mehr Energie und hilft gegen Müdigkeit.

Weihrauch stärkt das Immunsystem, indem es zur Vermehrung der weißen Blutkörperchen beiträgt und Entzündungen eindämmt.

Ingwer regt das Immunsystem an, lindert Atemwegsinfektionen, bringt geschwollene Drüsen zum Abschwellen und sorgt dafür, dass überschüssiger Schleim oder wässriges Nasensekret besser abfließen können.

Tulsi ist ein ausgezeichnetes Nerventonikum, das den Organismus in seiner natürlichen Fähigkeit zur Bewältigung von körperlichem und emotionalem Stress stärkt.

Ysop unterstützt das Immunsystem dank seiner antibakteriellen und antimykotischen Eigenschaften im Kampf gegen bestimmte Krankheitserreger.

Wacholderbeere unterstützt als natürliches Diuretikum die Lymphdrainage, stärkt die Funktion von Leber und Nieren und hilft bei der Behandlung von Geschwüren, Harnwegsinfektionen und anderen Blasenproblemen.

Muskat besitzt starke antibakterielle Eigenschaften und trägt zur Heilung von Atemwegserkrankungen und -infektionen bei.

Oregano hat von allen ätherischen Ölen die stärkste antiseptische Wirkung und stärkt sämtliche Körpersysteme, vor allem die Atemwege.

Ravensara hat eine antiinfektiöse Wirkung und unterstützt auf diese Weise das Immunsystem. Es wirkt gegen durch Infektionen bedingte geschwollene Drüsen und hilft bei der Regeneration. Auch bei Herpes und Gürtelrose kann man mit diesem Öl hervorragende Behandlungsergebnisse erzielen.

Rosmarin besitzt antiseptische Eigenschaften und wirkt sich positiv auf Immunsystem und Atemwege aus. Es hat eine sehr starke entgiftende Wirkung, da es die Reinigung der Ausscheidungsorgane und -gänge fördert, die das hepatobiliäre System (Leber, Gallenblase und Gallengänge) entwässern. Dieser Prozess stärkt die natürliche Immunität und regt Durchblutung und Kreislauf an. Daher wird Rosmarinöl auch als allgemeines Hauttonikum verwendet.

Vermischen Sie diese zwölf Öle zu gleichen Teilen miteinander und verdünnen Sie sie zu mindestens 50 Prozent mit einem Trägeröl.

Anwendung: Massieren Sie 30 Sekunden lang 2 bis 3 Tropfen der Ölmischung in kreisenden Bewegungen im Uhrzeigersinn in den Bereich oberhalb der Thymusdrüse (am Brustbein, auf der Höhe der dritten Rippe) ein. Dann klopfen Sie sanft auf den Thymus, um ihn zu stimulieren.

Zeitpunkt und Häufigkeit: Morgens und abends und je nach Bedarf den ganzen Tag über anwenden.

Lunge

Ätherische Öle können sich sehr positiv auf die Lunge auswirken. Öle mit schleimlösenden Eigenschaften fördern den Abtransport von Schleim aus den Lungenflügeln. Außerdem können sie abschwellend wirken und gereizte Atemwege beruhigen. Vor allem Eukalyptusöl besitzt starke antibakterielle und immunstimulierende Eigenschaften und hilft bei der Bekämpfung von Infektionen. *Eucalyptus radiata* kann allein oder in Kombination mit anderen Ölen angewendet werden.

- 20 Tropfen Eukalyptusöl
- je 5 Tropfen Basilikum-, Myrten-, Pfefferminz- und Fichtenöl
- 60 ml Trägeröl (zum Beispiel Rizinus-, Kokos- oder Olivenöl)

Vermischen Sie Eukalyptus-, Basilikum-, Myrten-, Pfefferminz- und Fichtenöl miteinander. Fügen Sie das Trägeröl hinzu.

Anwendung: Tragen Sie 1 bis 2 Tropfen dieser Mischung auf den Hals und den oberen Bereich des Brustkorbs auf.

Zeitpunkt und Häufigkeit: Bei Halsschmerzen oder Atembeschwerden zwei- bis dreimal täglich (oder tagsüber oder nachts je nach Bedarf).

Eine Wohltat für Ihre Lunge

Mit einer Dampfinhalation ätherischer Öle können Sie Ihrer Lunge etwas Gutes tun. Geben Sie einen halben bis Dreiviertelliter kochendes Wasser und 5 Tropfen eines ätherischen Öls (beispielsweise Eukalyptusöl) in eine Schüssel. Dann legen Sie ein Handtuch über Ihren Kopf, schließen die Augen, halten das Gesicht dicht über die Schüssel und atmen den Dampf langsam ein. Als Alternative eignet sich auch ein heißes, feuchtes Handtuch als Kompresse auf Lungen- und Rachenbereich platziert.

Ätherische Öle können auch mithilfe von Verneblern angewendet werden: Durch den unter Druck stehenden Luftstrom wird eine rasche Aufnahme in die Lunge ermöglicht. Bei der Vernebelung werden die Öle nicht erhitzt und auch nicht in ihrer chemischen Zusammensetzung verändert. Der an der Harvard Medical School ausgebildete Forscher und Kliniker Dr. Datis Kharrazian empfiehlt die Vernebelung von Nelken-, Thymian- und Oreganoöl.

Diebesmischung

Diese Mischung aus ätherischen Ölen kann die Körpertemperatur erhöhen und das Immunsystem stärken. Vor allem Nelkenöl schützt den Körper nachweislich vor Infektionen und kann die Genesung von grippalen Infekten beschleunigen.

- 40 Tropfen Zimtblattöl
- 35 Tropfen Lavendelöl
- 25 Tropfen Eukalyptusöl
- je 20 Tropfen Zitronen- und Weihrauchöl
- 15 Tropfen Nelkenöl
- 10 Tropfen Rosmarinöl

Vermischen Sie die Öle in einem kleinen Gefäß miteinander.

Anwendung: Großzügig auf die Fußsohlen und verdünnt auf den Hals auftragen (1 Esslöffel eines Trägeröls auf 2 bis 3 Tropfen der Ölmischung).

Zeitpunkt und Häufigkeit: Vorbeugend vor dem Schlafengehen auf die Fußsohlen auftragen. Bei einer akuten Erkältung oder sonstigen Virusinfektion mehrmals täglich anwenden.

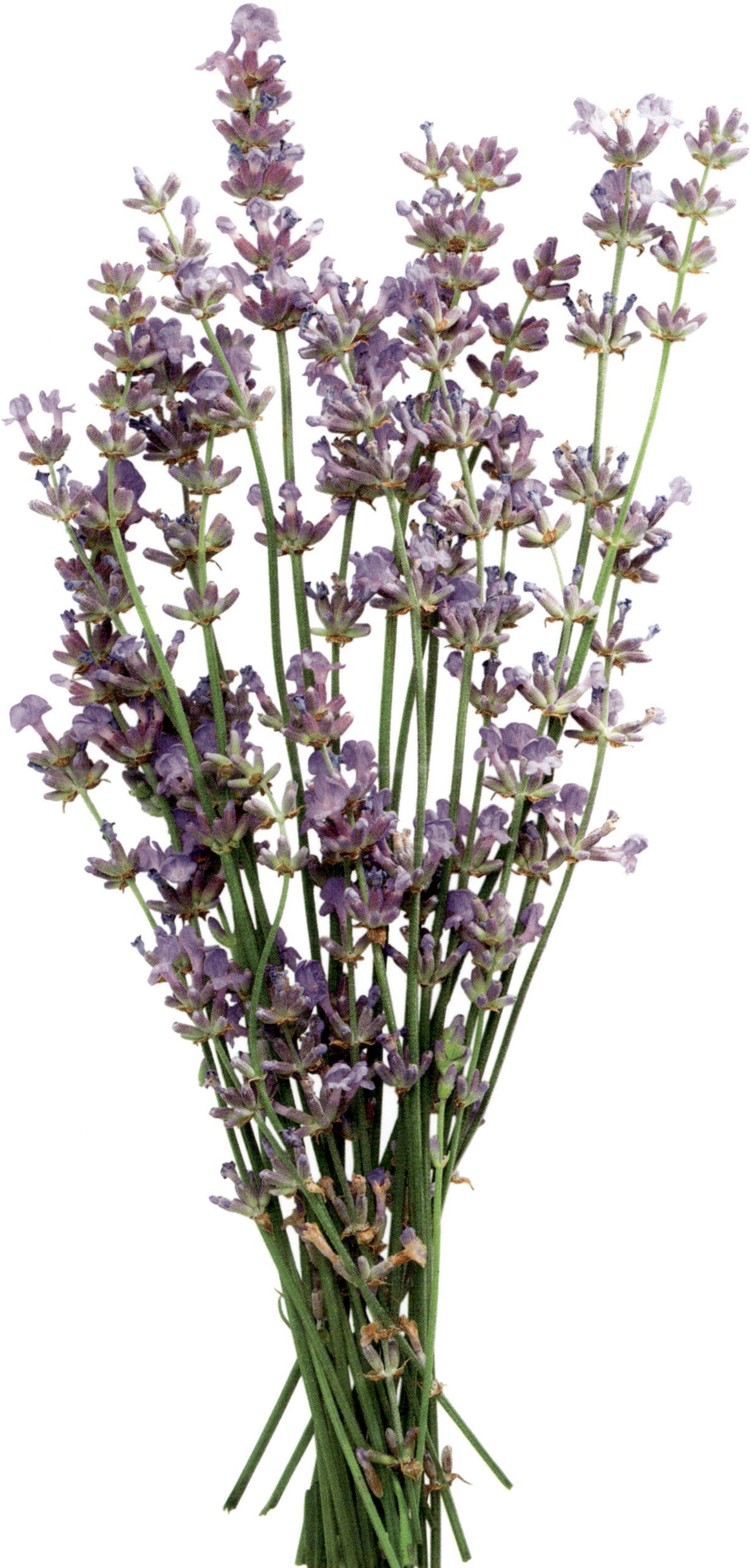

KAPITEL
7

Umsetzung der fünf Schritte in Ihrem täglichen Leben

Nach dem Aufstehen

- Ölmischung für die Nebennieren (Seite 211): Auf die Nebennieren (am Rücken) auftragen, um Ihr Energieniveau zu erhöhen
- Hypothalamus-Ölmischung (Seite 213): Auf die Stirn auftragen
- Ölmischung für das Lymphsystem (Seite 203) und den Blutkreislauf (siehe Seite 205 bis 206): An beiden Seiten des Halses auftragen

Vor dem Frühstück

- Parasympathikus-Ölmischung (Seite 195): Auf den Vagusnerv am Mastoidknochen hinter den Ohrläppchen auftragen
- Ölmischung für Leber (Seite 207) und Gallenblase (Seite 208): Auf die Leber (an der rechten Körperseite unterhalb des Brustkorbs) auftragen

Vor dem Mittagessen

- Parasympathikus-Ölmischung (Seite 195): Auf den Vagusnerv am Mastoidknochen hinter den Ohrläppchen auftragen
- Entzündungshemmende Ölmischung (Seite 217) und Ölmischung für einen gesunden Darm (Seite 218): Auf die Darmregion auftragen

Am Nachmittag

- Ölmischung für die Nebennieren (Seite 211): Auf die Nebennieren (am Rücken) auftragen, um Ihr Energieniveau zu erhöhen
- Hypothalamus-Ölmischung (Seite 213): Auf die Stirn auftragen
- Ölmischung für das Lymphsystem (Seite 203) und den Blutkreislauf (Seite 205 bis 206): An beiden Seiten des Halses auftragen

Vor dem Abendessen

- Parasympathikus-Ölmischung (Seite 195): Auf den Vagusnerv am Mastoidknochen hinter dem Ohrläppchen auftragen
- Entzündungshemmende Ölmischung (Seite 217) und Ölmischung für einen gesunden Darm (Seite 218): Auf die Darmregion auftragen

Vor dem Schlafengehen

- Ölmischung für einen gesunden zirkadianen Rhythmus (Seite 198): An der Oberseite des Kopfes, über den Ohren und am Hinterkopf auftragen, um besser zu schlafen
- Ölmischung für Leber (Seite 207) und Gallenblase (Seite 208): Auf die Leber (an der rechten Körperseite unterhalb des Brustkorbs) auftragen
- Diebesmischung (Seite 224): Auf die Fußsohlen auftragen

KAPITEL
8

Strategien zur Wiederherstellung Ihrer Gesundheit

Mithilfe meines Fünf-Schritte-Programms gelingt es den meisten Menschen, wieder gesund zu werden. Wenn Sie an einer schwereren Krankheit leiden (beispielsweise Borreliose, einer Autoimmunstörung oder einer fortgeschrittenen neurodegenerativen Erkrankung), können Ihnen folgende Lebensstiländerungen und Veränderungen Ihres Lebensumfelds – in Kombination mit der Anwendung ätherischer Öle – weiterhelfen.

Reduzieren Sie Ihre Belastung durch Umweltgifte

Durch Lebensstiländerungen können Sie nicht nur etwas für die Gesundheit Ihrer Entgiftungswege und -organe tun, sondern gleichzeitig auch die Belastung Ihres Körpers durch Giftstoffe wie Schimmelpilze, Metalle, Insektizide, Pestizide, Lösungsmittel und Konservierungsmittel reduzieren.

Essen Sie Bio-Lebensmittel

Dadurch wird Ihr Körper weniger mit Pestiziden und Herbiziden wie beispielsweise Glyphosat belastet. Der Verzehr möglichst vieler pflanzlicher Lebensmittel trägt ebenfalls zu einem gesunden Darmmilieu bei.

Vermeiden Sie den Kontakt mit toxischen Metallen

Metalle wie Quecksilber, Aluminium und Blei sind besonders ungesund für Ihren Körper, weil sie das Immunsystem in ständiger Alarmbereitschaft halten und außerdem Signalwege im Gehirn blockieren können. Zum Teil können Sie dieses Problem lösen, indem Sie versuchen, möglichst selten mit diesen Metallen in Berührung zu kommen. Aluminium ist zum Beispiel in verschiedenen Körperpflegeprodukten wie Deodorants, in Kochgeschirr wie Töpfen und Pfannen, ja sogar in Lebensmitteln wie beispielsweise Backpulver enthalten. Wenn Sie Metallamalgame im Mund haben, kommt Ihr Körper ständig mit diesen Metallen in Berührung, es sei denn, Sie lassen sie von einem naturheilkundlich orientierten Zahnarzt entfernen – also einem Zahnarzt, der traditionelle Vorgehensweisen durch ganzheitliche Behandlungsmethoden ergänzt, um den Ursachen der Beschwerden seiner Patienten auf den Grund zu gehen und etwas für ihre Mundgesundheit zu tun. Dazu gehören auch die gefahrlose Entfernung von Metallamalgamen und die Behandlung von Wurzelkanalentzündungen und Zahnschmelzschäden.

Zeigen Sie dem Schimmel die Rote Karte!

Schimmelpilze gedeihen in feuchter, warmer Umgebung; 47 Prozent aller Gebäude weisen irgendeine Form von Schimmel auf oder sind zu feucht. Nicht jeder Schimmelbefall ist sichtbar. Schimmelpilze können auch an Baumaterialien wie Holz, Stoffen, Teppichböden und Gipskartonplatten haften oder sich in Lüftungskanälen festsetzen. Schimmelpilzgifte lassen sich nur schwer beseitigen – sowohl aus der Wohnung als auch aus Ihrem Körper, wo sie sich in den Nasennebenhöhlen festsetzen können und dort manchmal noch lange nach der eigentlichen Schimmelpilzexposition ihr Unwesen treiben.

Außerdem hat jeder vierte Mensch Probleme damit, Schimmelpilze wieder loszuwerden, was zu den verschiedensten Symptomen – beispielsweise Nasennebenhöhlenverstopfung, Kopfschmerzen, Gehirnnebel, ja sogar Gewichtszunahme – führt. Durch Vermeidung von Schimmelpilzbefall und Reinhaltung der Umluft in Ihrer Wohnung, Ihrem Büro und Ihrem Auto durch regelmäßiges Auswechseln der Luftfilter oder den Einsatz eines wirkungsvollen Luftfilters können Sie einen wichtigen Beitrag zur Begrenzung Ihrer Schimmelbelastung leisten. Die regelmäßige Reinigung der Nasenwege mit ätherischen Ölen (siehe Nasennebenhöhlen-Ölmischung, Seite 220) ist eine konsequentere und wirksamere Strategie zur Eindämmung von Schimmelpilzproblemen.

Elektromagnetischer Strahlung aus dem Weg gehen

Die Belastung durch elektromagnetische Felder (EMF) von Mobiltelefonen, Computern, intelligenten Messgeräten, 5G-Netzwerken, ja sogar Babyfonen kann die gesunde Funktion Ihrer Zellen stören und die Selbstheilungsfähigkeit Ihres Körpers einschränken. Genauer gesagt stören die Frequenz und die Impulsdichte dieser Strahlung die Energieproduktion in und die Kommunikation zwischen Ihren Zellen. Kinder nehmen doppelt so viel Strahlung von solchen Geräten auf wie Erwachsene, weil ihr Gehirngewebe aufnahmefähiger und ihr Schädel dünner ist und sie außerdem noch relativ klein sind.

Es gibt ein paar einfache Maßnahmen, mit denen Sie Ihre Strahlenbelastung eindämmen können – vor allem nachts, wenn Sie schlafen: Je größer der Abstand zwischen Handy und Kopf ist, umso weniger Strahlung wird vom Körper absorbiert. Versuchen Sie also, Ihr Handy während des Schlafs mindestens 1,80 Meter von Ihrem Kopf entfernt zu halten. Sie können das Handy nachts auch in den Flugmodus versetzen und Ihren WLAN-Router ausschalten, um die Strahlenbelastung zu verringern. Außerdem ist es sinnvoll, das Bett 12 bis 13 Zentimeter von der Wand wegzuziehen, um die Belastung durch elektrische Ströme, die durch die Wände fließen, zu verringern. Ätherische Öle wie Rose und Lavendel können dazu beitragen, Ihren Körper ins Gleichgewicht zu bringen und Strahlungsschäden entgegenzuwirken.

Verringern Sie Ihre mikrobielle Belastung

Sobald Sie die Entgiftungs- und Abflusskanäle Ihres Körpers geöffnet haben, können Sie mit der Bekämpfung von Parasiten, Viren, Bakterien, Hefepilzen und Infektionen beginnen, die zu Funktionsstörungen Ihres Gehirns beitragen.

Obwohl ätherische Öle zahlreiche antivirale und antibakterielle Eigenschaften besitzen, rate ich eher zur Vorsicht, wenn es darum geht, sie zur Ausmerzung von Krankheitserregern von innen oral einzunehmen. Denken Sie daran, dass diese Öle hochkonzentrierte Stoffe sind und nicht nur »schlechte«, sondern auch »gute« Mikroorganismen abtöten können. Falls Sie ätherische Öle trotzdem zu diesem Zweck einnehmen möchten, lassen Sie sich bitte von einem geschulten Therapeuten beraten, damit Sie dabei keinen Schaden anrichten. Manche Heilpflanzen, Nahrungsergänzungsmittel und Medikamente können ebenfalls bei der Abtötung von Krankheitserregern helfen. Dafür gibt es jedoch kein Patentrezept und auch kein Öl, das für die Bekämpfung sämtlicher krankmachender Mikroorganismen geeignet ist. Ich empfehle Ihnen daher dringend, einen Arzt zurate zu ziehen, um dieses Behandlungsprogramm genau auf Ihre individuellen Probleme abzustimmen und eventuelle Schäden zu vermeiden.

Durch die Stimulation Ihres Vagusnervs und durch eine Immunmodulation können Sie zum Beispiel etwas für Ihr Darmmikrobiom tun. Das Auftragen von Ölen an strategisch wichtigen Akupunkturpunkten kann wirksamer sein als ihre Einnahme, zumal Krankheitserreger sowohl in Ihren Nerven und Organen als auch in Ihrem Darm leben. Der Akupunkturpunkt »Milz 6« an der Innenseite des Beins wirkt sich sehr positiv auf Ihr Immunsystem und Ihre Verdauungs- und Entgiftungskanäle aus. (Tragen Sie das Öl vier Fingerbreit oberhalb der höchsten Erhebung Ihres Fußknöchels auf; Sie können die Wirkung verstärken, indem Sie dabei Druck auf den Schienbeinknochen ausüben.)

Biofilme

Obwohl ich die Einnahme ätherischer Öle nicht unbedingt befürworte, gibt es viele Hinweise darauf, dass sie bei antibiotikaresistenten Biofilmen eine heilende Wirkung haben können.

Biofilme sind Schutzschilde, mit denen Krankheitserreger wie Bakterien, Pilze und Parasiten sich umgeben, um sich dadurch vor Ihrem Immunsystem zu verstecken. Biofilme haften an warmen, feuchten Oberflächen in Ihrem Körper – beispielsweise im Mund, Darm, in den Nasen- und Gehörgängen, der Lunge, Scheidenschleimhaut oder chronischen Wunden und Geschwüren – und bieten einen idealen Nährboden für Bakterien. Sie bilden eine schützende physische Barriere in Form eines klebrigen Films, der diese krankmachenden Mikroorganismen einhüllt wie ein Mantel.

Biofilmbildende Mikroorganismen stehen im Verdacht, bei den meisten antibiotikaresistenten Infektionen – beispielsweise Rachenentzündungen, Borreliose und Sinusitis – eine Rolle zu spielen oder auch den Ausbruch bestimmter Autoimmunerkrankungen, wie Lupus, zu begünstigen, und sind Schätzungen zufolge an 80 Prozent aller Funktionsstörungen des Verdauungssystems (einschließlich Morbus Crohn und *Colitis ulcerosa*) beteiligt.

In wissenschaftlichen Untersuchungen haben sich ätherische Öle mit ihren antimikrobiellen, antimykotischen, antiviralen, antiparasitären und antibakteriellen Eigenschaften bei der Abtötung von Bakterien in Biofilmen als hochwirksam erwiesen, selbst wenn eine Antibiotikaresistenz vorlag. Genauer gesagt: Um die Mikroben, die sich unter Biofilmen verbergen, wirksam behandeln zu können, müssen die Heilmittel in den Biofilm eindringen, die darin befindlichen Krankheitserreger vernichten und die Biotoxin-Abfallprodukte beseitigen. Und bestimmte ätherische Öle sind genau dazu in der Lage: Sie durchdringen den Biofilm und zerstören seine Zellwände, sodass er abgebaut und die darin enthaltenen Bakterien abgetötet werden können.

Plaque auf den Zähnen ist ein gutes Beispiel für einen solchen Biofilm, und die im Vergleich zu anderen Produkten besonders hohe Wirksamkeit von Mundspülungen, die vier Inhaltsstoffe ätherischer Öle (Thymol, Menthol, 1,8-Cineol und Methylsalicylat) enthält, ist teilweise auf deren Fähigkeit zurückzuführen, Plaques aufzubrechen und die Plaquebildung zu hemmen.

Nelkenöl zeigt eine eindrucksvolle antiadhäsive Wirkung, bricht Biofilme auf und hemmt deren Entstehung. Von den 83 ätherischen Ölen, die im Rahmen der wissenschaftlichen Untersuchung »Essential Oils and Eugenols Inhibit Biofilm Formation and the Virulence of *Escherichia coli*« [»Ätherische Öle und Eugenole hemmen die Biofilmbildung und die Virulenz von *Escherichia coli*«] getestet wurden, waren Nelkenöl und sein Inhaltsstoff Eugenol die wirksamsten Biofilm-Inhibitoren.

Oreganoöl, das Carvacrol enthält, hat ebenfalls eine stark hemmende Wirkung auf die Biofilmbildung, ohne jedoch gleichzeitig die körpereigene Abwehr zu hemmen. Carvacrol hemmt nachweislich Viren, Parasiten, Pilze und antibiotikaresistente Bakterien. Es kann die Stärke und Beweglichkeit in Biofilmen enthaltener Substanzen schwächen und dadurch der Ausbreitung von Biofilmen vorbeugen.

Thymianöl und sein Wirkstoff Thymol bieten einen starken Schutz vor in Biofilmen vorkommenden Bakterien. Man geht davon aus, dass Thymol die Biofilmbildung stört und Infektionen abschwächt, indem es die chemische Kommunikation zwischen bestimmten in solchen Filmen lebenden Mikroorganismen beeinträchtigt.

Andere Nährstoffe, die sich positiv auf Ihren Heilungsprozess auswirken

Zur Heilung benötigen Ihre Zellen Nährstoffe wie beispielsweise Vitamine und Mineralstoffe. Ein Nährstoffmangel oder Überschuss an Toxinen kann den Heilungsprozess beeinträchtigen. Mit den unten beschriebenen Strategien können Sie Ihren Gesundheitszustand verbessern.

Mittel zur Bindung von Giftstoffen

Wie bereits empfohlen, sollten Sie bei der Mobilisation von Giftstoffen gleichzeitig immer Substanzen wie beispielsweise Heilerde oder Aktivkohle einnehmen, die sich an diese Giftstoffe binden und dafür sorgen, dass sie auch tatsächlich aus dem Körper ausgeschieden werden.

Flüssigkeitsversorgung

Wasser ist der wichtigste Nährstoff für unseren Körper. Unser Gehirn besteht zu 75 Prozent aus Wasser. Sämtliche Körperfunktionen hängen von einer effizienten Zirkulation von Flüssigkeiten ab, die für den Transport von Nährstoffen in den Körper und den Abtransport von Abfallstoffen aus dem Körper notwendig ist. Wir müssen unseren Organismus ständig mit Wasser versorgen, denn er verliert tagtäglich zweieinhalb bis drei Liter Flüssigkeit durch Atmung, Verdauung, Ausscheidung und Schwitzen. Unser Organismus kann nur 8 Prozent seines täglichen Wasserbedarfs selbst produzieren. Die restlichen 92 Prozent müssen wir ihm über Nahrung und Getränke zuführen. Deshalb ist es so wichtig, jeden Tag genügend Wasser zu trinken. Schon ein leichter Wassermangel reicht aus, um den Körper in einen Zustand der Dehydrierung zu versetzen; und wenn unser Organismus dehydriert ist, muss er seinen Wasserverbrauch rationieren. Harntreibende Getränke wie Kaffee, koffeinhaltige Tees, Fruchtsäfte, Limonaden und Alkohol rauben unserem Körper seine Wasserreserven und können zur Dehydrierung beitragen.

Mentale Unterstützung

Wenn Sie Ihren präfrontalen Kortex stärken, tun Sie damit etwas für Ihre mentale Energie und die Verarbeitungsgeschwindigkeit Ihres Gehirns. Die unten beschriebenen ätherischen Öle verbessern Ihre Aufmerksamkeit und Ihr Konzentrationsvermögen und fördern klares Denken, sodass Sie sich auf anstehende Aufgaben konzentrieren können. Besonders wirksam sind diese Öle, wenn man sie auf die Stirn (im Bereich des präfrontalen Lappens) aufträgt.

Die Konzentrations-Ölmischung (Seite 216) enthält Öle, die Ihnen helfen, klarer zu denken und sich auf Aufgaben zu konzentrieren. Durch die Kombination dieser Öle in bestimmten Mengenverhältnissen entsteht ein Synergieeffekt, der ihre Wirkung verstärkt.

Ölmischung bei ADS und ADHS

Die folgende Ölmischung bessert nachweislich ADS- und ADHS-Symptome:

- 3 Tropfen Zedernöl
- 3 Tropfen Weihrauchöl
- 3 Tropfen Lavendelöl
- 3 Tropfen Vetiveröl

Zedernöl: Stärkt das Nervensystem und verhilft Menschen mit ADS oder ADHS zu anhaltender Konzentration.

Weihrauchöl: Stärkt den Geist, hilft gegen Unentschlossenheit und hebt die Stimmung. Außerdem dämmt dieses Öl Entzündungsprozesse ein, was dazu beitragen kann, den Cortisolspiegel zu senken, und außerdem eine ausgleichende Wirkung auf die Stimmung hat.

Lavendel: Gleicht ebenfalls die Stimmung aus, baut Stress und innere Anspannung ab, beruhigt den Geist und verstärkt die Wirksamkeit der anderen Öle in dieser Mischung.

Vetiver: In einer Studie von Dr. Terry Friedmann aus dem Jahr 2001 verdoppelte sich die Leistung bei Kindern mit ADS und ADHS durch Vetiveröl. Es ist eines der besten Öle zur Erdung, geistigen Beruhigung und Unterstützung der Konzentration auf Aufgaben.

Anwendung: Die besten Ergebnisse erzielt man, indem man 1 bis 2 Tropfen auf den Nacken (den Sitz des Hirnstamms) oder eine kleine verdünnte Menge auf Schläfen, Stirn und Fußsohlen aufträgt.

Zeitpunkt und Häufigkeit: Tragen Sie die Mischung zur Unterstützung der geistigen Aufmerksamkeit zwei- bis dreimal täglich (oder je nach Bedarf in Situationen, in denen man unaufmerksam oder abgelenkt ist) auf. Geben Sie zum Beispiel ein paar Tropfen auf ein Stofftaschentuch und halten Sie dieses stets parat, damit Sie daran riechen können, wenn Ihre Konzentration nachlässt oder Sie das Gefühl bekommen, dass die Gedanken immer wieder abschweifen.

Unterstützung für Ihre Emotionen

Ätherische Öle können auch Ihre emotionale Verfassung verbessern. Denken Sie daran, dass Ihr Geruchssinn direkt mit dem limbischen System Ihres Gehirns in Verbindung steht, das emotionale Traumata speichert und verarbeitet. Aufgrund dieses direkten Zugangs zum limbischen System können Gerüche längst vergessene Erinnerungen und Gefühle wach werden lassen.

Sie können ätherische Öle in Kombination mit Ihrer Atmung anwenden, um emotionale Blockaden aufzulösen, indem Sie negative Gedanken und Gefühle bekämpfen und durch positivere Denkmuster und Emotionen ersetzen. Andere Methoden – beispielsweise das Klopfen auf Reflexpunkte, um emotionale oder energetische Blockaden aufzulösen (das man auch als *Emotional Freedom Techniques* bezeichnet), und positive Affirmationen – können ebenfalls hilfreich sein.

Ich empfehle Ihnen folgende Strategie, um negative Emotionen loszulassen: Konzentrieren Sie sich zunächst auf die negativen Gefühle oder wiederkehrenden Gedankenmuster, von denen Sie sich befreien möchten – zum Beispiel, indem Sie das, was Sie beunruhigt oder bedrückt, vor einem Spiegel oder gegenüber einem Freund Ihres Vertrauens laut aussprechen. Wenn Sie können, versuchen Sie sich dabei tief in Ihre emotionsgeladenen Erinnerungen zu versenken und daran zurückzudenken, wo Sie diese Emotion oder dieses Denkmuster zum ersten Mal erlebt haben – vielleicht irgendwann in Ihrer frühen Kindheit. Nehmen Sie sich selbst, diese Erfahrung und sämtliche Emotionen, die Sie beim Gedanken daran vielleicht empfinden, an – auch Wut, Angst, Trauer, Scham- oder Schuldgefühle. Sie haben ein Recht auf diese Gefühle; aber sie helfen Ihnen in Ihrem jetzigen Leben nicht mehr weiter. Daher ist es nun an der Zeit, sie loszulassen.

Bei diesem Prozess löst man sich mit dem Ausatmen von seinen Verletzungen aus der Vergangenheit. Je tiefer Sie einatmen, während Sie an dem Öl riechen, und je kräftiger Sie ausatmen, umso leichter können Sie die negativen Gefühle loslassen. Meine Lieblingsatemtechnik funktioniert folgendermaßen: Tief einatmen, das Öl inhalieren und dann ausatmen. Wiederholen Sie das drei- bis siebenmal. Sie wissen, dass das Öl wirkt, wenn Sie seinen Geruch nicht mehr wahrnehmen.

Atmen Sie den Duft des ätherischen Öls tief ein, während Sie sich ganz bewusst und gezielt auf den Schmerz oder irgendein anderes negatives Gefühl aus der Vergangenheit konzentrieren. Nehmen Sie diese intensiven Emotionen aktiv wahr und lassen Sie sie dann beim Ausatmen mit der Atemluft aus sich herausströmen. Wenn dabei gleichzeitig auch Tränen fließen, lassen Sie das ruhig zu, denn Tränen tragen dazu bei, alte, verbrauchte Hormone aus dem Körper auszuscheiden.

Sobald Sie glauben, die betreffende Emotion so gut wie möglich losgelassen zu haben, können Sie den dadurch entstandenen Freiraum mit einer positiven Affirmation ausfüllen. Louise Hay liefert in ihrem Buch *You Can Heal Your Life* viele gute Vorschläge für Affirmationen; aber ersetzen Sie diese ruhig durch eigene positive Glaubenssätze, die Ihr Herz berühren!

Dabei geht man genauso vor wie beim Loslassen negativer Gefühle: Atmen Sie das Öl drei- bis siebenmal ein und konzentrieren Sie sich dabei auf die positive Affirmation, als würden Sie sie einatmen. Dann halten Sie den Atem an, damit sich die positive Affirmation in Ihrem Körper festsetzen kann. Vielleicht spüren Sie dabei, wie Ihr Körper sich entspannt und sein Gleichgewicht wiederfindet. Sobald Sie innerlich bereit dazu sind, atmen Sie langsam aus.

Sie können diese Atemübung so oft wiederholen, wie Sie das Bedürfnis danach haben, denn man weiß, dass die Intensität der emotionalen Erinnerung nachlässt, je öfter man sie zusammen mit seinem Atem und dem Öl loslässt. Denken Sie daran, dass dabei jeder Mensch andere Erfahrungen macht, da wir alle individuell verschiedene Bioorganismen sind.

Die folgenden ätherischen Öle gehören zu meinen absoluten Favoriten, wenn es darum geht, sich von seelischen Verletzungen aus der Vergangenheit zu befreien:

Blaues Rainfarnöl: Dieses kobaltblaue Öl, das aus einer in Marokko heimischen Blütenpflanze gewonnen wird, ist mein Lieblingsöl für die Befreiung von negativen Emotionen und anderen inneren Blockaden. Es lindert Gefühle der Überforderung und Erschöpfung, sodass Sie Ihren Schmerz hinter sich lassen und in ein neues Leben aufbrechen können. Man kann dieses Öl inhalieren oder in die Herzregion, den Hals oder hinter den Ohren einmassieren. Es hilft Ihnen, Wut loszulassen und negative Erinnerungen zu regulieren, die oft sehr tief in den Zellen gespeichert sind und an die man nur sehr schwer rankommt.

Weihrauchöl: Dieses aus Harz gewonnene, erdende und zentrierende Öl kann Ihren Körper in seiner Fähigkeit unterstützen, sich zu schützen und zu heilen. Außerdem hilft es, Wut loszulassen oder Kummer, Trauer, Ängste und emotionale Traumata zu überwinden. Man kann es inhalieren oder über dem Herzen, in die Fußsohlen oder an der Schädelbasis einmassieren.

Rosenöl: Es hat eine sehr aufbauende, stimmungsaufhellende Wirkung. Es ist eines der besten Öle zur Verbesserung des geistigen Wohlbefindens und zur Linderung von Kummer, Trauer, Sorgen, Ärger und Traumata. Wissenschaftliche Untersuchungen haben bestätigt, dass Rosenöl Stress abbaut und Gefühle der inneren Ruhe und Entspannung verstärkt. Sie können es inhalieren oder in die Herzregion, die Handgelenke oder hinter den Ohren einmassieren.

Selbst wenn man seine Emotionen ganz langsam und allmählich loslässt, kann einen dieser Prozess doch manchmal überwältigen. Ich vergleiche diese Erfahrung mit dem Ausmisten einer Gerümpelecke in Ihrem Haus: Bevor Ordnung einkehrt, wird es oft erst einmal unordentlicher. Denn Sie müssen alles, was Sie fein säuberlich weggeräumt hatten, herausholen, anschauen und entscheiden, was weggeworfen, aufbewahrt oder weiterverarbeitet werden soll. Das Gleiche gilt auch für Ihre Gefühle.

Korrektur Ihrer Körperhaltung

Ätherische Ölmischungen – beispielsweise die Mischung für eine bessere Körperhaltung – kann man nach einer chiropraktischen Behandlung auftragen, um die Wirkung der Korrektur zu verstärken und aufrechtzuerhalten.

Ölmischung für eine bessere Körperhaltung

Diese Mischung wird auch als »Chiropraktiker in der Flasche« bezeichnet, weil sie dazu beiträgt, die Korrektur und das nach einer chiropraktischen Behandlung in Ihrem Körper entstandene Gleichgewicht aufrechtzuerhalten. Blaues Rainfarnöl stärkt die Selbstbeherrschung, vertreibt negative Gedanken und Gefühle und hilft bei der Überwindung von Aggressionsproblemen. Weihrauchöl trägt nicht nur zur Überwindung von Negativem bei, sondern hilft auch, sich von Gefühlen der Wertlosigkeit zu befreien. Rosenholzöl gibt Ihnen ein Gefühl der Sicherheit, sodass Sie sich Ihren Ängsten stellen können; und Fichtenöl trägt zur Beseitigung emotionaler Blockaden bei und hilft gegen geistige Erschöpfung.

- 6 Tropfen Blaues Rainfarnöl
- 7 Tropfen Weihrauchöl
- 2 Tropfen Rosenholzöl
- 15 Tropfen Fichtenöl

Anwendung: 2 bis 3 Tropfen auf die Leber (an der rechten Körperseite unterhalb des Brustkorbs) auftragen. Sie können auch eine Rizinusölpackung auf Ihre Leberregion auflegen oder 1 bis 2 Tropfen von der Ölmischung in Ihre Hände geben, diese aneinanderreiben, trichterförmig über Ihre Nase legen und die Mischung inhalieren.

Zeitpunkt und Häufigkeit: Zum Abbau von Ärger, Gereiztheit und Frustration zwei- bis dreimal täglich oder je nach Bedarf anwenden, wenn Sie schlecht gelaunt sind. Geben Sie ein paar Tropfen auf ein Papiertaschentuch und halten Sie dieses stets griffbereit, damit Sie jederzeit daran riechen können, wenn Sie das Gefühl haben, die Beherrschung zu verlieren.

Und wie geht es jetzt weiter?

Ich hoffe, dass die in Teil zwei dieses Buches beschriebenen fünf Schritte Ihnen geholfen haben, Ihren Körper ins Gleichgewicht zu bringen, und dass Sie damit folgende Ziele erreicht haben:

- Ihr Körper kann jetzt problemlos Giftstoffe ausscheiden.
- Sie können Entzündungsprozesse in Körper und Gehirn eindämmen,
- wieder besser schlafen,
- Ihr Energieniveau erhöhen,

- Ihr Immunsystem stärken
- und sich endlich wieder wie Ihr bestes Ich fühlen.

Zumindest weiß ich, dass das bei mir und vielen meiner Klienten so war. Wenn wir unserem Körper helfen, wieder ins Gleichgewicht zu kommen, können wir unsere frühere Gehirnleistung und Energie zurückgewinnen und allmählich wieder gesund werden.

Herzlichen Glückwunsch, dass Sie diese ersten Schritte gemacht haben! Ich würde Sie bei den nächsten Schritten Ihrer Heilungsreise gern mit zusätzlichen Informationen und Ressourcen unterstützen. Unter www.boostthebrainbook.com/resources finden Sie (englischsprachige) Checklisten zum Herunterladen, Updates zu diesem Buch und immer wieder neue Tipps und Gesundheitsstrategien.

Ich hoffe, wir sehen uns dort!

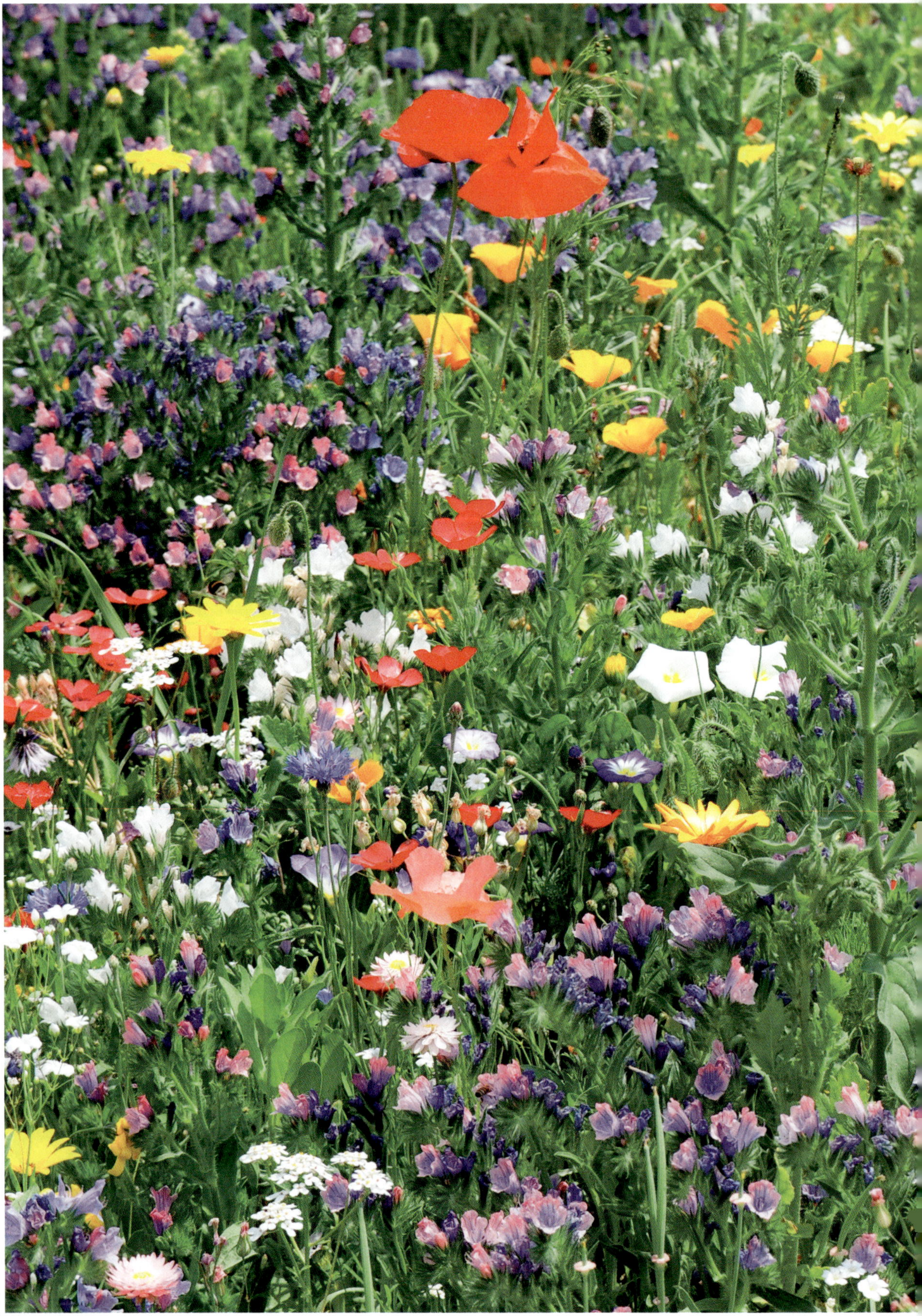

ANHANG

Nachwort der Autorin

Vielen Dank, dass Sie sich mit mir auf diese Reise begeben haben, um mithilfe ätherischer Öle Ihr Gehirn zu stärken und Ihren Körper zu heilen! Bei vielen von Ihnen werden die in diesem Buch beschriebenen Strategien dazu beitragen, dass Ihr Gehirn sich regeneriert, Ihre Stimmung besser wird, Sie wieder mehr Energie haben und sich auch besser konzentrieren können. Für andere sind diese Informationen vielleicht einfach nur ein Ausgangspunkt, auf dem sie aufbauen können, um chronische Gesundheitsprobleme zu beheben oder das Heilungspotenzial ätherischer Öle weiter zu erforschen. Es gibt viele Wege zur Heilung, und ich hoffe, dass dieses Buch dazu beigetragen hat, Ihnen natürliche, nichtinvasive Heilmethoden wie die Heilkraft ätherischer Öle aufzuzeigen.

Es ist mir eine große Ehre, an Ihrem Heilungsprozess teilhaben zu dürfen, und ich hoffe, dass wir miteinander in Verbindung bleiben. Meine Begeisterung für ätherische Öle zur Heilung des Gehirns und zur Stärkung des Körpers wächst mit jeder neuen Entdeckung, jeder Erfolgsgeschichte und jedem Klienten, dessen Gesundheitsprobleme mich dazu anspornen, nach neuen Lösungen zu suchen.

Ich würde gerne Kontakt mit Ihnen aufnehmen, um mehr über Ihre gesundheitlichen Probleme und Heilungserfolge zu erfahren und Sie über neue Forschungsergebnisse und Behandlungsstrategien auf dem Laufenden zu halten. Bitte bleiben Sie mit mir in Verbindung. Sie finden mich in den sozialen Medien und auf meiner Website.

Auf ein neues Leben voller Energie und Gesundheit!

Jodi Cohen

www.vibrantblueoils.com
www.boostthebrainbook.com/resources
www.facebook.com/vibrantblueoils/
www.facebook.com/groups/VibrantBlueOilsDiscussionGroup/ @vibrantblueoils

Quellenverzeichnis

Agah, Shahram; Amir Mehdi Taleb; Reyhane Moeini; Narjes Gorji; Hajar Nikbakht: *Cumin Extract for Symptom Control in Patients with Irritable Bowel Syndrome: A Case Series.* Middle East Journal of Digestive Diseases 5, Nr. 4 (Oktober 2013): S. 217–222

Agatonovic-Kustrin, Snezana; Ella Kustrin; David W. Morton: *Essential Oils and Functional Herbs for Healthy Aging.* Neural Regeneration Research 14, Nr. 3 (März 2019): S. 441–445

Alma, Mehmet Hakki; Siegfried Nitz; Hubert Kollmannsberger; Metin Diğrak; Fatih Tuncay Efe; Necmettin Yilmaz: *Chemical Composition and Antimicrobial Activity of the Essential Oils from the Gum of Turkish Pistachio (Pistacia vera L.).* Journal of Agricultural and Food Chemistry 52, Nr. 12 (Juni 2004): S. 3911–3914

Alqareer, Athbi; Asma Alyahya; Lars Andersson: *The Effect of Clove and Benzocaine Versus Placebo as Topical Anesthetics.* Journal of Dentistry 34, Nr. 10 (November 2006): S. 747–750

Antonucci, Nicola; Dietrich Klinghardt; Stefania Pacini; Marco Ruggiero: *Tailoring the Ruggiero-Klinghardt Protocol to Immunotherapy of Autism.* American Journal of Immunology 14, Nr. 1 (Januar 2018): S. 34–41

Ayaz, Muhammad; Abdul Sadiq; Muhammad Junaid; Farhat Ullah; Fazal Subhan; Jawad Ahmed: *Neuroprotective and Anti-aging Potentials of Essential Oils from Aromatic and Medicinal Plants.* Frontiers in Aging Neuroscience 9 (30. Mai 2017): S. 168

Boukhris, Maher; Mohamed Bouaziz; Ines Feki; Hedya Jemai; Abdelfattah El Feki; Sami Sayadi: *Hypoglycemic and Antioxidant Effects of Leaf Essential Oil of Pelargonium graveolens L'Hér. in Alloxan-Induced Diabetic Rats.* Lipids in Health and Disease 11, Nr. 81 (26. Juni 2012)

Bradley, Belinda F.; Nicola J. Starkey; S. L. Brown; Robert Lea: *The Effects of Prolonged Rose Odor Inhalation in Two Animal Models of Anxiety.* Physiology & Behavior 92, Nr. 5 (Dezember 2007): S. 931–938

Campbell-McBride, Natasha (2015): *GAPS – Gut and Psychology Syndrome.* Unimedica

Chaudhuri, Joydeep: *Blood Brain Barrier and Infection.* Medical Science Monitor 6, Nr. 6 (November–Dezember 2000): S. 1213–1222

Cherkasova, Marlya V.; Lily Hechtman: *Neuroimaging in Attention-Deficit Hyperactivity Disorder: Beyond the Frontostriatal Circuitry.* The Canadian Journal of Psychiatry 54, Nr. 10 (Oktober 2009): S. 651–664

Fischer, Tobias W.; Ralph M. Trüeb; Gabriella Hänggi; Marcello Innocenti; Peter Elsner: *Topical Melatonin for Treatment of Androgenetic Alopecia.* International Journal of Trichology 4, Nr. 4 (Oktober 2012): S. 236–245

Fox, Michelle; Ellie Krueger; Lauren Putterman; Robert Schroeder: *The Effect of Peppermint on Memory Performance.* Journal of Advanced Student Science (JASS), Fakultät für Medizin und öffentliches Gesundheitswesen, Universität Wisconsin, Abteilung für Neurowissenschaften; und Universität Wisconsin, Pädagogische Hochschule, Abteilung für Kinesiologie (Frühjahr 2012)

Friedmann, Terry S.: *Attention Deficit and Hyperactivity Disorder (ADHD).* Semantic Scholar, Werks-ID: 51436208 (2002)

Fu, Yujie; Yuangang Zu; Liyan Chen; Xiaoguang Shi; Zhe Wang; Su Sun; Thomas Efferth: *Antimicrobial Activity of Clove and Rosemary Essential Oils Alone and in Combination.* Phytotherapy Research 21, Nr. 10 (Oktober 2007): S. 989–994

Garabadu, Debapriya; Ankit Shah; Sanjay Singh; Sairam Krishnamurthy: *Protective Effect of Eugenol Against Restraint Stress-Induced Gastrointestinal Dysfunction: Potential Use in Irritable Bowel Syndrome.* Pharmaceutical Biology 53, Nr. 7: S. 968–974

Georas, Steve N.; Fariba Rezaee: *Epithelial Barrier Function: At the Frontline of Asthma Immunology and Allergic Airway Inflammation.* The Journal of Allergy and Clinical Immunology 134, Nr. 3 (1. September 2014): S. 509–520

Goleman, Daniel: *Brain's Design Emerges as a Key to Emotions.* New York Times, 15. August 1989

Habib, Navaz (2019): *Aktivieren Sie Ihren Vagusnerv.* VAK

Han, Xuesheng; Tory L. Parker; Jeff Dorsett: *An Essential Oil Blend Significantly Modulates Immune Responses and the Cell Cycle in Human Cell Cultures.* Cogent Biology 3, Nr. 1 (Juni 2017)

Hay, Louise: *You Can Heal Your Life.* Carlsbad, CA: Hay House, 2004

He, Wei; Xiaoyu Wang; Hong Shi; Hongyan Shang; Liang Li; Xiang-Hong Jing; Bing Zhu: *Auricular Acupuncture and Vagal Regulation.* Evidence- Based Complementary and Alternative Medicine, Artikel-ID 786839 (27. November 2012)

Herz, Rachel S.: *Do Scents Affect People's Moods or Work Performance?* Scientific American, 11. November 2002

Hotta, Mariko; Rieko Nakata; Michiko Katsukawa; Kazuyuki Hori; Saori Takahashi; Inoue Hiroyasu: *Carvacrol, a Component of Thyme Oil, Activates PPARα and γ and Suppresses COX-2 Expression.* Journal of Lipid Research 51, Nr . 1 (Januar 2010)

Kharrazian, Datis (2018): *Was ist bloß mit meinem Gehirn los?* VAK

Kiecolt-Glaser; Janice K.; Jennifer E. Graham-Engeland; William B. Malarkey; Kyle Porter; Stanley Lemeshow; Ronald Glaser: *Olfactory Influences on Mood and Autonomic, Endocrine, and Immune Function.* Psychoneuroendocrinology 33, Nr. 3 (April 2008)

Kim, Yong-Guy; Jin-Hyung Lee; Giyeon Gwon; Soon-Il Kim; Jae Gyu Park; Jintae Lee: *Essential Oils and Eugenols Inhibit Biofilm Formation and the Virulence of Escherichia coli O157:H7.* Scientific Reports 6, Artikel-ID 36377 (3. November 2016)

Klinghardt, Dietrich; Amelie Schmeer-Maurer (2011): *Mentalfeld-Techniken – ganz praktisch: 20 Methoden für Selbsthilfe und Heilung.* 4. Auflage. VAK

Komori, T; R . Fujiwara; M . Tanida; J. Nomura; M. M. Yokoyama: *Effects of Citrus Fragrance on Immune Function and Depressive States.* Neuroimmunomodulation 2, Nr. 3 (Mai–Juni 1995): S. 174–180

Kong, Jian; Jiliang Fang; Joel Park; Shaoyuan Li; Pei-Jing Rong: *Treating Depression with Transcutaneous Auricular Vagus Nerve Stimulation: State of the Art and Future Perspectives.* Frontiers in Psychiatry (5. Februar 2018)

Lang, Dr. Janet: *Balancing Female Hormones Naturally.* [Vortrag.] Seattle: Mai 2010

Lang, Sidney B.; Andrew A. Marino; Garry Berkovic; Marjorie Fowler; Kenneth D. Abreo: *Piezoelectricity in the Human Pineal Gland.* Bioelectrochemistry and Bioenergetics 41, Nr. 2 (Dezember 1996): S. 191–195

Lee, Jin-Hyung; Yong-Guy Kim; Jintae Lee: *Carvacrol-Rich Oregano Oil and Thymol-Rich Thyme Red Oil Inhibit Biofilm Formation and the Virulence of Uropathogenic Escherichia coli.* Journal of Applied Microbiology 123, Nr. 6 (Dezember 2017): S. 1420–1428

Li, Yuan; Xiongfeng Fu; Xin Ma; Shijie Geng; Xuemei Jiang; Qichun Huang; Caihong Hu; Xinyan Han: *Intestinal Microbiome-Metabolome Responses to Essential Oils in Piglets.* Frontiers in Microbiology 9 (28. August 2018): S. 1988

Liu, Ai-Dong; Guo-Hong Cai; Yan-Yan Wei; Jian-Ping Yu; Jing Chen; Jing Yang; Xin Wang; Yin-Wei Che; Jian-Zong Chen; Sheng-Xi Wu: *Anxiolytic Effect of Essential Oils of Salvia miltiorrhiza in Rats.* International Journal of Clinical and Experimental Medicine 8, Nr. 8 (November 2015): S. 12756–12764

Louis, Janelle: *Adverse Childhood Experiences: A Hidden Cause of Depression & Chronic Disease.* Naturopathic Doctor News & Review, 4. März 2019

Lv, Xiao Nan; Huan Jing Zhang; Chi-Meng Tzen: *Aromatherapy and the Central Nerve System (CNS): Therapeutic Mechanism and Its Associated Genes.* Current Drug Targets 14, Nr. 8 (Juli 2013): S. 872–879

Matsukawa, Mutsumi; Masato Imada; Toyotaka Murakami; Shin Aizawa; Takaaki Sato: *Rose Odor Can Innately Counteract Predator Odor.* Brain Research 1381 (24. März 2011): S. 117–123

Morgan, L. Lloyd; Santosh Kesari; Devra Lee Davis: *Why Children Absorb More Microwave Radiation than Adults: The Consequences.* Journal of Microscopy and Ultrastructure 2, Nr. 4 (Dezember 2014): S. 197–204

Moss, Mark; Lorraine Oliver: *Plasma 1,8-Cineole Correlates with Cognitive Performance Following Exposure to Rosemary Essential Oil Aroma.* Therapeutic Advances in Psychopharmacology 2, Nr. 3 (Juni 2012): S. 103–113

Nahman-Averbuch, Hadas; Elliot Sprecher; Giris Jacob; David Yarnitsky: *The Relationships Between Parasympathetic Function and Pain Perception: The Role of Anxiety.* Pain Practice 16, Nr. 8 (November 2016): S. 1064–1072

Nazzaro, Filomena; Florinda Fratianni; Laura De Martino; Raffaele Coppola; Vincenzo De Feo: *Effect of Essential Oils on Pathogenic Bacteria.* Pharmaceuticals (Basel) 6, Nr. 12 (Dezember 2013): S. 1451–1474

Negoias, Simona; Ilona Croy; Johannes Gerber; S . Puschmann; Katja Petrowski; Peter Joraschky; Thomas Hummel: *Reduced Olfactory Bulb Volume and Olfactory Sensitivity in Patients with Acute Major Depression.* Neuroscience 169, Nr. 1 (11. August 2010): S. 415–421

Nicoll, Roger A.; Daniel V. Madison: *General Anesthetics Hyperpolarize Neurons in the Vertebrate Central Nervous System.* Science 217, Nr. 4564 (10. September 1982): S. 1055–1057

Pavlov, Valentin A.; Kevin J . Tracey: *Neural Circuitry and Immunity.* Immunologic Research 63, Nr. 0 (Dezember 2015): S. 38–57

Peres, Mario Fernando Prieto; Eliova Zukerman; Fabiano da Cunha Tanuri; F. R. Moreira; Jose Cipolla-Neto: *Melatonin, 3 Mg, Is Effective for Migraine Prevention.* Neurology 63, Nr. 4 (24. August 2004): S. 757

Pizzorno, Joseph E. (2018): *Toxine – Die unsichtbare Gefahr: Wie Gifte aus Umwelt, Nahrung und Kosmetik unsere Gesundheit gefährden – und was wir dagegen tun können.* Riva

Qin, Bolin; Kiran S. Panickar; Richard A. Anderson: *Cinnamon: Potential Role in the Prevention of Insulin Resistance, Metabolic Syndrome, and Type 2 Diabetes.* Journal of Diabetes Science and Technology 4, Nr. 3 (Mai 2010): S. 685–693

Reiter, Russel J.; Du-Xian Tan; Ahmet Korkmaz; Lorena Fuentes-Broto: *Drug-Mediated Ototoxicity and Tinnitus: Alleviation with Melatonin.* Journal of Physiology and Pharmacology 62, Nr. 2 (1. April 2011): S. 151–157

Samsel, Anthony; Stephanie Seneff: *Glyphosate, Pathways to Modern Diseases III: Manganese, Neurological Diseases, and Associated Pathologies.* Surgical Neurology International 6 (24. März 2015): S. 45

Sapolsky, Robert M. (1998): *Warum Zebras keine Migräne kriegen. Wie Stress den Menschen krank macht.* Piper

Seneff, Stephanie: *Sulfate Deficiency in Neurological Disease Following Aluminum and Glyphosate Exposure.* Am 2. Juni 2015 von Jessica Sherman veranstaltetes Webinar

Seol, Geun Hee; Hyun Soo Shim; Pill-Joo Kim; Hea Kyung Moon; Ki-Ho Lee; Insop Shim; Suk Hyo Suh; Sun Seek Min: *Antidepressant-like Effect of Salvia sclarea Is Explained by Modulation of Dopamine Activities in Rats.* Journal of Ethnopharmacology 130, Nr. 1 (6. Juli 2010): S. 187–190

Simon Fraser University: *Understanding How the Blood-Brain Barrier Is Breached in Bacterial Meningitis.* Infection Control Today, 5. Oktober 2016

Stewart, David (2005): *The Chemistry of Essential Oils Made Simple: God's Love Manifest in Molecules.* Marble Hill, MO: Care Publications

Su, Shulan; Jinao Duan; Ting Chen; Xiaochen Huang; Erxin Shang; Li Yu; Kaifeng Wei et al.: *Frankincense and Myrrh Suppress Inflammation via Regulation of the Metabolic Profiling and the MAPK Signaling Pathway.* Scientific Reports 5, Artikel-ID 13668 (2. September 2015)

Surette, Marc E.: *The Science Behind Dietary Omega-3 Fatty Acids*. Canadian Medical Association Journal 178, Nr. 2 (15. Januar 2008): S. 177– 180

Takeda, Ai; Emiko Watanuki; Sachiyo Koyama: *Effects of Inhalation Aromatherapy on Symptoms of Sleep Disturbance in the Elderly with Dementia*. Evidence-Based Complementary and Alternative Medicine 4, Artikel-ID: 1902807 (23. März 2017): S. 1–7

Talpur, N.; Bobby Echard; C. Ingram; Debasis Bagchi; Harry G. Preuss: *Effects of a Novel Formulation of Essential Oils on Glucose-Insulin Metabolism in Diabetic and Hypertensive Rats: A Pilot Study*. Diabetes, Obesity and Metabolism 7, Nr. 2 (März 2005): S. 193–199

Tamura, Hiroshi; Akihisa Takasaki; Toshiaki Taketani; Manabu Tanabe; Fumie Kizuka; Lifa Lee; Isao Tamura et al.: *The Role of Melatonin as an Antioxidant in the Follicle*. Journal of Ovarian Research 5, Nr. 5 (26. Januar 2012)

Targum, Steven D.; Norman Rosenthal: *Seasonal Affective Disorder*. Psychiatry (Edgmont) 5, Nr. 5 (Mai 2008): S. 31–33

Tompa, Rachel: *Tracing the Scent of Fear: Study Identifies Region of Brain Involved in Fear Response*. Hutch News Stories, Fred Hutchinson Cancer Research Center, 21. März 2016

VanElzakker, Michael B.: *Chronic Fatigue Syndrome from Vagus Nerve Infection: A Psychoneuroimmunological Hypothesis*. Medical Hypotheses 81, Nr. 3 (September 2013): S. 414–423

Waring, Rosemary H.: *Report on Absorption of Magnesium Sulfate (Epsom Salts) Across the Skin*. Epsom Salt Council, aufgerufen am 7. Oktober 2019

Wierenga, Christina E.; Amanda Bischoff-Grethe; A. James Melrose; Zoe Irvine; Laura Torres; Ursula F. Bailer; Alan Simmons; Julie L. Fudge; Samuel M. McClure; Alice V. Ely; Walter H. Kaye: *Hunger Does Not Motivate Reward in Women Remitted from Anorexia Nervosa*. Biological Psychiatry 77, Nr. 7 (1. April 2015): S. 642–652

Wolfe, David: *This Essential Oil Stops Sugar Cravings and Helps You Lose Weight*. DavidWolfe.com, aufgerufen am 7. Oktober 2020

Woo, Chern Chiuh; Alan Prem Kumar; Gautam Sethi; Kwong Huat Benny Tan: *Thymoquinone: Potential Cure for Inflammatory Disorders and Cancer*. Biochemical Pharmacology 83, Nr. 4 (15. Februar 2012): S. 443–451

Worwood, Valerie Ann (1999): *Aromatherapy for the Soul: Healing the Spirit with Fragrance and Essential Oils*. Novato, CA: New World Library

Zheng, Qun; Zi-Xian Chen; Meng-Bei Xu; Xiao-Li Zhou; Yue-Yue Huang; Guo-Qing Zheng; Yan Wang: *Borneol, a Messenger Agent, Improves Central Nervous System Drug Delivery Through Enhancing Blood-Brain Barrier Permeability: A Preclinical Systematic Review and Meta-analysis*. Drug Delivery 25, Nr. 1 (November 2018): S. 1617–1633

Das vollständige, ausführliche Literaturverzeichnis mit aktuellen Quellenangaben finden Sie unter www.boostthebrainbook.com/resources.

Stichwortverzeichnis

Rezeptübersicht

Dank

Ich möchte Ihnen, meine lieben Leserinnen und Leser, dafür danken, dass Sie Ihren Geist und Ihr Herz für dieses Buch geöffnet haben. Es war wirklich ein Werk der Liebe.

Das Wissen und die Informationen, die ich Ihnen in diesem Buch vermittle, habe ich während meines eigenen Heilungsprozesses nach dem tragischen Verlust meines zwölfjährigen Sohnes Max gesammelt. Während seines kurzen Lebens hat er mir vieles beigebracht und mich dazu inspiriert, innerlich zu wachsen; und dieses Vermächtnis besteht auch nach seinem viel zu frühen Tod weiter. Obwohl ich diesen intensiven Schmerz niemandem wünsche, hoffe ich, dass die fünf Schlüssel zur Gesundheit, die ich auf meiner Heilungsreise entdeckt habe, den geistigen, körperlichen und emotionalen Schmerz lindern können, mit dem Sie vielleicht in Ihrem eigenen Leben zu kämpfen haben.

An dieser Stelle bedanke ich mich bei meiner wunderbaren, schönen Tochter Carly Cohen; meiner Mutter Barbara Sternoff; meiner Schwester Lisa Feldman und meinem emotionalen Unterstützungsteam Liz Hletko, Naomi Panzer, Sarah Gomez, Dr. Christine Schaffner und der verstorbenen Nicole Condit Duncan für eure bedingungslose Liebe und Loyalität, eure Geduld, eure Erkenntnisse und die Unterstützung, die ich während dieser Reise und dieses Lebens von euch erhalten habe. Freundschaft ist die beste Medizin, und dank eurer Intelligenz, eurem Mitgefühl, eurem Humor und euren Einsichten habe ich viele düstere Stunden überstanden.

Viele Menschen haben mir bei der Arbeit an diesem Buch mit Rat und Tat zur Seite gestanden, und ohne sie hätte es niemals entstehen können: Kim Keller, Julie Bennett und Isabelle Gioffredi von Ten Speed Press und Celeste Fine und Jaidree Braddix von Park & Fine. Außerdem danke ich Courtney Kenney, Odette Fleming, Jana Branson und dem gesamten Marketingteam von Random House für eure wunderbaren Ideen und eure unermüdliche Unterstützung und Lisi und Rob Wolf für die wunderschönen Fotos!

Ferner möchte ich mich bei meinem großartigen Team bei Vibrant Blue Oils bedanken, unter anderem bei Darcie Purcell, Tressa Beheim, Rebecca Odle, Jill Hutchins, Anna Moren, Heather Larson, Kate Mackie, Christy Olsen, Jen Ward, Charissa Wilson und Dmitriy Agadzhanov. Ihr seid der Wind unter meinen Flügeln, und es ist eine Ehre und ein Privileg für mich, tagtäglich mit euch zusammenarbeiten zu dürfen!

Außerdem bin ich ungeheuer dankbar für die liebevolle Unterstützung und die großartigen Ideen meiner professionellen Vertrauenspersonen, die mich immer wieder aufs Neue anspornen und inspirieren: Mary Agnes Antonopoulos, Peter Hoppenfeld, Evan

Hirsch, Heidi Hanna, Cassie Bjork, Amy Stark, Debi Silber, Elisa Song, Julie Matthews, Terry Wahls, Deanna Minich, Michelle Norris, Keesha Ewers, Wendy Myers, Randall Zamcheck, Brett Fairall, Katie Packwood, Anne Fischer Silva, Margaret Floyd Barry, Donna Mosher, Bridgit Danner, Todd Watts, Lloyd Burrell, Josh Shideler, Miriam Mosley, Maya Shetreat, Niki Gratix, Anna Cabeca, Robyn Openshaw, und JJ Virgin.

Ferner danke ich Andrea Dahlman, Renee Herst, Amy Lewis, Amy Friedman, Jen Rice, Caroline Gangi, Carolyn Lese, Margaret Castellanos, Erica Keswin, Josh Orenstein, Alison Tintle, Cassandra Western, Gini Powers, Suzi LeVine, Wendy Carlyle, Lynn Resnick, Lisa Loop, Matt Haba, Nick Jenkins, Lauren Vogt und Karen Andonian für ihre Freundschaft und Unterstützung. An meine Freundinnen vom College, Laurie Siebert, Susan Feddersen, Susie Flynn, Kristi Roemer, Sue Naegle und Whitney Vicca: Danke, dass ihr mich immer wieder daran erinnert, auch ab und zu ein bisschen Spaß zu haben! Meiner erweiterten Familie Ruby, Carolyn, Leah und Talia Namdar-Cohen; Dan, Mara, Sam, Ethan und Sasha Cohen; Helen Cohen und Anna Schwartz-Cohen; Gail, Jonathon, Emanuel, Michal, Gedalia, Nava und Jacob Schorsch; Lisa, Tom, Michaela, Hana und Avi Cohen-Fuentes; Peter und Nancy Caigan und Boris Feldman: Ich danke euch dafür, dass ihr Max in eurem Herzen am Leben erhaltet! An Max' Freunde, die noch leben, und deren Familien, vor allem Julian und Grace Paulus; Paul und Octavio Rosales; Joyce Aoyama; Liam und Vipin Singh; Jill Dickinson; Ian, Tiffany und Alex McFadden; Harrison und Kirsten Mills: Danke dafür, dass ihr mir helft, sein Vermächtnis in Ehren zu halten. Und hier noch eine Botschaft an meinen verstorbenen Vater Burton Sternoff: Danke für die Liebe zu Büchern und albernen Witzen, die ich von dir geerbt habe!

Und nicht zuletzt bin ich ungeheuer dankbar für meine immer größer werdende Community bei Vibrant Blue Oils. Danke dafür, dass ihr eure Zeit und Energie und euer Herzblut dafür investiert und mich an euren persönlichen Geschichten und fantastischen Ideen teilhaben lasst. Ihr seid eine enorme Inspiration für mich!

Über die Autorin

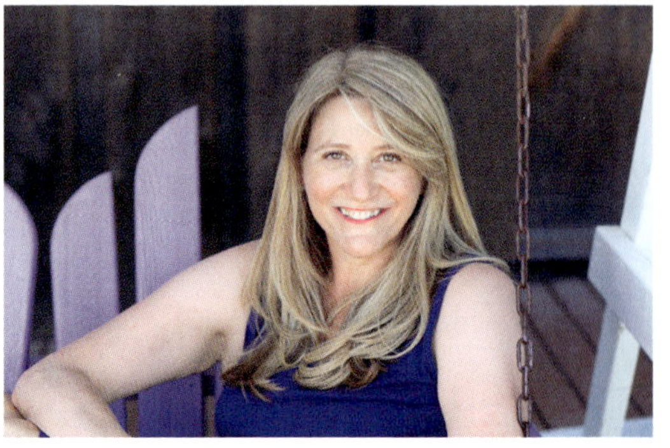

Jodi Cohen ist Bestsellerautorin des Buches *Healing with Essential Oils* und Begründerin des Unternehmens Vibrant Blue Oils, wo sie ihre Ausbildung als Therapeutin mit ihren Kenntnissen auf dem Gebiet der Aromatherapie kombiniert und eigene Ölmischungen kreiert. Die Pflanzen, aus denen diese Öle gewonnen werden, stammen aus biologischem Anbau oder werden in freier Natur gesammelt. Jodi hat Ausbildungen in Ernährungstherapie, funktioneller Neurologie, Pflanzenheilkunde und Aromatherapie absolviert. In enger Kooperation mit Ärzten, Naturheilpraktikern, Chiropraktikern, Gesundheits- und Ernährungsberatern und anderen medizinischen Experten betreut sie über 70000 Klientinnen und Klienten, deren Krankheiten mit Funktionsstörungen des Gehirns zusammenhängen, wie beispielsweise Angststörungen, Schlafprobleme und Autoimmunerkrankungen. Seit zehn Jahren hält Judi Cohen Vorträge in Wellnesscentern und Unternehmen und bei Konferenzen zum Thema Gehirngesundheit, ätherische Öle, Stress und Entgiftung. Die Website ihres Unternehmens, vibrantblueoils.com, wird alljährlich von über 500000 Menschen besucht, die sich für das Thema Naturheilkunde interessieren, und hat sich sehr schnell zu einer der wichtigsten Informationsquellen zu ätherischen Ölen entwickelt.